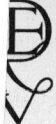

Zu diesem Buch

«Diese Reise dient einem ganz bestimmten Zweck: Sie soll dich zu einem tieferen Gewahrsein und Verständnis deiner selbst hinführen, damit du jenes Selbst erkennst und liebst und damit dir klar wird – falls dir das noch nicht klargeworden ist –, daß du mehr wahrnehmen kannst, als deine gewöhnlichen Sinne wahrzunehmen vermögen, daß du mehr weißt, als dein logisches Denken dir eingibt. Du bist mehr als dein physischer Körper, mehr als dein logischer Geist, mehr als deine Erfahrungen.»

In diesem Handbuch zur Heilung von Körper, Geist und Seele hat Diane Mariechild nicht allein ihre Erfahrungen als Heilerin und Seminarleiterin von über dreißig Jahren niedergeschrieben, sondern sie gibt der Leserin in ihrem Alltag einen Leitfaden an die Hand, den sie zu ihrem ganz persönlichen Gebrauch verwenden kann, um die intuitiven Fähigkeiten einer feineren Wahrnehmung zu entwickeln und das spirituelle Wachstum zu fördern. Nicht Vollkommenheit ist das Ziel, sondern sich heil und ganz zu fühlen, eben ganz Frau zu sein. Das Gewahrsein des Körpers, die tiefe Wahrnehmung seelischer Vorgänge wird durch die zahlreichen Übungen und Phantasiereisen entwickelt, die die Autorin darbietet. Ob allein oder in einer Gruppe, frau besorgt sich am besten eine Kassette, spricht einige Übungen darauf, und die Reise in die Transformation kann beginnen. Mann ist natürlich herzlich eingeladen, mitzumachen und dabei seine weibliche Seite zu entdecken.

DIANE MARIECHILD, M. A., Mutter, Heilerin und Lehrerin, hat in über dreißigjähriger Erfahrung Rituale, Meditationen, Heilungen, Visualisationen und Phantasiereisen mit Tausenden von Frauen praktiziert. Gemeinsam mit ihrer Partnerin Shuli Goodman hat sie die Full Circle Workshops und die Women's Sacred Mystery School gegründet.

Diane Mariechild

MutterWitz

Handbuch zur Heilung von
Körper, Geist und Seele

Deutsch von
Hildegard Höhr

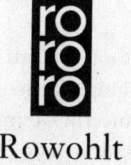

Rowohlt

rororo transformation
Herausgegeben von Bernd Jost
und Jutta Schwarz

Umschlaggestaltung Walter Hellmann
(Foto: Mauritius-Grafica)

Deutsche Erstausgabe der überarbeiteten
Neuausgabe von 1988
Veröffentlicht im Rowohlt Taschenbuch Verlag GmbH,
Reinbek bei Hamburg, Oktober 1994
Copyright der deutschen Ausgabe
© 1994 by Rowohlt Taschenbuch Verlag GmbH,
Reinbek bei Hamburg
Das Buch erschien im Original unter dem Titel
«Mother Wit – A Guide to Healing & Psychic Development»
Copyright © 1981, 1988 by Diane Mariechild
Satz Sabon (Linotron 202)
Gesamtherstellung Clausen & Bosse, Leck
Printed in Germany
1690-ISBN 3 499 19693 x

Inhalt

Diese überarbeitete Ausgabe
ist in Liebe den Frauen der Welt gewidmet.
Möge die transformierende Kraft der Liebe
der Erde Frieden bringen.

Ich möchte Karen Lindsey danken, deren Unterstützung, Energie und wunderbare redaktionelle Betreuung ein wahrer Segen für die Vorbereitung dieses Buches gewesen ist. Vielen Dank auch an Jake Flaherty, Marc Maloof, Mike Flaherty und Kevon Welsh für ihre Hilfe beim Schreiben der Kinder-Übungen. Dank auch an Seija Ling und Marian Clark, daß sie an meine spirituellen Fähigkeiten der feinstofflichen Wahrnehmung geglaubt haben, genau wie Sue Silvermarie an meine schriftstellerische Begabung geglaubt hat. Und ein besonderer Dank gebührt Anne Lewis für das Lied in ihrem Herzen. AXOKE.

Dieses Werk hat viele Quellen, darunter waren Frauen, die ich nicht kannte, aber deren Bilder und Gesänge meine Workshops und Zusammenkünfte bereichert haben.

Nach dem Schreiben dieser überarbeiteten Neufassung nöchte ich vielen lieben Freunden für ihre Unterstützung, ihre Liebe und ihr aktives Teilnehmen danken. Vor allem Fyl Felman, für die Akribie ihrer Schreibarbeit, für ihre klare, aufrichtige und liebevolle Kommunikation in Wort und Schrift. Dank an Pati Stillwater, daß sie das Manuskript gelesen hat, daß sie eine vertraute Freundin und Heilerin ist, und für die wunderbare Miso-Suppe. Marcia Black sei Dank für ihren enormen Mut zu heilen, ihre Liebe, ihren Verstand, ihre feine Arbeit als Lektorin. Ich danke Shuli Goodman, meiner Partnerin, für ihre freudige Zusammenarbeit, dafür daß sie jedes meiner Worte liest und mir gezeigt hat, wie man mit einem PC umgeht.

Einleitung zur 2. Auflage

Es ist mir eine große Freude, diese Einleitung zur überarbeiteten Fassung von *Mutter Witz* schreiben zu können. Es hat mir viel Spaß gemacht, die Änderungen und Ergänzungen einzufügen, die mir schon seit einiger Zeit durch den Kopf gingen. Die Übungen für Heilung, Wachstum und Entwicklung der intuitiven Fähigkeiten und der Arbeit mit den feinstofflichen Energien dienen der Vertiefung der Selbst-Kenntnis, der Kultivierung von Liebe und Klarheit und der Transformation des Leidens. Die vorliegende Ausgabe meines Buches wurde überarbeitet, um noch mehr Klarheit und Erdung in die Übungen zu bringen.

Ich habe *Mutter Witz* geschrieben, um darüber zu berichten, wie ich und andere Frauen daran arbeiten, Frauen mit ihrer ureigenen Kraft in Kontakt zu bringen, um Möglichkeiten zu finden, sowohl unsere Unterdrückung und unseren Schmerz auf kreative Weise zu heilen als auch unsere Weisheit und Stärke zu erkennen. Ich glaubte beim Schreiben dieses Buches – und ich glaube dies auch heute noch –, daß die Menschheit nur überleben wird, wenn die Frauen ihre Kraft erkennen. Wir müssen uns jene Wesenszüge wieder aneignen, die traditionell als weiblich bezeichnet werden, und sie zu Wesensmerkmalen aller Menschen machen. Die Qualitäten der Sensibilität, des Nährens und der Empfänglichkeit und die Fähigkeit, Gefühle und die Verbundenheit mit allen Lebensformen zu empfinden, sind nicht nur für Frauen von wesentlicher Bedeutung. Dies sind allgemein menschliche Eigenschaften. Als menschliche Wesen müssen wir unsere wahre Kraft wiederentdecken und so uns selbst und allen Menschen ihre angestammte Macht wiedergeben.

Die Macht zu sein, die Macht, sich verbunden zu fühlen, die Macht, zum Wohle allen Lebens zu handeln, liegt in den Herzen von uns allen begründet. Doch ist diese Macht verschüttet durch Kummer, Schmerz und Zorn, Gefühle, die wir alle erfahren. Es erfordert großen Mut, mit diesen Gefühlen zu arbeiten, auf daß wir uns wahrhaft von dem befreien können, was den Ausdruck unserer wahren Natur behindert. Wenn wir unsere Welt nicht mehr von der Position des Schmerzes, der

Angst und der Zurückhaltung aus errichten, erschließen wir uns völlig andere Möglichkeiten.

Mutter Witz wurde in den siebziger Jahren während der zweiten Welle des Feminismus geschrieben. Das feministische Bewußtsein erblühte, als Frauen, sowohl Lesbierinnen als auch heterosexuelle Frauen, darum kämpften, ihr «Frausein» zu artikulieren und zu bestärken, indem wir unsere Stärken, unsere Werte und unsere Art des Wissens und des Seins erforschten. Die Politik der sechziger und siebziger Jahre entwickelte sich teilweise aus der leidenschaftlichen Arbeit von Frauen, die nach Befreiung suchten.

Ob wir nun der Frauenbewegung angehörten oder nicht, wir alle haben vom wachsenden öffentlichen Bewußtsein bezüglich sexueller Diskriminierung und Belästigung, von der Verabschiedung der Gesetze über Schuldlosigkeit bei Ehescheidung und von der Legalisierung der Abtreibung profitiert. Frauen haben sich mittlerweile den Einzug in fast alle Berufe und Institutionen erstritten. Die Feministinnen arbeiten auch heute noch an der Lösung ökonomischer Probleme der Frauen: Wohnraum für niedrige Einkommensklassen, Hilfe für Hausfrauen, die plötzlich auf der Straße stehen, staatliche Krankenversicherung. Feministinnen arbeiten auch daran, das Bewußtsein der Öffentlichkeit in bezug auf so umfassende Themen wie Rassismus, Umweltfragen und Weltfrieden zu erweitern. Wir versuchen, über die Grenzen von Rasse, Klasse und sexueller Orientierung hinaus Bündnisse zu bilden.

Doch trotz der ungeheuren Veränderungen, die die Frauenbewegung in den letzten zwanzig Jahren bewirkt hat, hat sich die ökonomische Situation der Frau seit 1980 erheblich verschlechtert. Die Vereinigten Staaten von Amerika sind die einzige Industrienation, in der es keinen gesetzlich vorgeschriebenen Mutterschaftsurlaub gibt, und es gibt in unserem Land eine alarmierende Zunahme der Kindersterblichkeit, insbesondere unter der schwarzen und hispanischen Bevölkerung. Wenn wir eine grundlegende Veränderung der herrschenden Kultur erreichen wollen, müssen wir die Wurzel des Leidens verändern – die Vorstellung der Abgetrenntheit, die sich im «Wir und die anderen»-Denken manifestiert.

Es gibt ungeheures Leid in der Welt. Ein großer Teil dieses Leidens ist unnötig. Es ist aus der Arroganz eines Geistes entstanden, der gespalten ist und denkt, daß mein Geschlecht, meine Rasse, meine Kultur, meine Überzeugung besser ist als deine. Durch diese Spaltung entsteht jene

Art zu denken, die von «uns und den anderen» spricht, jenes «entweder/oder»-Denken, welches die Dynamik der Macht über etwas oder jemanden ermöglicht, die so charakteristisch für die meisten persönlichen und sozialen Beziehungen ist. Diese Geisteshaltung hat den Holocaust der Nazis erst ermöglicht und ebenso den Genozid an der Urbevölkerung in vielen Teilen der Welt, die Apartheid und die Existenz eines weltweiten Waffenarsenals, das jeden Menschen auf der Welt zwanzigmal töten kann.

Diese Spaltung und diese Dynamik des Machtgefälles sind die Wurzel allen Leidens. Wenn wir bereit sind, in unser Inneres zu schauen und uns mit Kummer, Wut und Schmerz auseinanderzusetzen, schaffen wir den Raum, in dem wir die Liebe und Großzügigkeit wachsen lassen können, die unter jenen Gefühlen verborgen liegen. Der Geist des «Wir und die anderen» wird dann umgewandelt in den Geist, der das Ganze sieht. Wenn wir alle als einzelne in der Lage sind, Angst und Trennung aufzuheben, haben wir mehr Raum, schöpferisch zu wirken, zu leben und zu lieben. Da wir uns dann weniger fürchten, brauchen wir auch nicht mehr an solch rigiden Gedanken festzuhalten wie: «Meine Art ist die einzig richtige.» Wir vermögen andere dann als Menschen zu sehen, die ebenfalls Ängste und Schmerzen, Hoffnungen und Träume haben. Wir sind in der Lage, die andere Person als «wir selbst in einer anderen Form» zu sehen. Wir brauchen Menschen von anderer Hautfarbe, Kultur oder mit einer anderen sexuellen Präferenz nicht zu fürchten und deshalb zu hassen und zu unterdrücken. Aus der Heilung dieser Spaltung des Geistes kann unsere wahre Befreiung resultieren. Dann werden wir in Harmonie leben, verbunden mit dem gesamten Kreis des Lebens.

Eine Frau ist der vollständige Kreis. In ihr liegt die Macht zu erschaffen, zu nähren und zu transformieren. Eine Frau weiß, daß nichts geboren werden kann ohne Dunkelheit und daß nichts zur Reife gelangen kann ohne Licht. Laßt uns an die Stimme der Frau und das Herz der Frau appellieren, auf daß sie uns durch diese Zeit weltweiter Transformation geleiten mögen.

Diane Mariechild Juli 1988

Einleitung zur 1. Auflage

Hintergrund

Seit ich im Februar 1974 Teilnehmerin eines *Womancraft*-Kurses gewesen bin, beschäftige ich mich aktiv damit, meine intuitiven Fähigkeiten und die Wahrnehmung feinstofflicher Energien zu entwickeln. Die Teilnahme an jenem Workshop war der Anfang einer unglaublichen Erfahrung. Ich entdeckte eine Möglichkeit, tief in mein eigenes Inneres zu reisen und zu Teilen von mir in Kontakt zu treten, von deren Existenz ich bis zu dieser Zeit nichts gewußt hatte. Ich lernte, einen speziellen geistigen Raum zu schaffen, in dem ich meinen inneren Stimmen lauschen konnte, meine Phantasien benutzen konnte, um Probleme zu lösen, zu heilen, was auch immer mit meinem physischen Körper nicht in Ordnung war, und zu einem klareren Verständnis meiner Träume zu gelangen. Was diese Übungen für uns geleistet haben, vermögen sie auch für andere zu leisten; davon bin ich überzeugt.

An jenem Workshop in *Womancraft* nahmen damals acht Frauen teil. Wir versammelten uns früh am Abend und hatten Schlafsäcke mitgebracht, auf die wir uns legten, während wir uns im Trancezustand befanden. Ich wußte nicht, was geschehen würde. Sie hatten mir nur gesagt, daß dieser Kurs mir helfen würde, meine übersinnlichen Fähigkeiten zu entwickeln.

An das meiste von dem, was an jenem Abend geschah, habe ich nur noch sehr verschwommene Erinnerungen. Das Licht war abgedunkelt worden, und wir lagen ruhig da. Die Leiterin des Kurses sprach mit sanfter Stimme zu uns und leitete uns an, alle Teile unseres Körpers zu entspannen. Im weiteren Verlauf der Übung gelang es mir, schnell und leicht in den Trancezustand hinüberzugleiten. Was wir an jenem Abend gelernt haben, mag Außenstehenden zunächst als albern erscheinen, wenn sie dies noch nie selbst erlebt haben. Wir lernten, unser Bewußtsein in eine Pflanze zu projizieren und mit dieser zu kommunizieren; wir trafen zwei Geist-Führerinnen oder Beraterinnen bzw. Berater, die wir zu jedem Thema befragen konnten, zu dem wir Rat und Unterstützung brauchten; wir wurden empfänglich für heilende Energie und lernten, dieselbe durch unseren gesamten Körper zu schicken sowie auch in den Körper von Freundinnen und Freunden. Die erstaunlichste Übung war für mich die Diagnose der feinstofflichen Energien. Meine Partnerin geleitete mich in den Trancezustand und nannte dann den Namen einer Frau, die ich nicht kannte. Ich konzentrierte mich auf sie und war in der Lage, ihren physischen und emotionalen Zustand korrekt zu diagnostizieren. Natürlich war ich schon immer davon überzeugt gewesen, daß andere Menschen so etwas zu tun vermöchten, nämlich die sogenannten Hellseherinnen, aber ich hätte nie gedacht, daß *ich* es könnte.

Womancraft hatte im Frühjahr 1973 in Boston ihren Anfang genommen. Einige Frauen, die am Silva Mind Control-Kurs teilgenommen hatten, hatten diese Art der Arbeit als zwar hilfreich, aber hinsichtlich ihrer Ziele und ihrer Sprache zu stark an der männlichen Vorstellungswelt orientiert empfunden. Diese Frauen beschlossen, ihre neuerworbenen Fähigkeiten in einer feministischen Weise zu nutzen. Ihnen war klar, daß ein Kurs zur Förderung des feinstofflichen Gewahrseins helfen könnte, die traditionellen weiblichen Qualitäten zu stärken (die Fähigkeit zum Umgang mit Gefühlen, Sensibilität, Empfänglichkeit und Passivität). Sie waren der Meinung, daß die weiblichen Energien in unserer patriarchalischen Gesellschaft unterbewertet sind. Statt dessen werden männliche Werte wie Gesetz und Ordnung und das rationale Denken auf ein Podest gestellt, und es gilt, die Kräfte der Natur zu beherrschen. Männer haben in dieser Gesellschaft die dominierende Rolle inne: Ein Vater-Gott wird verehrt, der Vater ist das Oberhaupt der Familie, die Linie der Blutsverwandtschaft wird anhand der männlichen Familienmitglieder ermittelt, und Eigentum ist individueller Besitz, nicht Besitz der Gemeinschaft.

Heute gewinnt das alte matriarchalische Prinzip wieder an Macht und Bedeutung. Dies ist *Eros*, das weibliche spirituelle und psychologische Prinzip der Liebe, der Einheit und des Friedens. Die Gesetze des Matriarchats sind die Gesetze der Natur und des Instinkts: Dem inneren Leben der Gefühle wird ein hoher Wert beigemessen. Das Leben wird als zyklisch angesehen, als ein Gleichgewicht, das sich ständig neu organisiert. Die Erde ist heilig, und sie gebiert und erhält alles, was ist. Die Natur ist die Lehrerin, die die Geheimnisse des Lebens enthüllt. Die Natur ist keine Kraft, die nutzbar gemacht oder überwunden werden kann.

Wir müssen uns unsere weibliche Seite wieder zu eigen machen, aber nicht auf die alte, unbewußte Weise. Wir müssen neue Möglichkeiten erlernen, weibliche und männliche Energie zu integrieren. Dies sind keine einander entgegengesetzten Pole, sondern einander ergänzende Manifestationen der gleichen Lebenskraft. Wir müssen lernen, beiden Arten von Energie auf angemessene Weise zum Ausdruck zu verhelfen.

Womancraft half mir zu entdecken, wie ich dies tun könnte. Jene Frauen mit ihrer wunderschönen Vision entwickelten einen Workshop, dessen Ziel es ist, die Stärke und Intuition von Frauen zu fördern.

Begeistert über die vielen Möglichkeiten, die uns dies eröffnete, fuhr ich mit einer Freundin fort, innere Räume zu erforschen. Wir trafen uns mehrere Stunden pro Woche und benutzten das Buch *Mind Games* von Robert Masters und Jean Houston[1] als Anleitung, um andere Ebenen des Gewahrseins zu erforschen. Manchmal schlossen sich uns noch weitere Teilnehmerinnen an, doch meist waren es nur wir beide, die zusammenarbeiteten. Im Trancezustand erforschten wir unsere Träume, unsere Phantasien und unsere früheren Leben. Wir setzten uns auch mit unseren Überzeugungen auseinander. Wir konzentrierten uns darauf, positive Gedanken auszusenden und so unserem Leben eine affirmativere Richtung zu geben. Wir fingen an, genauer auf die Botschaften unseres Körpers zu achten und das Wie und Warum körperlicher Krankheiten zu erkennen. Wir sandten einander und Freundinnen, die darum gebeten hatten, heilende Energie.

Als mein Bewußtsein bezüglich Heilung und Krankheit umfassender wurde, teilte ich dieses Wissen meinen Kindern mit. In unseren Gesprächen entdeckten wir, wie wir Krankheiten erzeugen (daß wir Halsschmerzen bekommen, wenn uns die Worte im Halse steckenbleiben, daß wir Magenschmerzen bekommen, wenn wir nicht zur Schule oder zur Arbeit gehen wollen), und fingen an, geeignetere Möglichkeiten zu finden, unsere Gefühle und Bedürfnisse zum Ausdruck zu bringen. Wenn jemand krank wurde, schickten wir dieser Person unsere heilende Energie, und außerdem arbeiteten wir in solchen Fällen mit Handauflegen und visuellen Bildern. Die Zeit des Schlafs wurde zu einer Zeit magischer Reisen zu fernen Orten. Die Kinder entwickelten größeres Selbstvertrauen, da sie nun in der Lage waren, die Freundin

1 Dt. Ausgabe: *Phantasie-Reisen: Zu neuen Stufen des Bewußtseins.* Ein Führer durch unsere Inneren Räume. Kösel, München 1984.

bzw. den Freund in ihrem eigenen Inneren zu Hilfe zu rufen. Wir sprachen über unser Leben, über die Richtungen, die wir einschlagen wollten, und darüber, wie wir unsere geistigen Kräfte einsetzen könnten, um jene Veränderungen herbeizuführen. Statt uns über Fehlschläge zu grämen, konzentrierten wir uns auf positive Ergebnisse. Familientreffen wurden mit Energiekreisen eröffnet. Wir entwickelten mehrere Rituale, um uns von Ängsten zu befreien und unsere positive Energie zu steuern.

Auch meine Arbeit als feministische Beraterin wurde bereichert. Ich arbeitete bei meinen Klientinnen auf die gleiche Weise mit Trancezuständen, wie ich sie für mich selbst benutzte: für die Arbeit mit Träumen, für die Selbstheilung, zum Lösen von Problemen, um das Loslassen von Ängsten zu fördern und zur Fokussierung und Ausrichtung von Energie. Ich ließ meine Klientinnen auch an meiner wachsenden Fähigkeit teilhaben, Körperbotschaften zu interpretieren und Atemenergie und visuelle Bilder zur Heilung zu nutzen.

Mein Erinnerungsvermögen in bezug auf Träume wurde besser. Ich wurde im Traumzustand wachsamer, so daß ich die Traumbilder bewußt beeinflussen konnte. Da ich nun in der Lage war, leicht zwischen Wach- und Traumzustand hin und her zu wechseln, wurde ich geübter im Umgang mit meiner Intuition.

Als ich sensibler für die verschiedenen Energieebenen wurde, spürte ich ein Wiederaufleben eines spirituellen Gewahrseins, diesmal auf eine subtilere, stärker am Frausein orientierte Art. Manchmal visualisiere ich diese kosmische Energie als die Große Mutter und benutze meine Meditationen als eine Möglichkeit, mich mit dieser Lebenskraft zu verbinden. Die tägliche Praxis des Hatha-Yoga und der Meditation ermöglichte es mir, klar zu werden. Oft empfange ich Informationen von meiner spirituellen Führerin und meinem spirituellen Führer – einer ägyptischen Frau und einem asiatischen Mann.

Rituelle Elemente nehmen heute einen wichtigen Platz in meinem Leben ein: Das Brennen von Kerzen und Weihrauch während der Meditation; Visualisieren von Regenbogenlicht, das mich umgibt und mich schützt; das Aufbauen eines magischen Kreises, in dem ich meine Spannung und Angst loslassen und mich mit Liebe füllen kann, wodurch mein eigenes Sein gestärkt wird.

Ich habe angefangen, mich mit Mythologie und den alten matriarchalischen Religionen zu beschäftigen, und mit einer Gruppe von Freundinnen habe ich Rituale des Loslassens, der Affirmation und zur

Förderung der schöpferischen Kräfte entwickelt. Wir treffen uns jeden Monat zur Zeit des Vollmonds, einer Zeit, in der die feinstofflichen Energien besonders stark sind, und außerdem zur Zeit der Größeren und Kleineren Sabbate des Wicca-Kalenders.

Seit meinem ersten Kontakt mit dem *Womancraft*-Workshop erforsche und entwickle ich meine intuitiven Fähigkeiten und meine Heilkräfte weiter. Meditation, Yoga, Gespräche mit meiner Überseele sowie mit meiner geistigen Führerin und meinem Führer, Rituale allein und in der Gruppe, dies alles sind wichtige Bestandteile meines Lebens geworden. Ich arbeite weiterhin als Psychotherapeutin mit Einzelklientinnen, aber ich leite auch mehrmals wöchentlich Kurse, in denen sowohl Anfängerinnen als auch Fortgeschrittene die Arbeit mit den feinstofflichen Energien erlernen können. Außerdem gebe ich Sitzungen in *Chakra*-Lesen, Rückführungen in frühere Leben, Energieheilen und Entwickeln der «übersinnlichen» Fähigkeiten. Wenn ich auf die letzten Jahre zurückblicke, erkenne ich, daß ich zu jenem *Womancraft*-Workshop hingeführt wurde, damit ich in diesem Leben meine intuitiven Fähigkeiten und mein Gewahrsein der feinstofflichen Ebene weiterentwickeln und die Früchte jener Arbeit mit anderen teilen möge. Das Wichtigste, was ich dabei gelernt habe, ist, mich selbst zu schätzen, meine eigene Art des Wachsens und Mitteilens zu verstehen, und meine Stärken ebenso wie meine Schwächen zu akzeptieren. Ich kann mich heute viel öfter von einem klaren Raum in meinem Inneren, von meinem Zentrum aus bewegen.

Parapsychisches Gewahrsein

Psyche, das griechische Wort für Seele, bezieht sich auf Dinge, die jenseits der bekannten physischen Welt liegen. «Psychische»[2] (parapsychische) Information erhalten wir nicht über die fünf Sinne. An parapsychischen Fähigkeiten ist nichts Verrücktes oder Unheimliches, und

---

2 Das englische Wort *psychic* wird, wenn es sich um Kontexte dieser Art handelt, im Deutschen gewöhnlich durch Umschreibungen wie «parapsychisch», «medial», «feinstofflich» und «übersinnlich» wiedergegeben. Gelegentlich findet man auch die Praxis, für *psychic* das deutsche Wort «psychisch» in Kursivschrift zu verwenden.

diese sind auch keine seltene Gabe einiger weniger. Wir alle haben diese Fähigkeiten.

Die Übungen in diesem Buch sollen den Leserinnen helfen, ihr parapsychisches Gewahrsein bzw. ihr Gewahrsein der feinstofflichen Energien zu entwickeln, das sich uns in Form von Eingebungen (Intuitionen), Ahnungen, Gefühlen und Körperempfindungen offenbart. Es umfaßt die Phänomene des Stimmenhörens, des Sehens von Bildern und Symbolen und des Wahrnehmens der Aura. Wer die im Buch beschriebenen Übungen ausführt, wird lernen, sich im Trancezustand, in dem wir mit unseren intuitiven Kräften in Kontakt kommen, zu entspannen und zu zentrieren. Wenn du diese Übungen praktizierst, wirst du in der Lage sein, dich zu schützen, indem du deine Aura stärkst, jenes elektromagnetische Feld, das dich umgibt. Du wirst heilen können, Informationen über andere Leben sammeln, lernen, deine Energie mit Willenskraft zu lenken, und an Frauenritualen teilnehmen. Diese Aktivitäten sind jedoch nicht als Selbstzweck zu verstehen. Wir stärken unser feinstoffliches Gewahrsein, um unsere individuelle Evolution voranzutreiben und dadurch auch die Evolution der gesamten Menschheit.

Wir alle sind mit dem rationalen Wissen vertraut: mit der Fähigkeit zu analysieren, uns zu konzentrieren und etwas zu zergliedern. Die westliche patriarchalische Gesellschaft hat die Bedeutung der Vernunft und des Rationalen überbetont und versucht, uns glauben zu machen, daß dies die einzige Möglichkeit zu lernen sei. Und wir Frauen haben uns lange mit dieser männlichen Art, die Welt zu sehen, abgefunden. Wir haben das logische Denken zum Idol erhoben, die Vernunft angebetet und auf diese Weise die Verbindung zu unseren Seelen, zu den tiefsten Schichten unseres Seins verloren. Es geht für uns darum, daß wir alles daransetzen, diese Verbindung wiederherzustellen.

Wir müssen uns an Informationsquellen erinnern, die die patriarchalische Gesellschaft Tausende von Jahren geleugnet hat, und sie uns neu erschließen. Wir müssen neu lernen, unsere weiblichen Qualitäten zu schätzen, jenes umfassendere Gewahrsein, das es uns ermöglicht, zwischen den Zeilen zu lesen und die Verbindungen zwischen allen lebenden Wesen zu spüren. Wir müssen mit neuem Respekt die Bedeutung der inneren Welten, der Gefühle und Intuitionen betrachten. Indem wir dies tun, werden wir dazu kommen, die Bedeutung der Passivität, jener brütenden [3] und nährenden Haltung zu erkennen, aus welcher die ewige Quelle der Kreativität entspringt. Erst wenn wir die Verbindung zu diesem weiblichen Prinzip wiederhergestellt und es in uns selbst und in der Gesellschaft neu verankert haben, treten wir in Kontakt mit unserer eigenen Kraft, der Frauenkraft.

Ein Wort zur Frage der Ethik

«Psychische» Fähigkeiten sind, einmal entwickelt, sehr machtvoll. Wenn wir anfangen, unsere eigene Energie ernst zu nehmen, müssen wir universellen Gesetzen gegenüber Rechenschaft ablegen. Das erste dieser Gesetze lautet: Die Energie, die du aussendest, kommt immer zu dir zurück. Wenn du auf gewaltsame Weise handelst, wirst du gewalttätig; wenn du auf friedvolle Weise handelst, wirst du friedvoll. Geben und Empfangen sind zwei Seiten der gleichen Münze. *Karma*, das Gesetz von Ursache und Wirkung, ist mit dem Konzept der Reinkarnation verbunden. Dieses Gleichgewicht der Energie, dieses Geben und Nehmen, wird über viele Leben hinweg ausgeglichen. Wir können die Ergebnisse unserer Handlungen nicht immer in unserem gegenwärtigen Leben erkennen.

Das zweite Gesetz der Energie lautet: Je größer dein Gewahrsein, um so größer ist auch deine Verantwortung. Du kannst entweder aus einem Raum der Liebe und des Überflusses heraus handeln oder aus einem Raum der Angst und Begrenztheit. Nicht möglich ist es, diese beiden Räume gleichzeitig zur Grundlage des Handelns zu machen. Fähigkeiten im Bereich der feinstofflichen Energien müssen stets auf liebevolle und nicht-gewalttätige Weise eingesetzt werden. In keinem Fall ist es akzeptabel, solche Fähigkeiten zu benutzen, um zu manipulieren oder um sich Macht über andere anzueignen.

Da wir alle in einer Welt leben, in der Gewalt und Ungerechtigkeit ein so allgegenwärtiger Bestandteil unseres Alltags sind, ist es für uns schwer, nicht der Versuchung zu erliegen, unsere außergewöhnlichen

---

3 Ich benutze das Wort «Brüten» im positiven Sinne des Verweilens bei einem Objekt und des intensiven Fokussierens auf dasselbe, wodurch dieses wachsen und sich entwickeln kann. Brüten ist hier im Sinne von «nähren» und «ausbrüten» gemeint.

Fähigkeiten zu benutzen, um anderen «heimzuzahlen», was sie uns angetan haben. Solche Tendenzen sind verständlich, doch haben wir alle die Anwendung von Gewalt perpetuiert, indem wir entweder selbst aktiv anderen geschadet oder indem wir unsere eigenen Bedürfnisse ignoriert und es dadurch zugelassen haben, daß andere uns Schaden zufügen konnten. Wir müssen lernen, Macht auf liebevolle, friedfertige Weise zu benutzen. Gewalt – das bedeutet *Macht über* – muß unterbunden werden. Unsere Absichten erzeugen die Resultate. Die folgenden Situationen sollen veranschaulichen, was ich für einen ethisch vertretbaren Umgang mit feinstofflichen Energien halte und was ich auf diesem Gebiet für ethisch nicht vertretbar halte.

1. Deine Freundin ist krank. Du hast das Gefühl, es würde ihr guttun, sich anders zu ernähren als bisher. Deshalb projizierst du diese Gedanken in ihren Geist. Dies ist ein gewaltsames Eindringen in ihren seelischen Raum. Jeder Mensch hat ein Recht auf seine Krankheiten. Darüber zu entscheiden, was ein anderer Mensch braucht, bedeutet, daß wir dieser Person Gewalt antun. Besser wäre es, deiner Freundin positive Energie zu senden, die sie annehmen kann, wenn sie möchte, und die sie für sich nutzen kann, wie sie möchte.

2. Du fühlst dich sehr einsam und hast seit einiger Zeit keine Liebesbeziehung mehr gehabt. Du kennst jemanden, mit dem oder der du gerne eine solche Beziehung hättest. Solltest du dich in solch einer Situation entspannen, vertiefen und dich in einer Beziehung mit dieser Person visualisieren, was einem bewußten Versuch gleichkäme, eine solche Beziehung herbeizuführen? Nein, denn auch das wäre manipulativ. Eine andere Person ohne deren Wissen in eine bestimmte Situation zu bringen bedeutet, Macht über sie auszuüben, und das ist eine Form geistiger Gewalt. Besser solltest du in solch einem Fall visualisieren, du befändest dich in einer Beziehung mit einer wundervollen Person, die du nicht kennst und die ausgezeichnet zu dir paßt. Was du tatsächlich willst, ist eine vertraute, intime Beziehung zu einem anderen Menschen. Du magst denken, daß nur eine bestimmte Person dich glücklich machen kann, aber das ist nicht wahr. Es ist wichtig, daß du herausfindest, was du wirklich willst und warum du es willst.

3. Du befindest dich in einer Beziehung und möchtest gern die Kommunikation zu deiner Partnerin oder deinem Partner verbessern. Erliege

nicht der Versuchung, Befehle in den Geist deiner Partnerin oder deines Partners zu projizieren. Um die Kommunikation zu verbessern, solltest du vielmehr an dir selbst arbeiten, denn letztlich bist *du* die einzige Person, die du verändern kannst. Du kannst «kreative Visualisation» benutzen, um dir vorzustellen, daß du ruhiger und geduldiger wirst oder daß du die Fähigkeit entwickelst, anderen deine Bedürfnisse direkter mitzuteilen.

4. Du bist vergewaltigt worden. Solltest du dem Vergewaltiger negative Energie senden, indem du beispielsweise hoffst, daß er sich ein Bein brechen wird oder daß ihm noch Schlimmeres widerfährt? Nein. Dies zu tun würde nur die Gewalt perpetuieren und dich außerdem aufgrund der damit verbundenen intensiven Gefühle an diesen Menschen binden. Wenn du geistige Gewalt gegen jemanden einsetzt, läufst du Gefahr, selbst Empfänger der geistigen Gewalt eines anderen Menschen zu werden. Dich selbst mit weißem Licht zu umgeben und Affirmationen zu benutzen, die deine Gesundheit, Kraft und Weisheit stärken, sind zwei Möglichkeiten, dich auf der Energieebene (der «psychischen» Ebene) zu schützen. (Dadurch wird natürlich die Notwendigkeit, sich auf der *physischen* Ebene zu schützen – z. B. indem man gute Schlösser in die Türen einbaut und sich in Selbstverteidigung ausbilden läßt –, nicht hinfällig.) Wenn du Opfer eines gewalttätigen Angriffs geworden bist, ist es wichtig, daß du dich mit deiner Angst und deiner Wut auseinandersetzt und lernst, dich davon frei zu machen.

5. Du bist arbeitslos, und dir steht ein Bewerbungsgespräch für eine Arbeitsstelle bevor, die dir sehr vielversprechend erscheint. Solltest du versuchen, die Person, mit der du das Gespräch führen wirst, so zu beeinflussen, daß sie dich einstellt? Nein, denn das wäre Manipulation. Wenn du den Namen der Gesprächspartnerin oder des Gesprächspartners kennst, könntest du diese Person in der Nacht vor dem Gespräch auf der Astralebene besuchen (siehe Kapitel 4) und ihr sagen, warum du der Meinung bist, sie sollte dich einstellen. Es könnte durchaus sein, daß die Interviewerin oder der Interviewer am nächsten Tag spürt, daß er oder sie dir schon einmal irgendwo begegnet ist. Unmittelbar vor dem Gespräch kannst du dich vertiefen und zentrieren und durch Affirmation in dir die Überzeugung festigen, daß du intuitiv auf die für dich günstigste Weise auf die Fragen antworten wirst.

Über die Benutzung dieses Buches

Dieses Buch enthält viele praktische Übungen, die die Entwicklung unserer natürlichen Fähigkeiten im Bereich der feinstofflichen Energien und des Heilens fördern sollen. Alle aufgeführten Übungen haben sich aus meiner persönlichen Erfahrung entwickelt, die ich allein oder in Gruppen gemacht habe, und sie sind unter anderem beeinflußt von Womancraft, Witchcraft, *Mind Games*, den Seth-Büchern sowie *Hatha-* und *Kundalini-Yoga*.

Es geht in diesem Buch nicht darum, irgend etwas zu beweisen, denn es gibt keine Beweise. Wenn du glaubst, daß etwas nur dann wahr ist, wenn man es wiegen und messen kann, dann ist das deine Überzeugung. Jeder von uns orientiert sich in seinem Leben an einer Sammlung von Werten und Überzeugungen, ganz gleich, ob diese ausdrücklich formuliert werden oder nicht. Dieses Buch ist ein Buch über *meine* Überzeugungen, über jene Dinge, die sich für mich als wahr erwiesen haben.

Diese Überzeugungen erheben keinen Absolutheitsanspruch: Sie wachsen und verändern sich, so wie auch ich wachse und mich verändere. Wahrheit ist weder absolut noch dauerhaft. (Du magst glauben, daß etwas, das über lange Zeit bestehen bleibt, wahr ist, aber das bedeutet, daß du einer Überzeugung anhängst, die beinhaltet: «Langlebigkeit ist gleichbedeutend mit Wahrheit.») Wir alle umgeben uns mit einem Kreis, der aus unseren Einstellungen, Gefühlen und Überzeugungen besteht. Dies ist für unser Überleben notwendig und durchaus nützlich, solange wir uns in jenem Kreis wohl fühlen. Wenn wir uns darin nicht mehr wohl fühlen, können wir den Kreis verändern: Wir können ihn auslöschen und einen neuen Kreis ziehen. Unsere Kreise sind magisch – sie ermöglichen es uns, frei zu wachsen und uns zu verändern. Wenn die Kreise Absolutheit erlangen und sich verfestigen, werden wir zu Gefangenen unserer eigenen Überzeugungen und sind dann nicht mehr frei.

Deshalb möchte ich dir vorschlagen, für eine Weile in meinen Kreis einzutreten, meine Überzeugungen zu prüfen und festzustellen, ob sie in deinen Ohren wahr klingen. Wenn ja, sei willkommen; wenn nicht, beachte sie nicht weiter, und entwickle deine eigenen. Du brauchst nicht das gleiche zu glauben wie ich, damit diese Übungen dir nützlich sein können. Bewege dich in deinem eigenen Tempo, probiere diejenigen unter den Übungen aus, bei denen du dich wohl fühlst, und wenn du das Gefühl hast, du bist dazu bereit, probiere andere aus.

Wenn du allein arbeitest, lies die Übung, mit der du arbeiten möchtest, durch, um dich damit vertraut zu machen. Entspanne, vertiefe und schütze dich anschließend (siehe Kapitel 1), und führe sie dann aus. Wenn du einen Kassettenrekorder besitzt, lies den Text der Übung langsam vor und nimm ihn auf Band auf, damit du dich ganz in jeden Teil der Übung hineinversetzen kannst.

Es empfiehlt sich, mit anderen Frauen zusammen an der Entwicklung des feinstofflichen Gewahrseins zu arbeiten, denn dann könnt ihr einander unterstützen. Du mußt daran glauben, daß diese Methoden funktionieren, damit sie funktionieren können. Vielleicht fällt dir dies sehr schwer. Man hat uns dazu erzogen zu glauben, daß wir das, was wir wollen, nicht verdienen, und daß wir dem, was wir wollen, nicht vertrauen können. Wir sind in dem Glauben erzogen worden, daß wir mit feinstofflicher Energie unmöglich irgend etwas verändern können.

Die hier beschriebenen Methoden können dir helfen zu lernen, jener ruhigen, leisen Stimme zu vertrauen, die sagt: «Dies könnte etwas für mich sein. Ich werde es einmal ausprobieren.» Dies ist eine neue Art wahrzunehmen. Mit neuen Ideen fühlen wir uns oft erst nach einer Weile wohl. Versuche, dir selbst zu sagen: «Es gibt einen Teil in mir, der glaubt, dies sei dumm; der sagt, daß es im Grunde nicht in meiner Macht steht, mein Leben zu verändern. Aber während ich diese Übung ausprobiere, werde ich jenen Teil außer acht lassen und dem Teil von mir zuhören, der sagt, daß etwas an der Sache ‹dran› sein könnte und daß ich jenem Teil die Chance geben möchte, sich zu entwickeln.» Während du deine Überzeugungen veränderst, wirst du allmählich feststellen, daß dein äußeres Leben sich ebenfalls verändert.

Wenn eine bestimmte Methode bei dir nicht funktioniert, dann frage dich, ob dies wirklich das ist, was du tun willst. Vielleicht ist es für dich nicht der richtige Zeitpunkt, diese Art von Veränderung zu vollziehen. Wenn du trotzdem das Gefühl hast, daß du wirklich gerne diese Veränderung herbeiführen möchtest, dann erscheint dir die Aussicht auf eventuellen Erfolg vielleicht bedrohlicher als der Mißerfolg. Viele von uns sind so konditioniert worden, daß sie sich als Opfer ansehen. Zu erkennen, daß wir die Macht haben, uns zu verändern, kann beängstigend sein.

Es erfordert Zeit und Mühe zu lernen, sich in den Trancezustand zu vertiefen. Doch nach einigen Versuchen wird dir das Gefühl vertraut sein. Manchmal flattern die Augenlider, es kann auch sein, daß sich dein Körper entweder sehr schwer oder sehr leicht anfühlt, es kann sein, daß dir kalt wird, und du kannst ein Gefühl haben, als würdest du träumen. Es gibt keine «einzig richtige» Art, sich dabei zu fühlen.

Übe, wenn du entspannt bist. Sobald du dich daran gewöhnt hast, in einen Trancezustand einzutreten, wird es dir leichter fallen, dies auch dann zu tun, wenn du nicht so entspannt bist. In einem solchen Fall kann die Trance dir dabei helfen, dich zu entspannen. Wenn du das Gefühl hast, daß du dich nie wirklich entspannst, dann mache dir deswegen keine Sorgen. Übe jeden Tag ein wenig, dich zu vertiefen, dann wird sich der Erfolg bald einstellen.

Übe zuerst nur über einen kurzen Zeitraum, nie länger als fünf oder zehn Minuten. Um es dir zur Gewohnheit zu machen, darfst du dir am Anfang nicht zuviel vornehmen, nur soviel, wie du mit Sicherheit tun *wirst*. Wenn du dich daran hältst, ist dir der Erfolg sicher. Wenn du darauf hinarbeitest, dich zur täglichen Übung zu disziplinieren, denke daran, flexibel zu bleiben. Laß die Struktur sich von innen entwickeln, nicht, indem du dir einen äußeren Zwang auferlegst. An manchen Tagen werden deine Bemühungen zu nichts führen. Das ist in Ordnung – was zählt, ist, daß du den Versuch unternommen hast. Manchmal wirst du dich eine Zeitlang nicht danach fühlen, es zu tun. Auch das ist in Ordnung: Gestehe dir selbst die Freiheit zu, den Plan abzuändern. Wer hat gesagt, daß es nur zum Erfolg führt, wenn du es jeden Tag praktizierst?

Wenn du beim Üben einschläfst, so liegt das meistens daran, daß du Schlaf brauchst. Wenn dieser Zustand der Schläfrigkeit anhält und deine Übung behindert, dann gebe dir selbst die Affirmation, daß du während der Übung wach bleiben wirst, oder führe die Übung in aufrechter Sitzhaltung aus.

Wenn du ein Bild siehst, das dir Angst einjagt, oder eines, das dir nicht gefällt, dann blinzle einfach mit den Augen, denn dann wird das Bild verschwinden. Oder sage zu dem Bild: «Gehe in Frieden.» Wenn die Erfahrung sehr unangenehm ist, öffne deine Augen und setze dich hin. Dann wirst du sofort in deine alltägliche Realität zurückkehren.

Wenn du nach Ausführung einer Übung ein Übermaß an Energie verspürst und nicht weißt, wie du diese kanalisieren sollst, dann schüttele deine Hände kräftig, und setze sie anschließend mit abwärts gewandten Handinnenflächen auf den Boden, um sie zu erden. Stelle dir dabei vor, daß die überschüssige Energie durch die Handflächen zum Zentrum der Erde abfließt. Die Hände in kaltem Wasser zu waschen hat die gleiche Wirkung, da Wasser neutralisierend wirkt.

Die Übungen sind nach bestimmten Themen geordnet; du kannst sie jedoch in jeder beliebigen Reihenfolge praktizieren. Die einzige Voraussetzung ist, daß du dich zuvor entspannt hast und in die Tiefe gegangen bist. Vielleicht möchtest du einige Übungen ganz auslassen und dich statt dessen auf andere stärker konzentrieren und sie deinen Bedürfnissen entsprechend abwandeln. Es ist wichtig, stets vor Augen zu haben, daß wir alle auf unsere eigene Weise lernen. Was für die eine leicht sein mag, ist für die andere möglicherweise schwierig. In jedem Fall ist es wichtig, daß du dir die Zeit dabei nimmst, die du persönlich brauchst, und daß du die Übungen auswählst, die dir selbst am sinnvollsten erscheinen. Wenn du möchtest, kannst du jederzeit Übungen abwandeln oder sogar selbst völlig neue erfinden.

Ich hoffe, diese Entdeckungen (die von mir selbst und meinen Freundinnen gemacht wurden) werden dir auf deiner Reise gute Dienste leisten. Es ist eine Reise, die dein Gewahrsein deiner selbst weit über die Grenzen deines Egos bis in die vielen Dimensionen des Selbst hinein erweitern wird. Und es ist eine Reise ohne Ende. Eine solche Reise anzutreten erfordert Mut, denn man hat uns beigebracht, stets in Begriffen von Zeit und Zielen zu denken. Der Fortschritt stellt sich manchmal sehr langsam und unter großen Schwierigkeiten ein. Dennoch ist diese Reise eine Herausforderung. Sie verlangt von uns, daß wir eine bekannte Vergangenheit hinter uns lassen und auf eine unbekannte Zukunft zugehen. Viele Menschen hegen die Überzeugung, daß das Endziel jeder Reise, die zu einem höheren Maß an Selbst-Gewahrsein führt, Vollkommenheit ist. Doch diese Annahme ist falsch. Während ein kurzfristiges Ziel einen Anreiz zum Üben darstellen mag, ist das Endziel der Reise die Unendlichkeit.

I

Tiefenentspannung

Um zu der Dimension zu gelangen, in der wir offen dafür sind, fein-stoffliche und spirituelle Information und Energie zu empfangen, müssen wir zunächst lernen, uns zu entspannen und unseren Körper von jeglicher Anspannung zu befreien. Völlige Entspannung ist ein großes Geschenk, und man muß lernen, sich dieses Geschenk selbst zu machen. Völlige Entspannung bedeutet, daß der Körper vollkommen locker und entspannt und der Geist von allen Gedanken, Ängsten und Sorgen frei ist.

Den Körper entspannen

Es gibt viele Wege, auf denen wir zu diesem entspannten Zustand gelangen können. Beispielsweise können wir alle Teile des Körpers nacheinander entspannen, wobei wir bei den Zehen oder beim Kopf anfangen können und dann den Körper aufwärts bzw. abwärts wandern. Wir können auch jeden Teil des Körpers abwechselnd an- und entspannen. Oder wir können mit einem Bild arbeiten, das eine nach innen und nach unten gerichtete Bewegung suggeriert (z. B. eine lange Wendeltreppe hinabschweben, in einem Boot segeln oder einen Hügel hinabgehen). Es ist auch möglich, Bilder zu benutzen, die nach innen und oben gerichtete Bewegungen suggerieren (schweben, fliegen, einen Berg hinaufsteigen, auf einem geflügelten Pferd reiten), da diese zum gleichen

Ergebnis führen. Wir können uns auch selbst suggerieren, daß wir uns entspannen und vertiefen, wenn wir uns auf ein bestimmtes Symbol fokussieren: auf eine flackernde Kerze, auf ein fallendes Blatt, auf heranrollende Wellen. Wir können Farben, Zahlen oder Töne benutzen. Wir können unser Bewußtsein auf die Atmung fokussieren, während wir den Atem verlangsamen und vertiefen. Alle diese Methoden können uns helfen, in einen veränderten Bewußtseinszustand einzutreten.

Dieser Zustand, der sich von unserem gewöhnlichen Wachbewußtsein unterscheidet, ist eine Trance. Es ist ein Zustand erhöhter Bewußtheit, eine Erweiterung des Bewußtseins, ein Zustand, der keineswegs verschwommen oder traumähnlich sein muß. Eine Trance ist nichts anderes als ein sehr entspannter Zustand des Geistes, in dem wir zu unseren intuitiven Kräften, Bildern, Symbolen und Gefühlen Kontakt aufnehmen können.

Ein leichter Trance-Zustand entspricht dem Alpha-Zustand, in dem die Gehirnwellen auf 14 Impulse pro Sekunde verlangsamt werden. Es gibt viele Stufen der Trance, die tiefer als der Alpha-Zustand sind, und deshalb bemerken wir womöglich, daß wir uns zwischen den verschiedenen Ebenen hin- und herbewegen. Für die Arbeit mit feinstofflichen Energien ist es nicht notwendig, sich auf die tiefste Ebene der Trance zu begeben. In welchen Zustand wir uns begeben, hängt davon ab, wie leicht es uns fällt, uns zu entspannen, und was zu jenem Zeitpunkt vor sich geht. Wie in allen anderen Bereichen, in denen wir eine Fähigkeit erlernen wollen, ist auch in diesem Fall ein gewisses Maß an Übung erforderlich, um das Angestrebte zu erreichen.

Ich werde oft gefragt: «Wie kann ich mir denn sicher sein, daß ich mich wirklich in einem Trance-Zustand befinde?» Die Antwort ist ganz einfach, daß du im Laufe der Zeit lernst, bestimmte Körperempfindungen zu erkennen. Oft wirst du das Gefühl haben, du befändest dich kurz vor dem Einschlafen – du bist dir dessen bewußt, was um dich herum geschieht, jedoch nur verschwommen. Du bist stärker in Kontakt mit deinen Bildern und intuitiven Eingebungen. Im Zustand der Trance wirst du manchmal bemerken, daß deine Augenlider zu flattern anfangen: Dann erlebst du das REM-Phänomen, jene schnellen Augenbewegungen (rapid eye movements), die auch während des Schlafs in der Traumphase auftreten. Manchmal wird sich dein Körper sehr leicht anfühlen, oder du hast keinerlei Körperempfindungen mehr. In anderen Fällen fühlt sich dein Körper so schwer an, daß du ihn möglicherweise gar nicht bewegen kannst, oder du hast die Empfindung, entweder sehr groß oder sehr klein zu werden. Wenn du dann zu deinem normalen Wachbewußtsein zurückkehrst, wirst du erkennen, daß du irgendwo anders gewesen bist.

Den Geist entspannen

Wenn dein physischer Körper entspannt ist, mußt du auch deinen Geist entspannen und Gedanken und Sorgen loslassen. Verschiedene Bilder können helfen, den Geist leer zu machen.

Vor dir steht ein alter schwarzer Schrankkoffer, mit ledernen Scharnieren und Messinggriffen. Öffne diesen Koffer, und lege alle deine Sorgen, deine Ängste, deinen Ärger, deinen Schmerz und deine Trauer hinein. Dann verschließe den Deckel des Koffers. Dein Geist ist jetzt frei.

Vor dir siehst du ein riesiges Zelt, das voller Menschen, Gegenstände und Gefühle ist. Während du dich auf das Zelt konzentrierst, jagt plötzlich ein Windstoß hindurch und fegt das ganze Wirrwarr hinaus. Dein Geist ist jetzt so klar wie jenes Zelt.

Ein großer schwarzer Kessel steht vor dir, und du beobachtest, wie die Flammen über ihm züngeln und tanzen. Bringe die Flammen nun zum Flackern, und lasse sie langsam herunterbrennen, bis nur noch die Asche zurückbleibt. Ein plötzlicher Windstoß bläst die Asche fort. Das Innere des Kessels ist sauber. Du siehst, daß es einen warmen, goldenen Farbton hat. Während du dich auf diesen sanften goldenen Schimmer fokussierst, wirst auch du selbst golden.

Zwei wunderschöne Schmetterlinge fliegen vor dir her. Während du diese Schmetterlinge anschaust, wachsen dir selbst Flügel, und du entwickelst die Fähigkeit, in anderen Dimensionen zu reisen.

Wenn du dich ausschließlich auf diese Bilder und auf nichts anderes fokussierst, wirst du allmählich deine Gedanken loslassen. Wenn es dir schwerfällt, eines dieser Bilder aufrechtzuerhalten, so versuche nicht, die störenden Gedanken gewaltsam beiseite zu schieben, sondern bringe, sobald du das Bild verlierst, dein Gewahrsein wieder zu ihm zurück.

Zentrieren

Wenn wir entspannt sind und unser Geist klar ist, können wir unser Gewahrsein zentrieren. Dazu atmen wir langsam und stellen uns dann beim Ausatmen vor, daß wir durch den Punkt ausatmen, der ungefähr 2,5 Zentimeter unterhalb unseres Nabels liegt. Dies ist eines unserer *Chakren* (siehe Kapitel 3). Viele östliche Kampfkünste benutzen dieses Energiezentrum, um das Selbst zu erden. Möglicherweise ist es hilfreich, wenn wir eine Hand auf den Bauch legen, um unseren Fokus dort zu behalten.

Wir können uns auch zentrieren, indem wir immer wieder das Wort «Zentrieren» oder «Zentrum» aussprechen oder indem wir uns mit Hilfe einer bestimmten Zahl oder Farbe auf einen Punkt zentrieren. Eine andere Möglichkeit, sich zu erden, besteht in der Verwendung von Bildern. Wir stellen uns vor, daß wir unseren Energiekörper bis tief in das Zentrum der Erde hinein verlängern. Wir visualisieren dünne Seile oder Wurzeln, die vom Ende unserer Wirbelsäule bis tief in die Erde hinein verlaufen. Diese spezielle Erdungstechnik eignet sich auch zur Vorbereitung für das Heilen.

Sich des Atems gewahr zu sein ist eine andere wichtige Entspannungs- und Zentrierungsmethode. Der menschliche Atem ist die Lebenskraft, die wie Ebbe und Flut in den physischen Körper hinein- und wieder aus ihm herausströmt. Die Fähigkeit, den Atem zu kontrollieren, ist gleichbedeutend mit der Fähigkeit, die eigene Lebenskraft oder Schwingung zu kontrollieren. Wenn sich der Atem verändert, verändert sich auch die Schwingung. Langsameres, tieferes Atmen versetzt uns in einen ruhigeren, zentrierteren Zustand. Wenn wir diese Kontrolle erlangt haben, sind wir nicht mehr willenlos unseren Emotionen oder unserer Umgebung ausgeliefert.

Wenn es uns gelingt, unseren Atem mit dem großen Atem in Einklang zu bringen, befinden wir uns in einem natürlichen Fluß – im Einklang mit dem Rhythmus des Universums. Es gibt viele verschiedene Atemtechniken, die alle einem bestimmten Zweck dienen. Wichtig ist, daß wir lernen, die richtige Atemtechnik zur richtigen Zeit zu benutzen.

Um in den Trance-Zustand zu gelangen, müssen wir langsam und tief atmen. Dies kann auf verschiedene Weisen geschehen. Wir können damit experimentieren. Dabei sollten wir darauf achten, daß der Raum gut durchlüftet ist und daß wir nach der Übung nicht zu schnell aufspringen. Die meisten Menschen haben die Gewohnheit, ziemlich flach zu atmen, und die ungewohnte größere Sauerstoffmenge, die in unseren Körper gelangt, wenn wir unsere Lunge vollständig mit Luft füllen, kann Schwindelgefühle erzeugen.

Eine Technik ist das Atmen mit Pause *(pause breathing)*, wobei die Phasen des Einatmens und des Ausatmens gleich lang sind. Die Pause folgt dem Ausatmen, sie liegt also nicht zwischen Einatmen und Ausatmen, so wie es gewöhnlich bei ähnlichen Übungen der Fall ist. Indem wir die Pause verlagern, wird unser Gewahrsein auf unseren Atem fokussiert, und wir versetzen uns auf diese Weise automatisch in einen ruhigeren Zustand. Die Tatsache, daß Einatmen und Ausatmen bei dieser Übung gleich viel Zeit beanspruchen, reguliert den Atem und schafft einen Zustand inneren Gleichgewichts. Während wir fortfahren, versuchen wir, die Zeitspannen des Einatmens und des Ausatmens auszudehnen. Wir atmen langsam durch die Nase ein; wir atmen langsam durch die Nase aus; und wir machen eine Pause. Während der Pause wird unser Kontakt zu unseren Körperempfindungen verstärkt. Die Pause soll so lang sein, wie es sich für uns angenehm anfühlt. Wenn wir uns daran gewöhnt haben, auf diese Weise zu atmen, versuchen wir, die Pause ebensolange aufrechtzuerhalten, wie wir ein- bzw. ausatmen.

Eine andere Technik besteht darin, die Zeitspanne des Ausatmens zu verlängern. Dies können wir tun, indem wir durch den Mund ausatmen, als wollten wir eine Kerze ausblasen. Wir können die Zeit des Ausatmens auch verlängern, indem wir doppelt so lange durch die Nase ausatmen, wie wir einatmen.

Wir können unseren Atem auch vertiefen, indem wir zweimal eine Pause einlegen. Wir atmen langsam durch die Nase ein, halten den Atem an, atmen langsam durch die Nase aus und machen wieder eine Pause. In dieser Weise fahren wir fort.

Eine vierte Technik besteht darin, langsam durch die Nase einzuatmen, dann den Atem so lange anzuhalten, wie es sich angenehm anfühlt, und anschließend langsam durch die Nase wieder auszuatmen.

Und noch eine letzte Technik: Wir atmen langsam durch die Nase ein und zählen dabei bis vier, halten den Atem an, bis wir bis zwölf gezählt haben, und atmen dann langsam aus, bis wir bis acht gezählt haben. Jede dieser Techniken wird uns in den meditativen Zustand oder Trance-Zustand versetzen.

Nun sind wir in der Lage, uns zu entspannen, uns zu vertiefen und uns zu zentrieren. Wenn wir noch weiter in die Tiefe gehen wollen, nachdem wir rhythmisch geatmet haben, können wir von zehn bis eins zählen. Wenn wir bei eins angekommen sind, befinden wir uns in einer noch tieferen Trance. Eine andere Methode, die ich häufig anwende, um in einen noch tieferen Zustand zu gelangen, besteht darin, daß ich am Strand meinen Namen in den Sand schreibe und dann zuschaue, wie die Wellen ihn fortwaschen. Ich schreibe eine oder zwei Minuten lang meinen Namen in den Sand, bis ich das Gefühl habe, so weit in die Tiefe hineingetragen worden zu sein, wie ich es wünsche. Eine dritte Methode besteht darin, daß wir uns vorstellen, wir gingen durch einen Regenbogen von Farben einen Berg hinab. Jede Farbe führt uns tiefer. Wir fangen mit Rot an und gehen dann durch die Farbfolge Orange, Gelb, Grün, Blau, Indigo und Violett. Ich liebe dieses Regenbogenbild, denn der Regenbogen ist der Pfad, auf dem die Göttin Iris zwischen Himmel und Erde reist.

Mit einem Schutzkreis arbeiten

Das nächste, womit wir uns beschäftigen werden, ist der Schutzkreis. Bei jeder Art von Arbeit mit der feinstofflichen Energie sollten wir einen solchen Kreis benutzen. Wenn wir unseren Geist öffnen, sollten wir in jedem Fall diese Sicherheitsvorkehrung treffen. So wie wir unsere Haustür nicht jedem Fremden öffnen, wollen wir auch unseren Geist nicht allem, was sich in unserer Umgebung befindet, öffnen.

Dieser Kreis kann aus allem bestehen, was wir mit Schutz assoziieren. Er kann aus Licht-, Farb- oder Klangschwingungen bestehen, aber auch aus Kristallen, Spiegeln oder einseitig durchlässigen Membranen. Wir können auch ein beruhigendes Bild verwenden. Weißes Licht wirkt nach allgemeiner Anschauung schützend. Silbernes Licht eignet sich, um jede Art von Energie, die wir nicht absorbieren wollen, zurückzuschicken. (Dabei sollten wir uns vergewissern, daß diese Energie sich, ohne Schaden anzurichten, im Universum verliert.) Wir können uns sogar vorstellen, daß wir uns von Kopf bis Fuß in Silber kleiden. Beim Erzeugen unseres Schutzkreises können wir unsere ganze Kreativität spielen lassen. Wir können versuchen, uns in einen Regenbogen einzuhüllen: Dann sind wir nicht nur völlig geschützt, sondern wir spüren auch, wie unsere Stimmung sich hebt. An kalten Tagen ist es gut, Rot-, Orange- und Gelbtöne zu benutzen, bei höheren Temperaturen sind Blau- und Grüntöne besser geeignet.

Indem wir uns mit einem Kreis aus Licht umgeben, können wir empfänglich und offen bleiben, ohne irgendeine Form von negativer Energie zu absorbieren. Wenn wir mit Freunden zusammen sind, die deprimiert sind, und wenn wir in einer solchen Situation keine negative Energie aufnehmen wollen, so kann uns ein solcher Schutzkreis sehr gute Dienste leisten. Je sensibler wir werden, um so stärker wird unser Bedürfnis nach Schutz.

Ein wunderschöner Schutzkreis entsteht auch, wenn wir vollkommen geerdet sind und uns der doppelten Spirale der Erd- und Himmelsenergie bewußt sind, die durch unseren Körper tanzt. Es ist sehr gut, diese Art des Stehens zu üben und auf diese Weise ein starkes Gewahrsein der Erdenergie zu entwickeln, die sich durch die Füße aufwärtsbewegt und die durch die Füße wieder zur Erde zurückkehrt. Doch selbst diejenigen, die nicht stehen können, können sich zumindest vorstellen, daß sie so stehen, oder sich einfach durch die Sitzbeine hindurch erden.

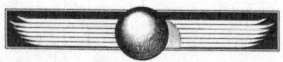

Schutzkreis-Übung

Du stehst mit deinen Füßen fest auf dem Boden. Vergewissere dich, daß die Außenkanten deiner Füße parallel zueinander stehen. Bewege deine Zehen. Atme ein, und stelle dich auf die Zehenspitzen. Atme aus, und bringe die Fersen wieder auf den Boden. Wiederhole dies mehrmals. Atme nun tief ein, und atme dabei die Energie der Erde ein. Stelle dir vor, wie sie spiralförmig vom Zentrum der Erde aufsteigt und durch deine Füße strömt, insbesondere durch deine dicken Zehen, deine Fußgelenke und dann aufwärts an den Innenseiten deiner Beine entlang in deine Vagina und tief in deinen Körper, so daß die Erdenergie an deiner Wirbelsäule entlang tanzt. Stelle dir vor, wie sie sich weiter spiralförmig nach oben bewegt und auf ihrem Weg durch alle Energiezentren tanzt. Fühle, daß dein Herz offen ist, während die Erdenergie durch dich hindurchtanzt. Stelle dir vor, daß die Energie durch den obersten Punkt deines Kopfes ausströmt und an deinem Rücken hinunterfließt, weiter an den Außenseiten deiner Beine entlang und zurück in die Erde. Achte genau auf deine kleinen Zehen, wie sie sich in der Erde verwurzeln, und die Energie fließt durch deine Zehen und kehrt in die Erde zurück. Wenn du dir dieser Energie bewußt geworden bist, wie sie durch dich hindurchtanzt und in die Erde zurückkehrt, dann richte deine Aufmerksamkeit auf den Punkt ungefähr 15 Zentimeter über deinem Kopf. Stelle dir eine warme, leuchtende Sonne vor, deren Strahlen auf deinen Kopf fallen und sich spiralförmig durch deinen Körper an der Wirbelsäule entlang nach unten bewegen. Stelle dir deine Wirbelsäule offen und atmend vor. Eine erdende Schnur verläuft am Ende deiner Wirbelsäule in die Erde hinein. Die Himmelsenergie verläßt deinen Körper, kehrt zur Erde zurück und wird wieder in den Himmel aufgenommen. Richte deine Aufmerksamkeit auf deinen Atem, und während du ein- und ausatmest, stelle dir vor, wie die doppelte Spirale durch deinen Körper hindurchtanzt und dich zutiefst mit Himmel und Erde verbindet. Spüre die Energie in deinem Herzen, während es sich öffnet, um die Erd- und Himmelsenergie zu empfangen. Atme weiter, und vergiß nicht, dir deiner Zehen und Füße gewahr zu sein. Nimm die Schnur wahr, die dich erdet. Auf diese Weise kannst du stärker in deinen Körper hineingelangen. Es ist dein heiliger Raum. Niemand kann deine Privatsphäre verletzen. Es ist *dein* Körper. Atme tief, und fühle, wie deine Füße mit der Erde verbunden sind. Fühle jene erdende Schnur, die dich mit der Erde verbindet. Entspanne deine Schultern, und spüre das Gewicht deiner Arme und Hände. Spüre das Gewicht deiner Hüften, während sie sich entspannen. Spüre, wie die Erdenergie deine Füße, deine Beine und deinen gesamten Körper unterstützt. Empfange die Energie des Himmels. Atme tief, und sei eins mit Erde und Himmel.

Schutzkreise können auch materielle Dinge schützen, beispielsweise ein Haus, ein Auto oder Freunde. Dabei wird die Energie des Kraftfeldes oder der Aura gestärkt, die alle Dinge auf natürliche Weise umgibt.

Schutzkreise schützen auf konkrete, deutlich feststellbare Weise. Als ich eines Nachmittags mein Appartement verließ, umgab ich es wie gewöhnlich mit einem Schutzkreis. Als ich am Abend zurückkehrte, sah ich, daß in der Zwischenzeit ein Wasserrohr gebrochen war und im Flur des Hauses Wasser stand. Allerdings war es noch nicht bis zu meiner Haustür vorgedrungen. Als ich im Keller nachschaute, hatte das Wasser das Eigentum anderer Hausbewohner durchnäßt, doch die Dinge, die mir gehörten, waren unbeschädigt geblieben. Ein anderes Mal, als ich in Kanada in Urlaub war, umgab ich mein Auto mit einem Schutzkreis. Nachdem wir wieder nach Hause gekommen waren, vergaß ich, das Auto täglich mit einem Schutzkreis zu versehen. Am gleichen Tag noch riß der Zug des Gaspedals. Zum Glück war ich nicht weit von zu Hause entfernt. Solche Vorfälle mögen zunächst wie Zufälle erscheinen, doch wird es im Laufe der Zeit immer schwieriger, derartige Dinge als «zufällig» anzusehen.

Diejenigen, die anfangen, Schutzkreise zu benutzen, verspüren vielleicht den Wunsch, sich in einen leichten Zustand der Trance zu begeben. Daran anschließend sollten sie sich den Schutzkreis innerlich vorstellen und sich selbst versichern: «Dieser Kreis schützt mich vor jeglichem Schaden.» Später, wenn wir erfahrener in der Energiearbeit sind, brauchen wir uns nicht mehr speziell in einen Zustand tieferer Trance zu versetzen, bevor wir einen Schutzkreis aufbauen. Wir sind dann in der Lage, den Kreis erneut zu erschaffen, wann immer wir dies für notwendig halten.

Wenn wir aus irgendeinem Grunde das Gefühl haben, stärkeren Schutz zu benötigen, können wir folgende Methode anwenden. Wir zünden drei weiße Kerzen an und setzen oder legen uns auf den Boden, wobei wir die Kerzen im Abstand von ungefähr 30 Zentimetern um uns herum aufstellen. Dann entspannen, vertiefen und zentrieren wir uns. Wir sprechen die Affirmation: «Ich rufe die Kräfte des Universums an, alles, was freundlich, liebevoll und gut ist. Insbesondere rufe ich meine spirituellen Führer an, bei mir zu sein und ihre Energie der meinen hinzuzufügen. Ich umgebe mich mit einem wunderschönen Lichtkreis, einem Kreis aus strahlendem weißem Licht. Dieses Licht schützt mich vor aller Negativität. Nichts kann mir nun noch Schaden zufügen, und dies ist wahr. Ich befreie mich von aller negativen Energie, die in mir ist.» Wir atmen tief ein und durch den Mund aus, als ob wir eine Kerze ausblasen wollten.

Wir können uns auch schützen, indem wir uns im Trancezustand sagen, wann immer wir das Wort «Kreis» aussprechen, werden wir automatisch geschützt sein. Wenn wir auf diese Weise mehrmals mit uns selbst gesprochen haben, können wir anfangen, diese Methode zu benutzen. Je öfter wir sie benutzen, um so besser wird sie ihren Zweck erfüllen.

Einen angenehmen geistigen Raum erzeugen

Du bist jetzt entspannt, vertieft, zentriert und geschützt. Als nächstes gilt es, einen angenehmen geistigen Raum zu schaffen, in dem du deine kreative Energiearbeit tun kannst. Du kannst jedesmal, wenn du dich von der Außenwelt abwenden und dich auf die innere Welt einstimmen möchtest, einen geistigen Raum schaffen. Im Folgenden werden einige sehr schöne, Ruhe und Gelassenheit ausstrahlende Orte beschrieben, mit denen ich gearbeitet habe.

— Du gehst eine lange Wendeltreppe hinunter, die zu einem Fluß führt, an dem ein kleines Boot vertäut ist. Steige in das Boot, und lasse dich den Fluß hinabtreiben, bis das Boot am Rande einer Wiese an Land gespült wird.

— Du fliegst auf dem Rücken eines schönen Vogels und landest auf dem Gipfel eines Berges.

— Du reitest auf einem geflügelten Pferd durch die Wüste, bis du in eine kühle Oase gelangst.

— Du fährst in einem sichelförmigen Boot durch einen langen gewundenen Tunnel und machst in einer stillen Grotte halt.

— Du steigst einen langen gewundenen Pfad hinauf, bis du an einer Hütte auf dem Gipfel eines Berges ankommst.

— Du gehst durch einen kühlen, feuchten Wald zu einer Lichtung, wo du dich neben einer murmelnden Quelle ausruhst.

— Du betrittst eine Höhle in der Flanke eines Berges und wanderst hinab durch das Labyrinth der Zeit, bis du in einem heilenden Raum, einem Raum der Ruhe angekommen bist.

Dieser geistige Raum gehört dir allein: Du hast ihn erschaffen. Benutze ihn, wann immer und wie immer du es wünschst. Triff deine geistigen Führer darin. Begib dich in diesen Raum, wann immer du der Heilung bedarfst. Kommuniziere mit deinem höheren Selbst. Benutze diesen Raum, um deine Probleme auf kreative Weise zu lösen. Heile und stärke dich, indem du mit Affirmationen arbeitest. Kehre in deine Träume zurück, und sprich mit den Gestalten in deinen Träumen. Übe in diesem Raum Gedankenprojektion und kreative Visualisation. (Diese Methoden werden in späteren Kapiteln des Buches ausführlich erklärt.) Es folgt nun ein typisches Beispiel für eine Übung, die zur Entspannung und Zentrierung führt und die hilft, einen geistigen Raum zu erzeugen. Alle Übungen in diesem Buch beginnen mit dem Satz: «Entspanne, vertiefe und schütze dich.»

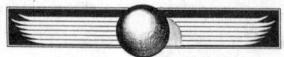

Entspannungsübung

Lege dich bequem hin, schließe die Augen, und entspanne dich mehr und mehr. Lasse zu, daß du dich immer tiefer entspannst. Atme sehr tief, und schicke den Atem in deine Zehen und Füße. Lasse den Atem wie eine heilende Massage allen Druck und alle Spannung auflösen, und lasse bei jedem Ausatmen die Spannung abfließen. Atme tief ein, und schicke deinen Atem in die Fußgelenke. Lasse deinen Atem wie eine heilende Massage allen Druck und alle Spannung auflösen, und lasse, während du ausatmest, die Spannung abfließen. Atme tief ein, und schicke deinen Atem in deine Knie, laß ihn allen Druck und alle Spannung dort auflösen, und lasse die Spannung mit dem Ausatmen abfließen. Atme nun in deine Oberschenkel; dein Atem löst wie eine heilende Massage allen Druck und alle Spannung auf, und mit dem Ausatmen fließt die Spannung ab. Atme nun in deine Genitalien; die tief entspannende Energie fließt in deine Genitalien, und alle Spannung fließt ab. Atme in deine Gesäßbacken; dein Atem löst wie eine heilende Massage allen Druck und alle Spannung auf, und mit dem Ausatmen fließt die Spannung ab. Atme nun in deinen Unterleib; alle deine inneren Organe beruhigen und entspannen sich, und aller Druck und alle Spannung fließen ab. Laß deinen Atem in deinen Brustkorb und deine Brüste fließen; er bringt dich zur Ruhe, und mit dem Ausatmen fließt alle Spannung ab. Atme nun in deinen Rücken; dein Atem, eine heilende Massage, löst allen Druck und alle Spannung auf, und während du ausatmest, fließt die Spannung ab. Die tief entspannende Energie fließt durch deinen Rücken, in jeden Wirbel, während jeder einzelne von ihnen ausgerichtet wird. Der heilende Atem fließt in alle deine Muskeln und Sehnen, und du bist entspannt, völlig entspannt. Atme in deine Schultern und in deinen Nacken; dein Atem löst wie eine heilende Massage allen Druck und alle Spannung auf, und während du ausatmest, fließt die Spannung ab. Deine Schultern und dein Nacken sind völlig entspannt. Die tief entspannende Energie fließt in deine Arme; deine Oberarme, deine Ellbogen, deine Unterarme, deine Handgelenke, deine Hände, deine Finger sind völlig entspannt. Atme wieder in deine Schultern und in deinen Nacken, und lasse zu, daß sie sich entspannen. Entspanne dich immer mehr. Und lasse diese entspannende Energie durch deine Kehle nach oben fließen, so daß deine Lippen, deine Kiefer und deine Wangen sich völlig entspannen. Während du in dein Gesicht hineinatmest, sind die Muskeln um deine Augen, um deine Stirn, um deine Kopfhaut herum entspannt. Aller Druck und alle Anspannung fließen ab. Du bist entspannt, ganz und gar entspannt.

Visualisiere drei schlanke Bäume, drei schlanke Bäume, die im Wind tanzen. Und während du dich auf diese drei Bäume fokussierst, wirst du diesen Bäumen ähnlich, fest in der Erde verwurzelt. Du hast dir selbst Wurzeln gegeben. Du bist sicher geerdet.

Und lasse deinen Geist klar werden, lasse ihn entspannt und klar werden. Visualisiere zwei wunderschöne Schmetterlinge. Und während du dich auf diese Schmetterlinge fokussierst, wirst du diesen Schmetterlingen gleich, leicht und frei. Du hast dir selbst Flügel gegeben, Flügel, mit denen du zwischen den Dimensionen hin und her reisen kannst. Nun hast du Wurzeln und Flügel.

Um in die Dimension zu gelangen, in der du Zugang zu feinstofflicher und spiritueller Energie und Information hast, visualisiere einen schwarzen Kessel. Und während du diesen riesigen schwarzen Kessel anschaust, tanzen die Flammen höher und höher. Der warme, dicke Rauch kräuselt empor. Dann allmählich werden die Flammen kleiner und schwächer, sie flackern auf und erlöschen. Nur die Asche bleibt zurück. Doch plötzlich kommt ein Wind auf und bläst den Kessel sauber. Und du siehst, daß die Innenseite des Kessels einen warmen goldenen Farbton hat, sanft golden. Und während du in den Kessel hineinschaust, badest du in diesem goldenen Leuchten, und du bist golden und vor allen schädlichen Einflüssen geschützt.

Schwebe nun zu deinem Raum, bewege dich zwischen den Dimensionen, und reise zu deinem Raum – einer Wiese, einem Berg, einem Wald, einer Küste, wo immer dein Geist sich sicher und frei fühlt. Begib dich in diesen Raum. Du bist in deinem Raum, in dem Raum, den du selbst geschaffen hast, einem heiligen und abgeschiedenen Raum. Und hier, in dieser inneren Welt, entwickelst du deine natürlichen medialen und heilenden Fähigkeiten. Hier in diesem Raum bist du frei von allen Spannungen und in Kontakt mit der ruhigen expansiven Kraft in dir. Hier in diesem Raum bist du in Kontakt mit deinem Körper und in der Lage, alles zu heilen, was bei dir der Heilung bedarf. Hier in diesem Raum hast du Zugang zu feinstofflicher und spiritueller Information und Energie. Hier ist der Platz, an dem du mit deiner Überseele, mit deinen geistigen Führern kommunizieren kannst. Dein Energiefluß befindet sich in Harmonie mit dem Fluß des Universums. Weil du ein Teil der gesamten Schöpfung bist, hast du Zugang zu der Kraft der Gesamtheit der Schöpfung. Hier bist du rein und frei.

Verweile eine Zeitlang in diesem Raum, und wenn du dich bereit fühlst, dann laß dich hinauf und zurück in dein gewöhnliches Wachbewußtsein treiben. *Zweiminütige Pause.* Du wirst entspannt, erfrischt und voller Energie zurückkehren. Du kehrst jetzt zurück, ganz sanft und leicht. Öffne die Augen, und strecke dich aus.

2

Leer werden

Um Zugang zu Informationen von den feinstofflichen und spirituellen Ebenen zu bekommen, müssen wir zu einem reinen Kanal werden. Das bedeutet, daß wir in der Lage sein müssen, unsere persönlichen Gedanken, Gefühle, Überzeugungen und Erfahrungen beiseite zu lassen, ebenso wie alle unbewußten Ängste, Sehnsüchte und Sorgen. Dies ist möglicherweise der schwierigste Teil der vor uns liegenden Arbeit. Information aus dem feinstofflichen Bereich ist jedem Menschen zugänglich, aber wir müssen leer sein, um sie empfangen zu können.

Manchmal behindern unsere persönlichen Gefühle unsere Fähigkeit, solche Information akkurat zu empfangen. Doch wie können wir lernen, unsere Emotionen und Überzeugungen zu neutralisieren, so daß wir uns sicher sein können, daß das, was wir auffangen, einer universellen Quelle entstammt und nicht unserem persönlichen Unbewußten entspringt? Sobald wir gelernt haben, uns selbst besser zu verstehen, werden wir nicht mehr davon überwältigt, wenn dieses unbewußte Material an die Oberfläche tritt. Da es uns viel Arbeit kostet, die Existenz unserer Gefühle anzuerkennen, sollten wir in Erinnerung behalten, daß wir die Gefühle nur zeitweilig außer acht lassen, um unsere Arbeit im Bereich des Feinstofflichen tun zu können. Es geht also nicht darum, die Gefühle erneut zu unterdrücken.

Reflexionen und *Gezeitenlagune* sind zwei geleitete Phantasien, die uns dazu ermutigen sollen, uns in einer nicht urteilenden Weise zu beobachten. Die meisten von uns sind in einer Atmosphäre der Kritik und des Wettbewerbs aufgewachsen, und dies macht es uns schwer, uns wirklich anzuschauen, wie es um uns bestellt ist – es könnte ja sein, daß uns das, was wir dann zu sehen bekommen, nicht gefällt. Diese beiden Übungen verlangen nicht von uns, daß wir irgend etwas an uns selbst verändern, sondern nur, daß wir uns selbst so sehen, wie wir sind. Sie sollen das Selbstgewahrsein stimulieren, die Erkenntnis, daß wir multidimensional sind. Einige unserer Dimensionen sind erfreulich, aufregend und liebenswert, andere sind es nicht; doch sie alle gehören zu uns.

Bei der Übung mit dem Titel *Quellwässer der Frauen* geht es um etwas anderes. Es handelt sich um eine Phantasiereise, die uns hilft, unsere innere Quelle der Kreativität und Ursprünglichkeit zu erreichen. Ich habe diese Phantasie oft benutzt, bevor ich mit dem Schreiben dieses Buches anfing, und sie hat meine Inspiration sehr gefördert.

Durch die Übung *Jahreszeiten* können wir zu unserer weiblichen zyklischen Natur in Kontakt treten. Unsere Energie nimmt wie die Energie des Universums ununterbrochen zu und wieder ab. Wenn wir unserem eigenen Energiefluß folgen, wird es uns gelingen, diesen mit dem Strom der universellen Energie in Einklang zu bringen.

Durch die Übung *Höheres Selbst* können wir zu unserem Ideal-Selbst in Kontakt treten, unserem umfassenderen Bewußtsein, das zu allen Zeiten existiert hat. Das höhere Selbst, das auch als Überseele bezeichnet wird, existiert auf der astralen Ebene, und indem wir lernen, Kontakt dazu aufzunehmen, erschließen wir uns ein Wissen und eine Bewußtheit, zu denen wir im gewöhnlichen Wachzustand keinen Zugang haben. Wir können diesem Selbst in Träumen, in der Meditation und in geleiteten Phantasien begegnen.

Dieses höhere Selbst könnte auch Stimme der Seele genannt werden. Es darf nicht mit den inneren Stimmen des Ego verwechselt werden, jenen internalisierten Stimmen unserer Eltern und anderer Autoritätsfiguren. Die Stimme der Seele spricht liebevoll und in einer nicht fordernden Weise zu uns. Die innere Stimme wird in einer Gesellschaft, die äußeren Autoritäten große Bedeutung beimißt, oft verleugnet. Kinder lernen, sich selbst nicht zu vertrauen und sich statt dessen darauf zu verlassen, daß es immer jemanden gibt, der älter, weiser oder stärker als sie selbst ist.

Es erfordert ein gewisses Maß an Übung, sich leer zu machen und dadurch einen Kontakt zum höheren Selbst zu ermöglichen. Zuerst üben wir, uns zu vertiefen und zu zentrieren, auf einfache Weise zu heilen und kreativ zu visualisieren. Wenn wir etwas zweimal ausprobiert haben und sich noch kein Erfolg eingestellt hat, so bedeutet dies nur, daß wir intensiver üben müssen. In solchen Fällen ist es oft besser, die betreffende Übung vorerst zurückzustellen und es zunächst mit einer anderen zu versuchen. Geduld ist unerläßlich. Schließlich lernt auch niemand in zwei Unterrichtsstunden, Klavier zu spielen. Wichtig ist, daß wir uns selbst vertrauen und ein uns angenehmes Arbeitstempo finden.

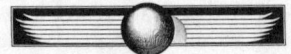

Reflexionen

Entspanne, vertiefe und schütze dich. Nun gehst du zu einer Wiese. Du schwebst auf sie hinab oder siehst dich einfach an einem warmen Sommertag allein mitten auf der Wiese sitzen. Ein sanftes Lüftchen weht, und du gehst auf der Wiese spazieren und erfreust dich an der Wärme der Sonne und dem Streicheln des Windes auf deinem Körper. Spüre, wie das Gras an deinen Beinen vorüberstreift, und rieche den Duft von Geißblatt und Klee. Höre den Gesang der Vögel, und spüre das Gefühl des Einsseins, der Einheit von allem, was ist.

Nachdem du eine Weile gegangen bist, kommst du an einen See, einen kleinen stillen See. An diesem See legst du eine Ruhepause ein. Und während du dich dort ausruhst, schaust du auf das klare blaue Wasser. Du siehst die Spiegelung eines Bildes im Wasser, die Spiegelung deines Gesichts; dein Abbild wird im See widergespiegelt. Und während du dein Spiegelbild betrachtest, fängt es an, sich zu bewegen und sich zu verändern. Jede Bewegung, jede subtile Veränderung zeigt eine andere Dimension deiner Persönlichkeit, einen anderen Aspekt deiner selbst, des Du, das schon existierte, bevor das Du, das jetzt deinen Namen trägt, da war. Beobachte, wie sich die Reflexionen verändern. Beobachte und lerne. Jede Veränderung ist ein anderer Teil von dir. *Pause von etwa fünf bis zehn Minuten.*

Werde dir jetzt meiner Stimme wieder bewußt, die dich von

diesem See fort, über die Wiese zurückruft. Kehre mühelos in diesen Raum zurück, mit einem neuen Gewahrsein deiner selbst und deiner vielen Dimensionen. Kehre hellwach und voller Energie zurück. Öffne deine Augen, und strecke dich.

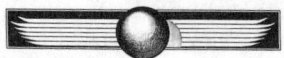

Gezeitenlagune

Entspanne, vertiefe und schütze dich. Während du tiefer und tiefer sinkst, lasse dich tief in das Reich der Intuitionen, Bilder und Phantasien hineintragen. Du kommst zu einem verlassenen Strand. Du schreibst deinen Namen in den Sand und schaust zu, wie die Wellen ihn fortwaschen, bis du so weit in die Tiefe hineingetragen worden bist, wie du gehen willst. *Pause von zwei Minuten.*

Du bist immer noch an diesem schönen, sonnenbeschienenen Strand und gehst langsam an der zerklüfteten Küstenlinie entlang, hörst dem Rauschen der Wellen zu, wie sie über den Sand spülen, riechst die salzige Seeluft, hörst den Schrei einer Möwe und spürst die Wärme der Sonne auf deinem Körper. Werde dir des wachsenden Gefühls der Gelassenheit und des Friedens bewußt, der Gewißheit, daß alles eins ist und daß du mit allem, was ist, eins bist. *Pause von einer Minute.*

Jetzt ruhst du dich an einer wunderschönen Gezeitenlagune aus. Hier ist das Wasser sehr flach und still. Du beobachtest die Korallen und die wunderschönen See-Anemonen.

Du beugst dich tiefer zu der Lagune hinab und siehst ein Bild von dir selbst darin, von einem Selbst, das viele Dimensionen hat, einem Selbst, das liebenswert und freundlich sein kann, haßerfüllt und grausam, mitfühlend und gleichgültig, wütend und friedfertig, froh und traurig, schwach und stark. Hier in diesem Raum außerhalb der Zeit siehst du dich widergespiegelt, und diese Reflexion spiegelt alles, was du bist. *Pause von zwei Minuten.*

Nun schaust du noch genauer hin und fokussierst dich auf deine Begrenzungen, deine Schwächen. Du siehst die Einstellungen und Verhaltensweisen, die du verändern möchtest. Du siehst, wo deine Energie blockiert ist, wo du verletzt bist und Narben hast, wo du einsam und traurig bist. Du siehst und akzeptierst all dies in der Gewißheit, daß du eine starke Person bist. *Pause von zwei Minuten.*

Tauche jetzt deine Hände in das Wasser, und plansche immer stärker darin herum. Während du planschst, lösen sich die Bilder auf, sie lösen sich mehr und mehr auf.

Jetzt ist das Wasser wieder still, kristallklar und vollkommen ruhig. Du lehnst dich noch einmal über die Lagune und siehst dein Spiegelbild, und alle deine Stärken sind darin widergespiegelt. Du siehst, wo deine Energie klar und ungehindert fließt. Du siehst, was du kannst, und du siehst die Bereiche, in denen du sensibel bist; du siehst, was dir Freude macht, und du siehst deine Erfolge. Du siehst deine Einstellungen und Verhaltensweisen, die zuträglich sind und die dir Frieden und Zufriedenheit schenken. Du siehst, wie du gerne sein möchtest, *und du bist es*, einzig und allein durch dein Wollen. *Pause von zwei Minuten.*

Jetzt ist die Lagune überraschenderweise größer und tiefer geworden, so tief, daß du vollständig hineintauchen kannst, und genau das tust du. Springe in die Lagune, und verschmelze mit deinem machtvollen Selbst, in dem Wissen, daß dies deine Kraft ist, die Kraft zu erschaffen, die Kraft der Imagination. Diese Imagination ist die Essenz der Göttin, die dich durchfließt. *Pause von zwei Minuten.*

Mit deinem machtvollen Selbst verschmolzen steigst du nun aus dem Wasser, aus der Trance auf und kehrst wach und erfrischt in den Wachzustand zurück. Öffne deine Augen, und strecke dich aus.

Reflexionen und *Gezeitenlagune* sind möglicherweise Übungen, die du lieber zusammen mit einer Freundin, die dich begleitet, ausführen möchtest. Du kennst dich selbst am besten, und wenn du das Gefühl hast, es bestünde auch nur die geringste Möglichkeit, daß durch diese oder andere Übungen etwas Schmerzhaftes aktiviert werden könnte, fühlst du dich vielleicht wohler, wenn du von einer anderen Person geleitet wirst. Wähle eine Person aus, der du vertraust und die sich selbst zutraut, dich aus einer schmerzhaften Erfahrung herauszugeleiten, falls dies notwendig sein sollte. Um jemanden aus einer schwierigen Erfahrung herauszubringen, kann die Begleiterin sagen: «Das Bild verschwindet schnell; es hat sich aufgelöst, und du bist jetzt sicher, geborgen und entspannt.» Oder: «Ich werde jetzt von fünf bis eins zählen, und wenn ich bei eins angekommen bin, wird das Bild und jedes Gefühl, das damit verbunden ist, verschwunden sein, ganz sicher.» Dann zählt sie. Wenn es notwendig sein sollte, zählt sie auch noch ein zweites Mal. Selbst wenn du das Gefühl hast, den Zustand der Trance verlassen zu haben, sollte deine Begleiterin suggerieren, das Bild und die damit verbundenen Gefühle hätten sich aufgelöst.

Wir können diese Übungen auch abwandeln, daß wir nur den Teil benutzen, in dem wir mit unserem machtvollen Selbst verschmelzen. Dies ist eine ausgezeichnete Methode, unsere Stimmung zu verbessern und uns an unsere positiven Seiten zu erinnern. Wir können dieses Bild auch dazu benutzen, um mit einer machtvollen Eigenschaft zu verschmelzen, die wir noch nicht entwickelt haben. Dann sehen wir uns selbst als in Besitz dieser Eigenschaft und verschmelzen mit diesem Selbstbild. Durch diese Anwendung unserer Imagination leiten wir eine innere Veränderung ein, die sich schließlich in unserem Wachbewußtsein manifestieren wird.

Quellwässer der Frau

Entspanne, vertiefe und schütze dich. Du befindest dich nun in einem Wald, einem kühlen, dunklen Wald. Und dieser Wald hat etwas merkwürdig Magisches. Du gehst allein durch diesen Wald. Nichts ist zu hören außer dem gelegentlichen Knacken des Unterholzes und deinen eigenen leisen Atemzügen. Hier und da wird die Dunkelheit durch Flecken von Sonnenlicht unterbrochen, das durch das Laubwerk der Bäume fällt, so daß tanzende Muster entstehen.

Plötzlich erreichst du eine kleine Lichtung. Und hier, in der Mitte der Lichtung, sprudelt eine natürliche Quelle aus dem Boden. Begierig kniest du neben der Quelle nieder und trinkst von dem köstlichen Wasser. Während du dich über die Quelle beugst und von dem klaren, kühlen Wasser trinkst, spürst du, wie dein Bewußtsein hinabgezogen wird, tief, tief hinab. Dein Bewußtsein wird tief in die Quellwässer der Frau hinabgezogen.

Reiche nun hinab, noch weiter hinab in diese ewige Quelle des Frauenwassers, in die Quelle, die so tief ist, noch tiefer als deine Bedürfnisse. «Es wird keine Enttäuschung geben. Frauenwasser, smaragdgrün in ihrem Lauf, die Farbe rein, grün wie ein Blatt. Und während du ihre nasse Schönheit liebst, die Schönheit des Wassers, wirst du auch dich selbst lieben.» [1] *Pause von zwei Minuten*.

Das Bewußtsein wirbelt und wird tiefer, reicht hinab, tiefer hinab in die Quellwässer; hier wirst du alle deine Stimmen hören, wie sie sich in einen Schwall von Frauenwasser entleeren. Dies sind die Stimmen der Kreativität, die deiner Seele, deiner Psyche, dem tiefsten Zentrum deiner Ursprünglichkeit entspringen. *Pause von etwa fünf Minuten*.

Gehe dann noch tiefer, tiefer und tiefer; tauche tief in deine Kreativität ein, in deine Stimmen, deine Visionen, und schöpfe daraus, so viel du willst, in der Gewißheit, daß diese Quelle ewig ist. *Pause von etwa fünf Minuten*.

Nun verklingen die Stimmen, und die Visionen vergehen. Dein Bewußtsein wirbelt, es steigt auf und kehrt zurück, es wirbelt und strebt aufwärts, hin zu deiner gewöhnlichen Wirklichkeit im Wachzustand. Kehre zurück, und bringe einige jener Visionen und Stimmen mit. Du kehrst nun zurück, hellwach und angefüllt mit Energie. Öffne deine Augen, und strecke dich aus. ◐

---

[1] Übernommen von Sue Silvermarie, «River Nantasket», in: *Letters of a Midwife*, Milwaukee, Wisconsin, 1975.

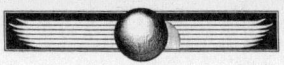

Jahreszeiten

Entspanne, vertiefe und schütze dich. Als Frau bist du in Kontakt mit den Zyklen der Natur, verbunden mit Ebbe und Flut der Gezeiten, mit dem Zu- und Abnehmen des Mondes. Um Erde und Materie wissend, wirst du tiefer und tiefer in sie hineingehen. Gehe so tief in sie hinein, daß du alle Rhythmen und Zyklen der Natur erlebst, so wie sie auf dem Planeten Erde auftreten.

Du wirst das Kommen und Gehen der Jahreszeiten erleben: die Harmonie und Richtung, die Spontaneität und die Beständigkeit, die unentwegte Wiederherstellung des Gleichgewichts. Und du wirst diese Rhythmen auf eine Weise empfinden, die gleichzeitig universell und persönlich ist.

Nun ist es Frühling, die Zeit der Rückkehr von Persephone, und die Erde schwelgt in der freudigen Vereinigung. Ein Erwachen findet statt, ein neues Gewahrsein entsteht, die freudige Erwartung neuen Lebens. *Pause von etwa drei Minuten.*

Nun ist es Sommer, die Zeit des Reifens, der bevorstehenden Ernte, die Zeit der Kornmütter, die glutvolle Sinnlichkeit des Sommers. *Pause von etwa drei Minuten.*

Nun ist es Herbst, die Zeit der Ernte. Die Tage werden kürzer und kühler. *Pause von etwa drei Minuten.*

Nun kommt der Winter. Die Göttin legt ihre winterlichen Gewänder an. Verfall und Sterben, Kälte und Tod. Das Wissen um dein eigenes Ende. *Pause von etwa drei Minuten.*

Und dann ein neuer Frühling, die Wiedergeburt, die Freude und die Erkenntnis, daß das Leben weitergeht. Fühle dieses Kontinuum von Ebbe und Flut in dir, wissend, daß du Jungfrau, Mutter und Alte bist. *Pause von etwa drei Minuten.*

Lasse nun deine Energie sanft ab- und anschwellen, und bewege dich dann aufwärts und zurück in deine Realität des Wachzustandes. Du bist hellwach und von Energie erfüllt. Öffne deine Augen, und strecke dich aus.

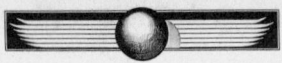

Höheres Selbst

Entspanne, vertiefe und schütze dich. Und gehe nun noch tiefer, gehe sehr tief nach innen. Ich werde von zehn bis eins zählen, und wenn ich die Zahl Eins erreicht habe, wirst du sehr tief sein, sehr, sehr tief. *Zählen.*

Du befindest dich nun in sehr tiefer Trance, und du begibst dich in dein höheres Gewahrsein hinein, in dein höheres Selbst. Fühle, wie dein Bewußtsein sich ausdehnt. Du bist sehr leicht und sehr frei, du wächst, glühst, dehnst dich aus und begibst dich ohne Mühe in dein höheres Gewahrsein hinein, in deine Essenz der Göttin. Und aus dieser erweiterten Perspektive hast du Zugang zu Wissen und Erfahrung, die du in deinem gewöhnlichen Wachbewußtsein nicht zu erreichen vermagst.

Du kannst dir nun dein Leben anschauen, während du es gestaltest. Du wirst dir deiner selbst gewahr, der Absichten deiner Seele, und du wirst in der Lage sein, dieses Wissen und dieses Gewahrsein in deine gewöhnliche Realität im Wachzustand zu integrieren. Bleibe bei dieser Perspektive, und beobachte dein Leben auf liebevolle und spontane Weise. *Pause von fünf bis zehn Minuten.*

Fühle nun, wie dieses Gewahrsein verblaßt, während du dich aufwärts bewegst und in deine Realität im Wachzustand zurückkehrst. Dabei bringst du all das mit, was du erhalten hast. Du weißt, daß du mit diesem Aspekt deiner selbst in Verbindung treten kannst, wann immer du möchtest. Öffne nun deine Augen. Du bist erfüllt von Energie.

Durch Trance-Arbeit wird der Zugang zu Gefühlen erheblich leichter. Sobald du dir zugestehst, dich zu entspannen, kommen oft Gefühle, die du zuvor unterdrückt oder verleugnet hast, an die Oberfläche, und zwar häufig mit unangenehmer Intensität. Wenn dies eintritt, so lasse die Gefühle einfach an die Oberfläche kommen. Sie werden durch dich hindurchfließen, wenn du es zuläßt. Achte darauf, ob beim Auftauchen der Gefühle in deinem Körper Empfindungen auftreten. Achte auf alle Worte oder Bilder, die sich in deinem Geist bilden mögen. Folge ihnen. Folge den Bildern, die vor deinem inneren Auge entstehen, so als würdest du dir ein Theaterstück anschauen. Denke daran, daß du keine Kritikerin bist, sondern nur eine Beobachterin. Achte auch weiterhin auf alle auftauchenden Gefühle, und akzeptiere sie, während sie durch dich hindurchfließen. Gefühle freizusetzen ist ein kontinuierlicher Prozeß, der damit beginnt, daß man die Gefühle als existent anerkennt.

Du fängst an, dir darüber klarzuwerden, wie du dich fühlst, und lernst dann, dies zu akzeptieren. Das bedeutet nicht, daß du an den Gefühlen festhältst, sondern nur, daß du dir eingestehst, daß sie ein Teil von dir sind. Danach kannst du sie loslassen. Bestimmte Gefühle, beispielsweise Wut, sind für viele Menschen inakzeptabel. Diese Einstellung erschwert es, die betreffenden Gefühle zu erkennen und zu akzeptieren. Wähle das Gefühl aus, das du untersuchen möchtest – in diesem Fall die Wut. Und nun entspanne, vertiefe und schütze dich. Gehe in den Raum deines Geistes, und stelle dir Fragen über Wut. Fühlst du dich manchmal wütend? Was macht dich wütend? Wie bringst du deine Wut zum Ausdruck? Indem du schreist, indem du dich zurückziehst, durch Sarkasmus, Selbstmitleid usw.? Welche Ängste hast du, was das Ausdrücken von Wut anbetrifft? Wie ist man mit Wut in deiner Familie umgegangen? Welche Überzeugungen hegst du bezüglich der Wut? Glaubst du, daß Wut böse, destruktiv oder unzivilisiert ist? Erinnere dich nun an eine Situation, in der du wütend geworden bist. Wo hat sie stattgefunden, und wer war daran beteiligt? Hast du deine Wut sofort bemerkt oder erst viel später? Hast du sie ausgedrückt? Und wie? Versuche herauszufinden, ob es irgendwelche Ähnlichkeiten zwischen verschiedenen Situationen, Orten und Menschen gibt, die dich wütend machen. Lösche nun jene Vorstellungen, und stelle dir eine neue Situation vor, in der du wütend wirst. Gestehe dir zu, die Wut auszudrücken, ohne daß du dein Verhalten zensierst. Lasse nach einer Weile jene Bilder wieder vergehen, und kehre zu deinem alltäglichen Bewußtseinszustand zurück.

Wenn du deine Wut auf eine Weise zum Ausdruck gebracht hast, die dir unangemessen erscheint – wenn du zum Beispiel übermäßig heftig reagiert und Dinge gesagt hast, die du später bereut hast –, dann bist du dir nun dessen bewußt geworden. Versuche, dich nicht zu kritisieren, sondern dir lediglich zuzugestehen, daß du das Recht hast, wütend zu werden, und daß du lernen wirst, jene Wut auf eine angemessene Weise zum Ausdruck zu bringen. Auf der Ebene der feinstofflichen Energie kannst du Affirmationen einsetzen, um dies zu erlernen. Eine solche Affirmation könnte lauten: «Ich bin in der Lage, meine Wut offen und direkt auszudrücken.»

Du kannst auch den Trancezustand zu Hilfe nehmen, um dir vorzustellen, wie du Wut auf angemessene Weise zum Ausdruck bringst. Dazu entspanne dich zunächst, vertiefe und schütze dich. Dann stelle dir vor, daß du deine Wut auf angemessene Weise zum Ausdruck bringst. Visualisiere beispielsweise, wie du zu deiner Mitbewohnerin sagst: Es macht mich wütend, wenn du dein schmutziges Geschirr herumstehen läßt. Bitte räume doch auf und wasch ab, wenn du etwas benutzt hast.» Visualisiere dies einige Minuten lang, und kehre dann zu deiner gewohnten Realität zurück. Diese Technik, die «kreative Visualisation» genannt wird, ist eine ausgezeichnete Möglichkeit, um an der Veränderung von Verhaltensmustern zu arbeiten.

Es wird einige Zeit dauern, bis du lernst, dich selbst zu akzeptieren, und bis du in der Lage bist, Gefühle auf ehrliche und direkte Weise zum Ausdruck zu bringen. Du wirst nur spontan handeln können, wenn du dir selbst vertraust und wenn du dir sicher sein kannst, daß du wirklich auf die gegenwärtige Situation reagierst und keine unbewußten, unterdrückten Gefühle hineinmischst. Wenn du dazu einmal in der Lage bist, wirst du nicht mehr von deinen Gefühlen beherrscht. Du wirst ihrer gewahr sein und sie akzeptieren und dadurch frei darüber entscheiden können, wann und wie du sie auf angemessene Weise zum Ausdruck bringst.

Deine Gefühle sind nicht alles, was dich ausmacht; sie sind deine physischen und geistigen Reaktionen auf Menschen und Situationen. Du solltest es den Gefühlen erlauben, dich zu durchfließen. Wenn du an Gefühlen festhältst oder wenn du sie unterdrückst, türmen sie sich auf und blockieren den freien Fluß deiner Energie.

Angst ist die Wurzel aller negativen Emotionen. Gier, Neid, Haß – sie alle sind Früchte der Angst. Das Gegenteil der Angst ist die Liebe. Liebe ist die alles durchdringende Kraft, die das Universum zusammenhält. Je weniger Angst wir haben, um so größer ist unsere Fähigkeit, Liebe zu geben und zu empfangen. Wenn wir lieben, wenn wir es der universellen Kraft ermöglichen, uns auf ungehinderte Weise zu durchfließen, werden wir selbst kraftvoll und machtvoll. Wenn wir diese universelle Energie verstehen und mit ihr fließen, vermögen wir wahrhaft zu geben, ohne uns jemandem aufzudrängen, und wir sind dann auch fähig zu nehmen, ohne gierig zu werden.

Oft wird gesagt, ein wenig Angst sei von Vorteil: Wenn wir keine Angst hätten, von einem Auto angefahren zu werden, würden wir beim Überqueren einer Straße nicht genügend aufpassen. Was tatsächlich wichtig ist, ist *Vorsicht*, nicht Angst. Es ist sinnvoll, vorsichtig zu sein, sich der Umgebung, in der man sich befindet, bewußt zu sein. Nicht sinnvoll ist es hingegen, Angst zu entwickeln. Angst verursacht Angespanntheit; sie blockiert unsere Energie. Die Angst loszulassen bedeutet nicht, den gesunden Menschenverstand abzulegen. Wir brauchen nicht auf der Straße direkt vor einen Lastwagen zu laufen, nur weil wir keine Angst mehr vor ihm haben: Wir müssen uns unserer Grenzen bewußt sein. Wenn wir eine Mauer vor uns sehen, können wir um sie herumgehen, hinüberklettern oder unter ihr durchkriechen. Aber wir können nicht durch sie hindurchgehen, zumindest nicht mit unserem physischen Körper.

Du kannst den Trance-Zustand benutzen, um dich von deinen Ängsten zu befreien. Um dies zu erreichen, entspanne, vertiefe und schütze dich, und begebe dich dann in den Raum deines Geistes. Während du dich in diesem Raum befindest, frage dich: «Wovor habe ich Angst?» Und lasse dann zu, daß sich Bilder entwickeln. Laß die Bilder klar vor dein inneres Auge treten, erlebe sie intensiv, und akzeptiere Ängste, die dabei möglicherweise in deinem Inneren auftauchen. Löse die Bilder dann langsam wieder auf (wenn du möchtest, kannst du dir vorstellen, daß du dies mit Hilfe eines überdimensionalen Radiergummis tust), oder transformiere sie zu liebevollen, freundlichen Bildern – beispielsweise könntest du einen wilden Löwen in ein sanftes Kätzchen verwandeln. (Denke daran, daß es hier um die symbolische Transformation angsterregender Bilder geht. Ich meine nicht, daß du, wenn dich tatsächlich ein Löwe angreift, die Augen schließen und so tun sollst, als wäre er ein Kätzchen.) Bekräftige dies anschließend durch die Affirmation, daß die Angst transformiert worden ist und daß du nun nicht mehr auf irgendeine schädliche Weise von ihr beeinflußt werden wirst.

Eine weitere Übung, die bei der Auflösung von Ängsten und schmerzlichen Erfahrungen helfen kann, trägt den Namen *Loslassen*. Du kannst mit Hilfe dieser Übung die Erlebnisse einer Stunde, eines

Tages oder einer Woche auslöschen. Wenn du eine sehr traumatische Erfahrung gemacht hast, mußt du die Übung vielleicht mehrmals wiederholen. Sie wird so lange dauern, wie es notwendig ist. Vielleicht mußt du die Übung einmal, zweimal oder viele Male wiederholen. Jedesmal, wenn du die Übung ausführst, wird mehr Schmerz aufgelöst, und du wirst klarer. Jede von uns hat in ihrem Leben Erfahrungen gemacht, die sie bereut und die schmerzhaft waren. Doch brauchen wir dies nicht für alle Zeiten mit uns herumzuschleppen. Die Übung des Loslassens kannst du alleine ausführen, du kannst dich aber auch von einer Freundin, der du vertraust, durch sie hindurchgeleiten lassen.

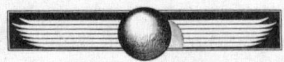

Loslassen

Entspanne, vertiefe und schütze dich. Begebe dich leicht und mühelos in einen sicheren Raum des Geistes. Hier, in diesem Raum, kannst du deinen Tag nachvollziehen, einen Tag, der für dich sehr schwer gewesen ist. Vergegenwärtige dir jeden Gedanken, den du gehabt hast, jedes Wort, das du bereust. Sieh alles sehr klar vor dir. *Pause von drei bis fünf Minuten.*

Nimm dir nun die Bilder nacheinander vor, und beobachte, wie sie kleiner, kleiner und immer kleiner werden. Hilf nach, daß die Bilder kleiner werden. Sie lösen sich auf, werden kleiner und verblassen, bis sie nicht mehr da sind. Dieses Bild hat nun nicht mehr die Macht, dich auf irgendeine Weise zu verletzen oder zu verstören. Es ist aufgelöst, weggewaschen, vollständig ausgelöscht.

Und nun beschwöre jedes Wort herauf, jeden Gedanken, an dem du dich erfreut hast, den du für wichtig hältst, alles, dem gegenüber du positive Gefühle hast. Beschwöre jeden glücklichen Gedanken herauf, jedes flüchtige Lächeln, jedes angenehme Erlebnis. Und lasse diese Bilder wachsen. Laß sie größer und größer werden. Laß sie in dein Bewußtsein überschwappen.

Du badest in der Freude der erinnerten Erfahrung. *Pause von drei bis fünf Minuten.*

Diese positiven Erlebnisse werden weiterhin wachsen und sich entwickeln. Sie werden stets ein Teil von dir bleiben. Schwimme nun in diesen Bildern, erinnere dich an sie, rekonstruiere sie, und erfreue dich an ihnen. Sie werden von nun an für alle Zeiten ein Teil von dir bleiben.

Und wenn du nun bereit bist, kannst du zu deinem gewöhnlichen Wachbewußtsein zurückkehren, befreit von allem Schmerz und aller Angst und angefüllt mit einer freudigen und liebevollen Energie. Laß dir Zeit. Öffne dann die Augen, und strecke dich.

Drei Bilder, die ich benutze, um Gefühle loszulassen und blockierte Energie freizusetzen, sind: *Whirlpool*, *Wasserfall* und *Den Mantel der Negativität ablegen*.

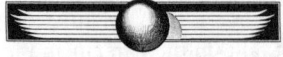

Whirlpool

Entspanne, vertiefe und schütze dich. Stelle dir nun vor, du würdest eine wunderschöne Quelle entdecken. Du tauchst in das Wasser der Quelle, und es ist warm und einladend. Das Wasser ist nicht tief, es reicht dir nur bis zu den Schultern, wenn du darin sitzt. Und du sitzt und entspannst dich in diesem warmen Wasser. Das Wasser fängt an, um dich herum zu sprudeln und zu strudeln. Das Wasser strudelt und wirbelt, es umspült dich. Und du spürst, wie sich deine Muskeln entspannen, wie sie immer entspannter werden. Das Wasser strudelt und kreist, und du läßt los, läßt alle Spannungen und allen Schmerz los. Das Wasser wäscht alle Angst und alle Furcht hinweg. Die Wärme und die Bewegung des Wassers wirken beruhigend und entspannend auf dich. Und du läßt alle Anspannung los. Lasse dich von dem strudelnden Wasser beruhigen und heilen. Und wenn du dich bereit fühlst, dann schwimme nach oben, zurück in deine Realität des gewöhnlichen Wachbewußtseins. Du wirst entspannt, ruhig und zentriert dorthin zurückkehren.

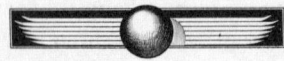

Wasserfall

Entspanne, vertiefe und schütze dich. Du befindest dich am Fuße eines Berges. Beginne nun mit dem langsamen Aufstieg. Und während du dir langsam auf jenem Bergpfad den Weg nach oben bahnst, wirst du dir einer Schwere, einer Müdigkeit, eines Gefühls der Wut, der Sinnlosigkeit oder des Schmerzes bewußt. Dein Schritt wird langsamer, und du wirst dir über jene Lasten klar, die du trägst, Lasten, über deren Existenz du dir nicht im klaren warst, die du aber trotzdem trägst. Die Sonne wird wärmer, während sie höher am Himmel aufsteigt. Und du wanderst weiter. Bald darauf läßt du dich an einem kleinen Felsspalt nieder, um zu rasten. Plötzlich ist ein breiter Strom von Wasser da, der immer stärker anschwillt. Das Wasser schießt über die Felsen in die Tiefe. Du legst deine Kleider ab und stellst dich unter den Wasserfall. Fühle, wie das klare, kühle Wasser dich überströmt. Laß jenen sanften Strom alle deine Ängste und Befürchtungen, alle deine Sorgen hinwegwaschen. *Pause von etwa zwei Minuten.*

Nachdem du aus dem Wasserfall heraus ans Ufer getreten bist, ruhst du dich ein wenig aus und läßt dich von der Sonne trocknen. Laß das Sonnenlicht auf dich niederströmen und jede Zelle deines Körpers, alle Gewebe erfüllen, bis du dich leicht, erfrischt und wie neu fühlst. Wenn du bereit bist, kannst du zu deinem gewöhnlichen Bewußtsein zurückkehren, entspannt, erfrischt und voller Energie.

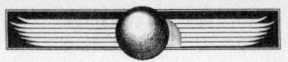

Den Mantel der Negativität ablegen

Entspanne, vertiefe und schütze dich. Hier, in diesem Raum außerhalb der Zeit, wirst du dir der Kleidung bewußt, die du trägst, eines Mantels, eines schweren schwarzen Umhangs. Dieser dunkle Kapuzenmantel ist der Mantel deiner Negativität. Er symbolisiert all die negativen Gedanken, Gefühle und Erfahrungen, die du mit dir herumträgst. Spüre die Schwere dieses Umhangs. Werde dir dessen bewußt, wie der Stoff sich anfühlt. Spüre das Gewicht auf deinen Schultern, fühle, wie dein ganzer Körper in Negativität und Verzweiflung eingehüllt ist. *Pause von etwa einer Minute.*

Und werde dir nun bewußt, daß der Umhang allmählich nach oben schwebt und sich von deinem Körper entfernt – und mit ihm deine Negativität und Verzweiflung. Nun ist der Umhang verschwunden.

Deine Aufmerksamkeit wird auf einen Springbrunnen gelenkt, eine Fontäne des Lichts, einen unglaublich schönen Springbrunnen. Das glitzernde Licht sprudelt hoch und schäumt über. Eine Fontäne aus Licht, eine Fontäne von Sternen, Tausende von winzigen Sternen fallen auf dich nieder. Der gesamte Raum ist angefüllt mit funkelndem Licht.

Und dir wird klar, daß du in ein neues Kleidungsstück gehüllt bist, einen durchsichtigen Mantel aus Licht, aus Sternen gewebt. Du trägst dieses Gewand der Liebe, der Freude und des Schutzes. Dies ist das Symbol deiner Frauenseele, der von Liebe erfüllten Verbindungen, die du fühlst, spürst und siehst. Trage diesen Umhang jetzt und für alle Zeit. Wenn du bereit bist, so laß dich hochtreiben, zurück in dein gewöhnliches Wachbewußtsein, erfüllt von Licht und Liebe.

Meditation

Meditation ist ein Werkzeug, das geeignet ist, sowohl Empfänglichkeit als auch Stabilität des Geistes zu erzeugen, auf daß unsere natürliche Weisheit in Erscheinung treten kann. Es ist eine Methode, den Geist von allen Ängsten zu befreien und Ressourcen der Kreativität und Energie zu erschließen. In der Meditation verbinden wir unser persönliches Selbst mit dem universellen Selbst. Wir bringen unseren eigenen Atem mit dem großen Atem in Einklang. Jedesmal, wenn wir uns entspannen und zentrieren, bewegen wir uns über die scheinbare Dualität des Kosmos hinaus.

Affirmationen, *Mantras*, Atemkontrolle und Gewahrsein sind allesamt nützlich in der Meditation. Affirmationen sind positive Aussagen, die Gesundheit, Kraft und Weisheit verstärken und die während eines Trancezustandes immer wieder aufgesagt werden. Mantras sind Wörter oder Silben, deren Rhythmus und Klang einen veränderten Bewußtseinszustand erzeugen. Dazu wird das Mantra zuerst laut vokalisiert, und allmählich wird dieses Vokalisieren dann mental, und das Mantra wird kontinuierlich im Geiste wiederholt. Atemkontrolle wird durch bestimmte Atemübungen erreicht, die in Kapitel 1 erklärt werden.

Um zu meditieren, mußt du zunächst deine Konzentrationsfähigkeit entwickeln. Entspanne und vertiefe dich, indem du der Ebbe und Flut deines Atems folgst. Konzentriere dann deine gesamte Aufmerksamkeit auf ein einziges Bild, beispielsweise auf eine flackernde Kerze. Tatsächlich eine Kerze anzuzünden ist hilfreich; du kannst dich aber auch einfach auf ein inneres Bild von einer Kerze konzentrieren. Wenn du eine brennende Kerze verwendest, so richte deine Aufmerksamkeit mehrere Minuten lang auf diese, schließe dann die Augen, und laß jene Kerze vor deinem inneren Auge entstehen. Stelle dir vor, die Energie der Flamme würde in dir flackern. Werde dir deiner eigenen Energie bewußt, die hell wie die Kerze brennt, eine ewige Flamme. Wenn irgendwelche anderen Gedanken auftauchen, so wende dich von ihnen ab, und lenke deine Aufmerksamkeit auf die Kerze zurück.

Es kann eine Weile dauern, bis du in der Lage bist, dich auf diese Weise zu konzentrieren. Selbst wenn du das Gefühl hast, daß es dir nicht gelingt, solltest du fortfahren, diese Übung einige Minuten am Tag auszuführen. Dies jeden Tag zur gleichen Zeit zu tun ist noch besser, denn auf diese Weise entsteht in deinem Geist eine Gewohnheit.

Begnüge dich am Anfang damit, ein paar Minuten lang zu üben, nicht länger als drei bis fünf Minuten. Damit die Übung zur Gewohnheit wird, mußt du deinen eigenen, dir angenehmen Rhythmus dafür entwickeln. Sobald sich die Gewohnheit entwickelt hat und du in deiner Bemühung, dich zu konzentrieren, erfolgreich bist, wirst du die Dauer der Übung automatisch verlängern. Wenn du dir hingegen gleich zu Anfang vornimmst, mindestens zwanzig bis dreißig Minuten auf diese Weise zu üben, wirst du vielleicht zu dem Schluß kommen, daß du dir unmöglich täglich so viel Zeit dafür nehmen kannst, und das Üben dann ganz lassen.

Sitze bei der Meditationsübung in einer angenehmen Haltung, wobei dein Rücken so aufrecht wie möglich sein sollte. Du kannst auf einem Stuhl sitzen, wobei deine Füße fest auf dem Boden stehen sollten, oder auf dem Boden. Du kannst die Beine verschränken oder ausstrecken. Um zu meditieren, braucht man nicht den Lotussitz oder den sogenannten halben Lotussitz einzunehmen. Die Menschen des Ostens haben sich diese Sitzhaltung vor langer Zeit zur Gewohnheit gemacht, weil sie ihnen angenehm war. Zur Meditation ist jede andere Haltung ebenso geeignet, sofern wir sie als angenehm empfinden und versuchen, die Wirbelsäule so aufrecht wie möglich zu halten. Vielleicht möchtest du das Kinn leicht zurückziehen und dein Gewahrsein auf jenen Punkt zwischen den Augenbrauen richten, der Drittes Auge genannt wird. Dies ist dein intuitives Zentrum, der Raum, in dem bewußtes und unbewußtes Wissen zusammentreffen.

Du sitzt nun in einer meditativen Haltung. Entspanne dich, und atme ein paarmal tief ein und aus. Dann wähle ein Bild, eine Affirmation oder ein Mantra, und wiederhole das Gewählte immer wieder im Geiste. Konzentriere dich ausschließlich darauf und auf nichts anderes. Wenn deine Gedanken abschweifen, so lenke sie zurück auf den von dir gewählten Fokus. Kehre nach etwa fünf bis 15 Minuten zu deinem gewöhnlichen Bewußtsein zurück. Nimm dir die Zeit, langsam zurückzukehren, und springe nicht plötzlich auf, denn das könnte Schwindelgefühle erzeugen.

Ich habe festgestellt, daß verschiedene Bilder bei der Meditationsübung hilfreich sein können: eine flackernde Kerze, eine einzelne Rose, ein ruhiger See, die Wellen des Meeres, ein Sternenregen, Mondlicht auf dem Wasser, ein Berggipfel. Eine meiner Lieblingsmeditationen ist die Farbmeditation, bei der ich abwechselnd alle Farben des Regenbogens visualisiere – Rot, Orange, Gelb, Grün, Blau, Indigo und Violett. Wenn ich bei Violett angekommen bin, löse ich die Farben auf und beginne wieder bei Rot. Manchmal ziehe ich die Farben durch die *Chakren* (siehe Kapitel 3) nach innen: Ich fange dann mit dem Wurzelchakra an, ziehe die Farbe Rot in mich hinein; auf diese Weise fahre ich fort, bis ich das Kronenchakra erreiche, welches das Violett in sich hineinzieht. Dann beginne ich wieder von vorne.

Zu anderen Zeiten meditiere ich, indem ich mein Gewahrsein auf meinen Atem richte. Wenn ich die Meditation des Atemgewahrseins übe, sitze ich gewöhnlich 20 bis 60 Minuten. Dazu suche ich mir einen Platz, an dem ich ungestört bin, und setze mich in einer bequemen Haltung, entweder auf einen Stuhl oder mit verschränkten Beinen oder im halben Lotussitz auf den Boden. Ich achte darauf, daß meine Knie keiner Belastung ausgesetzt sind, und um dies zu erreichen, stütze ich sie gewöhnlich mit einem kleinen Kissen oder einer Decke ab, denn das gibt meinen Hüften Halt und Gleichgewicht. Dann prüfe ich, ob mein Kinn leicht nach hinten gezogen ist, so daß mein Unterkiefer entspannt ist. Ich spüre das Gewicht meiner Hände und Hüften und bin so geerdet. Dann prüfe ich meine Erdungsschnur, meine Verbindung zum Boden. Anschließend atme ich ein paarmal tief, und während ich ein- und ausatme, fokussiere ich mich auf einen bestimmten Bereich meines Körpers, an dem ich am klarsten den Atem spüre – entweder auf meine Nasenöffnungen oder auf meinen Bauch. Dort ruht meine Aufmerksamkeit während der gesamten Zeit der Meditationsübung. Indem ich diesen Fokus auf leichte und sanfte Weise aufrechterhalte, erfahre ich das Atmen. Wenn meine Aufmerksamkeit abgelenkt wird, stelle ich fest, wo sie sich befindet (bei einem Bild, einer Erinnerung, einem Gedanken, einer Empfindung), und bringe sie dann sanft zum Atem zurück. Dies ist eine sehr einfache Technik, die aber andererseits auch eine sehr große Herausforderung ist. Der Geist möchte entweder ständig frei schweifen, oder er schläft ein. Die beschriebene Meditationstechnik wirkt sehr erdend, weil sie die Aufmerksamkeit im Körper konzentriert und sie auf den gegenwärtigen Augenblick gerichtet hält.

In anderen Situationen arbeite ich mit dem Atem und den Körperempfindungen. Um dies zu tun, sitze ich genau so, wie zuvor beschrieben. Dann beobachte ich, welchen Weg mein Atem nimmt, während er sich durch meinen Körper bewegt. Nach etwa drei Atemzügen fange ich an, mein Bewußtsein allmählich zum obersten Punkt meines Kopfes zu lenken. Ich atme in meinen Kopf hinein und erlebe alle Empfindungen oder Gefühle, die auftreten. Ich möchte mir dessen bewußt werden, wo die Energie blockiert ist und wo sie ungehindert fließt, versuche jedoch nicht, sie zu verändern. Sie verändert sich von selbst, einfach aufgrund meiner sorgfältigen Aufmerksamkeit. Ich lenke mein Bewußtsein langsam durch meinen Hals abwärts, durch jeden Teil meines Körpers, bis ich meine Füße erreiche. Dies setze ich 20 bis 60 Minuten lang fort.

Klare und konzentrierte Aufmerksamkeit auf den Atem ermöglicht uns Einsichten in unser eigenes Verhalten. Haftest du beispielsweise am Einatmen, oder kämpfst du beim Ausatmen damit, den Atem auszustoßen und loszulassen? Hast du in deinem Alltagsleben Schwierigkeiten, weil du die Gewohnheit hast, an Dingen zu haften, oder erschöpfst du dich in dem Kampf, Dinge hervorzubringen, mehr zu erleben, ständig weiterzugehen? Welche Tricks spielt dein Geist gegen dich aus? Schweift deine Aufmerksamkeit? Hältst du an der Vergangenheit fest, oder entfliehst du in die Zukunft? Jagen deine Gedanken, oder wirst du schläfrig und lethargisch? Welche Gefühle tauchen in dir auf? Manchmal wird es schwer sein, mit deinen Gefühlen zu sitzen, aber *mit* unseren Gefühlen zu sitzen, ist nicht das gleiche, wie *auf* ihnen zu sitzen und sie zu unterdrücken.

Werde dir all dieser Dinge während der Meditation bewußt. Versuche nicht, sie zu verändern, sondern werde dir ihrer lediglich bewußt. Wenn du mit der Meditationspraxis fortfährst, wirst du feststellen, daß in deinem Geist mehr Raum entsteht. Das bedeutet, daß die Gedanken und Bilder weniger werden. Die Gewohnheitsmuster können sich lockern. Es ist aber auch wichtig, nicht an dem Zustand der Ruhe oder des Friedens haften zu bleiben, sondern sie ebenfalls als sich verändernde Geisteszustände zu erleben. Wahrscheinlich werden immer einige Gedanken oder Bilder auftauchen, doch die Zeiten der Stille werden allmählich länger werden. Was sich verändern wird, ist die Fähigkeit, zu allem, was auftaucht, in Beziehung zu treten. Wir können lernen, frei von Urteilen zu sein, weder zu loben noch zu tadeln, einfach nur zu sein. Wir können unsere gesamte Lebenserfahrung durch Freundlichkeit und Sanftmut bereichern. Die Fähigkeit, sich in einen stabilen Geisteszustand und in den Zustand der Empfänglichkeit zu versetzen, wird sich auf andere Teile unserer Realität im Wachzustand übertragen. Das bedeutet nicht unbedingt, daß wir es schaffen werden, daß alle unsere

Erfahrungen «perfekt» sein werden. Doch sicherlich kann es uns gelingen, allen Situationen unseres Lebens mit einer gewissen Gelassenheit zu begegnen. Geduldiges und beständiges Üben wird uns helfen, uns selbst in stärkerem Maße zu akzeptieren. Und diese akzeptierende Grundhaltung werden wir allmählich auch anderen gegenüber annehmen.

Ich möchte nun einige Affirmationen nennen, die sich gut für die Meditation eignen. «Alles ist eins, und ich bin eins mit allem, was ist.» – «Ich habe die innere Harmonie gefunden, die mich, meinen Körper und meinen Geist durchströmt.» – «Ein goldener Geist durchfließt mich, und in jenem Geiste werde ich leben.» – «Es besteht eine Harmonie von Jahreszeit und Himmelsrichtung.» – «Ich weiß, daß ich genau da bin, wo ich sein soll.» – «Wir alle sind eins, und die Kraft, die uns zusammenhält, ist die Liebe.»

Manchmal verwende ich auch Mantras, die ich von einer Freundin gelernt habe, die selbst *Kundalini-Yoga* praktiziert. Ich habe sie leicht abgeändert, so daß sie meinen Bedürfnissen und Überzeugungen entsprechen. Ich habe Freude an der Vibration des Klangs, und ich empfinde eine starke Energiekonzentration, wann immer ich sie benutze. Man muß auch nicht unbedingt diese speziellen Mantras benutzen, um zu meditieren; wenn sie dir zu mystisch oder zu fremdartig erscheinen, dann vergiß sie einfach. Es gibt noch viele andere Affirmationen, die du benutzen kannst.

Das erste Mantra, das ich benutzt habe, war das tibetische *Om Mani Padme Hum. Om* wird «ohm» gesprochen, und es ist der symbolische Klang für die unendliche Kraft des göttlichen Universums. *Mani* bedeutet «Juwel», womit unser inneres Selbst gemeint ist. *Padme* bedeutet Lotusblume, eine Pflanze, die der Seerose ähnelt, da auch sie aus dem Schlamm emporwächst und ihre Blüte über der Wasseroberfläche entwickelt, wo sich ihre Blütenblätter entfalten und das Innere der Blüte enthüllen. *Hum* wird «hung» gesprochen, und diese Silbe symbolisiert die Energieschwingungen, die wir aussenden. Das gesamte Mantra symbolisiert somit das Geben und Nehmen von Energie. Wir atmen die universelle Energie ein, arbeiten, um Angst, Neid und Haß loszulassen, so daß unser wahres Selbst erstrahlen kann und unsere strahlende Vibration zurückgibt – und auf diese Weise schließt sich der Kreis.

Das nächste Mantra aus dem *Kundalini-Yoga* ist «*Sat nam*». Beim Meditieren atmest du *Sat* ein und *nam* aus. *Sat* bedeutet «Wahrheit», und *nam* bedeutet «Name». Wahrheit ist die Essenz der unendlichen Energie. Dieses Mantra kann auch in die Einzelklänge «*Sa ta na ma*» unterteilt werden. In dieser Form steht *Sa* für die Unendlichkeit, *ta* für die Geburt, *na* für den Tod und *ma* für die Wiedergeburt. Wir können das Rezitieren dieses Mantras auch durch bestimmte Handhaltungen ergänzen. Drücke bei *Sa* den Zeigefinger gegen den Daumen, bei *ta* den Mittelfinger gegen den Daumen, bei *na* den Ringfinger und bei *ma* den kleinen Finger. Fahre in dieser Weise fort, und vollführe die Bewegungen mit beiden Händen gleichzeitig.

Ich beginne meine tägliche Yoga-Praxis mit dem folgenden Mantra: «*Ong namo guru dev namo*». Die Bedeutung dieses Mantras lautet: «Ich rufe den göttlichen Lehrer im Inneren an.» Dieses Mantra kann dreimal in folgender Weise gesungen werden: Atme tief ein, und intoniere beim Ausatmen auf dem gleichen Ton «*Ong namo*»; atme noch einmal kurz bzw. halb ein, und atme auf die drei letzten Wörter des Mantras aus. *Dev* wird einen Halbton höher als *ong namo guru*, und *namo* hat den gleichen Ton wie *ong*. Ich mag dieses Mantra sehr, weil es mich zentriert und meine innere Weisheit stärkt. Manchmal wiederhole ich es, bevor ich Auralesen praktiziere oder andere Energiearbeit machte.

Ein anderes Mantra, das ich laut singe und das ich ebenfalls dem *Kundalini-Yoga* entlehnt und meinen Bedürfnissen angepaßt habe, ist «*Ad such jugad such ebay such i hosibi such*.» Es bedeutet: «Gott war wahr am Anfang, Gott war immer wahr, Gott ist jetzt wahr, und ich sage, Gott wird immer wahr sein.» Gott ist der Name, den viele Menschen für die universelle Schöpfungskraft verwenden. Alles Leben setzt sich aus drei Prinzipien oder Formen der Energie zusammen – der erzeugenden, der organisierenden und der zerstörenden. Deshalb sprechen die meisten Religionen von einem drei-einigen Gott. Wenn ich selbst diese Kraft personifiziere, stelle ich mir eine Göttin vor, eine mythische Frau, deren Attribute alles, was im Universum stark, nährend und liebevoll ist, personifizieren.

Das letzte Mantra ruft diese göttliche Mutter an. Setze dich in einer dir angenehmen Meditationshaltung hin. Wölbe deine rechte Hand über dein Ohr, wobei die Handfläche auf der Wange ruht. Atme tief ein, und atme mit *ma* aus. Die gewölbte Hand verstärkt diese Schwingung. Übende des *Kundalini-Yoga* benutzen dieses Mantra in einer speziellen Haltung. Wenn du sie ausprobieren möchtest und wenn du gelenkig genug bist, um sie einzunehmen, dann setze dich mit aufrechtem Rücken auf den Boden. Beuge das linke Knie zur Seite, so daß es den Boden berührt oder diesem so nahe wie möglich kommt, wobei deine linke Fußsohle die Seite des rechten Fußes berührt. Setze deinen rechten Ellbogen auf das rechte Knie, und wölbe deine rechte Hand über dein rechtes Ohr, so daß deine Handfläche auf dem Wangenknochen ruht. Balle die linke Hand zur Faust, und erhebe deinen Arm in die Luft. Du ziehst so mit deiner linken Hand die universelle Energie in dich hinein und schickst deine eigene Schwingung durch die rechte Seite hinaus. Dadurch entsteht ein kontinuierlicher Energiefluß. Atme tief ein, und atme langsam aus, wobei dein Atem den Klang *ma* bildet. Fahre auf diese Weise so lange fort, wie es dir angenehm ist.

Ein Mantra ist eine spezielle Technik, mit deren Hilfe man Energien konzentrieren und fokussieren kann. Es ist nicht notwendig, ein bestimmtes, vorgegebenes Mantra zu verwenden. Auch wenn du «woman» summst oder singst, kann dies deine Schwingungen stärken. Entwickle eigene, spezielle Klänge, um deine Energien anzuregen. Es ist nichts Geheimnisvolles an dieser universellen Kraft. Sie steht allen zur Verfügung. Meditation ist eine Methode, um sich von Ängsten und von Negativität zu befreien. Sie verbessert die Konzentration und ermöglicht es, Information aus dem Unbewußten zu empfangen. Meditation ist eine Methode, mit dem universellen Geist in Verbindung zu treten. Es erfordert Übung und Geduld, die Fähigkeit des Meditierens zu entwickeln. Doch mit entsprechender Ausdauer wird es dir gelingen, deinen Geist von allen Gedanken und Ängsten zu befreien, und indem du dies tust, wirst du anfangen, ganz in der Gegenwart zu leben.

Meditation ermöglicht es, die Einstellung des Nicht-Anhaftens zu entwickeln. Nicht-Anhaften ist jedoch nicht gleichbedeutend mit einem Rückzug aus dem Leben, sondern es ist die Fähigkeit, die eigenen Erfolge und Mißerfolge auf liebevolle Weise anzuschauen und die Gründe für beides zu verstehen. Dieser innere Friede ist es, der es uns ermöglicht, unser Leben in seinem freudvollen wie auch seinem tragischen Aspekt aus einer gelassenen und heiteren Haltung heraus zu betrachten.

Gebete, Segnungen und Invokationen

Meditation beruhigt den Geist; wir werden offen und empfänglich für alles, was ist. In der Meditation empfangen wir vom Universum. Beim Gebet sprechen wir zum Universum. Wir bitten es darum, unsere Bedürfnisse mit den Bedürfnissen von allem, was ist, in Einklang zu bringen. Wir beten nicht nur für uns selbst, sondern für alle Geschöpfe. Gebete, Segnungen und Invokationen fließen oft durch mich hindurch. Ich führe sie hier nicht auf, damit sie zum festen Bestandteil einer feministischen Liturgie werden, sondern um zu zeigen, daß das Gebet ein fester Bestandteil meiner eigenen spirituellen Praxis ist.

Gebet

Gesegnet seist du, Schöpferin des Lebens, deren Liebe für alle Zeit in mir leuchtet. Hilf mir, deine Energie zu nutzen, um meine Kraft zu lenken. Leuchte auf meinem Pfad, auf daß ich ihm folge in Liebe, geborgen in dem Wissen, daß ich von einer Quelle tief in meinem Inneren ausgehe. Laß mich meine Energie nutzen, um die Welt neu zu schaffen. Flöße mir Gewahrsein für die Rhythmen und Zyklen der Natur ein, auf daß ich intuitiv erkenne, wann es Zeit ist, etwas aufzubauen, und wann Zeit, etwas niederzureißen; wann Zeit zu sprechen und wann Zeit zu schweigen; wann Zeit, sich zu bewegen, und wann Zeit stillzustehen. Laß mich nun und auf immer die Tiefe unserer Verbindungen spüren. Denn wir sind alle eins, und die Kraft, die uns zusammenhält, ist Liebe.

Gruppensegnung für Vollmond

Heute ist die Nacht des Vollmonds,
die Nacht von Selene – weise und wissend.
Heute nacht verbinden wir uns mit ihrer Macht, und diese ist unser.
Heute nacht schwingen wir mit dem Puls des Mondes
und wissen um unsere Verbindungen, empfinden und fühlen sie.
Wir fließen in vielen Dimensionen.
Unsere Augen sind geöffnet, und wir sehen mit Klarheit unsere
    Visionen.
Unsere Ohren sind geöffnet, und wir hören die Stimmen unserer
    Seelen.

Unser Münder sind geöffnet, und wir sprechen mit Weisheit.
Unsere Herzen sind geöffnet, und wir sind erfüllt von Liebe.
Unsere Schöße sind geöffnet, und wir sind verbunden mit der Quelle
    unserer Kreativität.
Unsere Füße sind geöffnet, und wir gehen auf unserem ureigenen
    Pfad.
Unsere Hände sind geöffnet, und unsere Macht ist manifest.

Gebet

Laß mich tief in die Quelle der Kreativität hineinsinken,
tief in meinen Ursprung.
Laß mich mit allem in Verbindung sein, was göttlich in mir ist,
Mit meiner Kraft der Vorstellung, meiner Kraft, neu zu schaffen.
Hilf mir, mich dem Meer meines umfassenderen Bewußtseins zu
    überantworten.

Gebet

Gesegnet seist du, o Herrscherin der Gewässer.
Möge ich für alle Zeiten in deiner Umarmung schwimmen.
Hilf mir, mein wahres Selbst in deinen Reflexionen gespiegelt zu
    sehen.
Ermutige meine Energie, so sicher zu fließen wie deine Gezeiten
und zu wissen, daß die Quelle ewig, fließend und veränderlich ist.

Gebet

O Herrscherin der Silbernen Magie, weise und wissend,
Sei mit uns, wenn wir unsere Herzen deinem Trost, deiner Weisheit
und deiner Führung öffnen.
Schütze uns jetzt und auf immer.
Lenke unsere Schritte auf unserem ureigenen Pfad,
auf daß wir zu einem tieferen Verständnis der anderen und unserer
    selbst gelangen.

Gebet

O große Göttin
Ich sehe, daß deine Schönheit mich umgibt – Himmel, Erde und Meer.
Ich spüre die Wärme deiner Berührung, wenn die Sonne mein Gesicht
    küßt.
Ich höre den Klang deiner Stimme, wenn der Wind durch die Bäume
    streift.
Ich rieche deine Essenz in der salzigen Meeresluft.
Möge ich immer deine Präsenz fühlen, die Stärke unserer
    Verbindungen.
Laß mich jetzt und auf immer in deiner Umarmung leben, denn ich
    war nie ohne dich.

Invokation

Geschöpf des Feuers, lasse zu, daß ich mich mit dir vereinige, auf daß
    ich über Leidenschaft und Macht verfüge.
Geschöpf des Wassers, lasse zu, daß ich mich mit dir vereinige,
auf daß meine Bewegung fließend sein möge.
Geschöpf der Luft, lasse zu, daß ich mich mit dir vereinige, auf daß
    ich über Weisheit und Intuition verfüge.
Geschöpf der Erde, lasse zu, daß ich mich mit dir vereinige, auf daß
    ich über Gleichgewicht und Standhaftigkeit verfüge.

3

Energie und Schwingungen

Das Universum besteht aus wirbelnder Energie, die auf unterschiedlichen Frequenzen schwingt und verschiedene Muster und Formen annimmt: Manche sind Materie, andere Schwingungen. Doch alles ist Energie und kann weder geschaffen noch zerstört, sondern nur umgewandelt werden. Wir sind ständig von Energie umgeben, von Radiowellen, Lichtwellen, Klangwellen, Röntgenstrahlen. Die Schwerkraft zieht uns nach unten, und die Luft drückt gegen unseren Körper.

Auch Menschen sind Energieformen, und als solche senden auch sie Energiewellen aus, die auf zahllose andere Energiewellen reagieren und mit ihnen interagieren. Die Energie in unserem Körper und die Energie im Universum sind ein und dasselbe. Manchmal dehnt sich die Energie aus, und manchmal zieht sie sich zusammen. Das chinesische Konzept von Yin und Yang beschreibt diesen nach innen und nach außen gerichteten Fluß der Energie. Yin (das Weibliche, Empfangende) und Yang (das Männliche, Aggressive) sind Manifestationen der gleichen Energie. Beide Muster sind für das Leben notwendig, so wie beim Atmen das Einatmen ebenso wichtig ist wie das Ausatmen. Ohne jenen kontinuierlichen Fluß würde es keine Bewegung, keine Aktivität und deshalb auch kein Leben geben.

Wenn wir uns zu stark mit einer bestimmten Form von Energie identifizieren, geraten wir aus dem Gleichgewicht. In der Vergangenheit hat das Schwergewicht gewöhnlich auf dem Yang gelegen, auf dem aggressiven Teil. Der Idealfall ist ein Gleichgewicht, das sich ständig neu organisiert und das unterschiedliche Qualitäten manifestiert.

Die universelle Energie steht uns jederzeit zur Verfügung: Wir haben alle Energie, die wir brauchen. Wenn wir unseren Geist mit Ängsten und Problemen anfüllen, blockieren wir den Fluß der Energie. Wenn wir unseren Geist auf die universelle Energie fokussieren, fließt sie frei durch uns hindurch. Wieviel Energie uns zur Verfügung steht, steht in direkter Relation zur Allgemeingültigkeit unserer Motive. Jedesmal, wenn wir aus einem Raum der Angst, des Zorns, der Gier oder des Neides kommen, schränken wir den Fluß der Energie ein. Immer, wenn wir von Liebe motiviert sind und für das Wohl des Ganzen arbeiten, wächst das Maß an Energie, das uns zur Verfügung steht. Tatsächlich ist die Energie des Universums grenzenlos, und sie wird nur durch unsere Ängste und unsere erlernten Begrenzungen eingeschränkt. Jedesmal, wenn wir Energie abgeben, wird sie durch neue Energie ersetzt. Nur wenn wir versuchen, Energie zu horten, wird die Vitalkraft eingeschränkt. Dies wird manchmal als universelles Gesetz von Angebot und Nachfrage bezeichnet. Es folgt nun eine Affirmation, die den kontinuierlichen Fluß der Lebensenergie beschreibt:

«Alles, was ich brauche, wird zu mir hingezogen. Alles, was ich habe, gebe ich hinweg. Alles, was ich gebe, kommt zu mir zurück – zehnfach.»

Die nachfolgende Übung hilft, den kontinuierlichen Fluß der Energie innerhalb des Körpers zu erfahren.

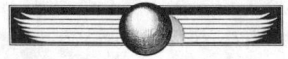

Wasserkrug

Diese Übung wird im Stehen ausgeführt. Schließe die Augen, und entspanne deinen Körper. Stelle dir nun vor, du bist ein Wasserkrug. Beuge dich langsam nach rechts, während du dir vorstellst, daß das Wasser ausgegossen wird. Beuge dich nur so weit nach rechts, wie du kannst, ohne das Gleichgewicht zu verlieren. Kehre dann allmählich wieder in die aufrechte Position zurück, und stelle dir vor, daß der Krug sich erneut mit Wasser füllt. Nun beuge dich langsam nach links, während du dir vorstellst, daß das Wasser ausgegossen wird. Beuge dich auch diesmal wieder nur so weit zur Seite, wie du kannst, ohne das Gleichgewicht zu verlieren. Kehre anschließend wieder in die aufrechte Position zurück. Wiederhole diese Bewegungen mehrmals, bis du es als angenehm empfindest, dies zu tun. Dann fängst du an, langsam und bewußt durch den Raum zu gehen, wobei du die gleichen Bilder benutzt. Hebe deinen rechten Fuß, und während du dies tust, stelle dir all das Wasser vor, das in deine linke Körperseite fließt, so daß die rechte Seite völlig leer ist. Setze anschließend deinen rechten Fuß langsam nieder, während du dir vorstellst, daß alles Wasser in deine rechte Seite fließt. Beuge dich so weit zur Seite, wie du kannst, ohne das Gleichgewicht zu verlieren. Wenn dein linkes Bein sich völlig leer anfühlt, senke es, und setze die Bewegungen mit dem rechten Bein fort. Bewege dich mehrere Minuten lang auf diese Weise durch den Raum, und benutze dabei das Bild des Leerens und Füllens. Halte schließlich mit der Bewegung inne, während sich ein Bein mehrere Handbreit über dem Boden befindet. Verweile einige Sekunden lang in dieser Position, und beginne dann erneut mit den Bewegungen. Setze dies einige Minuten lang fort.

Der physische Körper ist nur eine der Manifestationen des totalen energetischen Seins. Die Energiekörper sind nicht abgetrennt vom physischen Körper, sondern sie sind Schwingungen, die sich hinsichtlich ihrer Frequenz unterscheiden, angefangen beim dichtesten, dem physischen Körper, bis hin zum subtilsten spirituellen Körper. Die Energiekörper (die auch Astralkörper genannt werden) lassen sich weniger leicht wahrnehmen, und sie sind nicht so abgegrenzt wie der physische Körper: Sie können ihre Größe, Form, Dichte und Intensität verändern. Bisher ist es westlichen Wissenschaftlern lediglich gelungen, einen kleinen Teil aller Energiephänomene zu messen: die Körpertemperatur, das elektromagnetische Feld des Körpers und die Schicht von ionisiertem Schweiß, die den Körper umgibt.

Dennoch sind sich die meisten von uns der Energie eines anderen Menschen bewußt. Wenn wir uns in Gegenwart eines anderen Menschen angespannt, müde oder entspannt fühlen, so ist das oft so, weil wir einen Teil der Energie dieser anderen Person in uns aufnehmen. Die folgende Übung kann helfen, uns der Energie anderer Menschen bewußter zu werden.

Energieübung

Bei dieser Übung brauchst du eine Partnerin. Du stehst ihr gegenüber und zentrierst dich. Lasse deinen Atem langsam und tief werden. Atme langsam durch die Nase ein, und atme auch durch die Nase aus. Stelle dir vor, daß beim Ausatmen die ausgestoßene Luft durch deine Handflächen strömt. Stelle dir den Fluß des Atems vor, wie er in deine Nase eintritt und deinen Körper durch die Handflächen verläßt. Konzentriere dich mehrere Minuten lang hierauf. Achte auf jegliche Empfindungen, die du in deinen Händen verspürst. Breite deine Arme nun leicht aus, so daß deine Handteller den Handtellern deiner Partnerin nahe sind, diese jedoch nicht berühren. Stimme dich in die Energie deiner Partnerin ein. Achte auf etwaige Empfindungen zwischen den Handtellern. Wenn du dir der Energie bewußt wirst, die zwischen dir und deiner Partnerin fließt, fange an, dich von ihr zu entfernen. Entferne dich langsam von ihr, wobei du die Aufmerksamkeit weiterhin auf deine Handteller und auf die Energie richtest, die von dir und deiner Partnerin ausgeht. Sieh selbst, wie weit du dich von ihr entfernen kannst, so daß die Energie noch immer zwischen dir und ihr fließt.

Wenn du dir deiner eigenen Energie und der Energie anderer erst einmal bewußt bist, kannst du diese Energie mit anderen teilen, mehr Energie mobilisieren oder durch Bildung eines Energiekreises Kontakt zur universellen Energie aufnehmen. Ein Energiekreis entsteht, wenn zwei oder mehr Frauen in einem Kreis zusammenstehen und über ihre

Hände miteinander verbunden sind. Weil Klangschwingungen besonders stark sind, wird im Energiekreis häufig mit Summen, Rezitieren und Singen gearbeitet.

Auf diese Weise Energie zu mobilisieren und miteinander zu teilen ist das, was die Hexen «den Kegel der Macht erzeugen» nannten. Dabei handelt es sich um eine Energiekonzentration, die, nachdem sie erzeugt worden ist, nach Belieben für Heilzwecke oder zur Verwirklichung eines individuellen Vorhabens oder eines Gruppenprojekts verwendet werden kann.

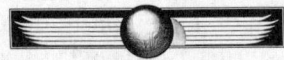

Energiekreis

Du sitzt mit anderen in einem Kreis, und ihr haltet euch an den Händen. Halte die linke Handfläche nach oben, weil das die Seite ist, durch die du selbst Energie empfangen wirst, und die rechte Handfläche nach unten, weil das die Seite ist, durch welche du selbst Energie aussenden wirst. Schließe die Augen und fange an, langsam und tief zu atmen. Erde dich, indem du einen Teil deines Energiekörpers tief in das Zentrum der Erde senkst. Dann fängst du an, den Atem mit dem der anderen zu synchronisieren. Visualisiere, daß der Kreis von heilender, schützender Energie umgeben ist. Du siehst jene Energie als einen See von flüssigem Licht zu deinen Füßen. Ziehe, während du einatmest, dieses Licht durch die Fußsohlen empor, und spüre, wie es sich langsam durch deinen Körper bewegt. Ziehe es durch die Beine in die Hüften empor. Lasse es sich langsam an der Wirbelsäule entlang aufwärtsbewegen. Spüre, wie es in deine Schultern und in deinen Hals eintritt, dann durch die Arme abwärts in die Hände fließt, und schließlich wieder aufwärts in die Schultern und in die Halspartie. Ziehe die Energie in deinen Kopf, und stelle dir vor, daß sie aus dem obersten Punkt deines Kopfes austritt und sich dann über dich und um dich ergießt. Dies ist die Energie des Universums, die Energie des Lebens. Dies ist die

Energie, mit der du Kontakt aufnimmst, und diese Energie wirst du auch durch den Kreis senden. Ziehe diese Energie nun in deinen Körper, indem du sie einfach in deine linke Hand hineinziehst oder sie in sie hineinfließen läßt. Lasse sie dann durch deinen Körper fließen, und leite sie durch die rechte Hand zu deiner Nachbarin weiter. Verschmelze mit der wirbelnden, kreisenden Energie. Spüre die Magie; lasse dich von ihr ergreifen.

Nach ungefähr zehn Minuten oder einer noch längeren Zeit, wenn du dies wünschst, kannst du den Kreis unterbrechen, indem du deine Hände sinken läßt und die Augen öffnest. Der Kreis kann mit einem Satz beendet werden wie: «Möge die Energie, die wir hier miteinander geteilt haben, bei uns bleiben, wenn wir auseinandergehen.» Oder: «Der Kreis ist offen, aber nicht unterbrochen.»

Wenn ihr zum erstenmal mit solch einem Energiekreis arbeitet, kann es sein, daß ihr euch wohler fühlt, wenn eine Begleiterin dabei ist. Diese übernimmt die Verantwortung dafür, daß der Kreis auf die richtige Weise begonnen und beendet wird. Sie hilft allen Beteiligten, sich zu entspannen, sich zu fokussieren und den Atem zu synchronisieren. Sie kann den Energiefluß einleiten, indem sie die Hand der Frau zu ihrer Rechten drückt. Wenn diese Nachbarin die Energie empfängt, schickt sie sie durch ihren eigenen Körper und dann aus ihrer eigenen rechten Hand zur Nächsten im Kreis. Während sie die Energie weitersendet, drückt sie die Hand ihrer rechten Nachbarin, und so macht es jede Frau im ganzen Kreis.

Es gibt aber auch noch einige Varianten für die Arbeit mit Energiekreisen:

1. Die Begleiterin kann die Namen aller beteiligten Frauen nennen, angefangen bei der Frau zu ihrer Rechten und endend mit ihr selbst, womit sie suggeriert, daß die Energie der Liebe zu all diesen Beteiligten geschickt werden soll.
2. Jede Frau kann ihren eigenen Namen nennen.
3. Alle Frauen können nacheinander in den Kreis treten und die Energie empfangen.
4. Nicht Anwesende können in den Kreis mit einbezogen werden, in-

dem ihre Namen im Geiste oder laut gesagt werden, und die Energie kann dann auch zu ihnen geschickt werden.

5. Die Frauen können über etwas meditieren, das für die gesamte Gruppe von Bedeutung ist, und die Energie kann auf diesen Gegenstand des gemeinsamen Interesses gelenkt werden.

6. Alle Frauen können nacheinander einen Wunsch formulieren. Alle können über ihre Wünsche meditieren, die Energie zur jeweiligen Wünschenden schicken und visualisieren, daß der Wunsch dieser Frau in Erfüllung geht.

7. Es können Affirmationen wie «Wir sind alle eins» benutzt werden.

8. Alle im Kreis können summen und die dadurch entstehenden Schwingungen benutzen, um die Energie zu verstärken. Wenn ihr wollt, könnt ihr auch eine Hand auf den Nacken eurer rechten Nachbarin legen.

9. Singt eure eigenen Namen in einem gemeinsamen Gesang.

10. Singt die Namen der Göttinnen in einem gemeinsamen Gesang (Diana, Isis, Aphrodite oder den Namen einer anderen Göttin).

11. Singt oder rezitiert passende Texte wie etwa:

«Wir sind Frauen, die sich selbst gebären,
Wir sind Frauen, die sich selbst gebären.»

«O Göttliche Mutter, o Göttliche Mutter,
O Göttliche Mutter, o Göttliche Mutter.»

«Mutter, Tochter, Schwester, Geliebte,
Höre uns, höre uns,
Du bist es, die wir in uns suchen,
Göttin, Göttin.»

«Frau bin ich, Geist bin ich,
Ich bin die Unendlichkeit in meiner Seele,
Ich bin ohne Anfang und ohne Ende,
Dessen bin ich mir gewiß.»

Die beiden Übungen *Tier-Metamorphose* und *Körper-Gewahrsein* sind Übungen für den Anfang, die den Geist dazu ermutigen, neue Gestalten und Formen zu erforschen und zu kreieren. Ich habe diese Übungen hier angeführt, weil sie zu den ersten gehören, die ich in meinen Kursen unterrichte, und weil sie eine gute Vorbereitung für komplexere Übungen sind wie beispielsweise die Handlevitation und die Astralprojektion. In der Übung *Tier-Metamorphose* stellen wir uns vor, daß unser Körper sich zu dem einer Katze und dem eines Vogels verwandelt, und dann erforschen wir eine Weile die Empfindungen und Gefühle, die in diesem Zustand auftreten. Ich habe die Übungen getrennt aufgeschrieben, doch man kann sie beide in der gleichen Trance ausführen. Die Übung *Körpergewahrsein* ist eine Fortsetzung der Transformationsphantasie, wobei unser Körper in diesem Fall vertraute Formen der Natur annimmt: die von Bäumen, Felsen, Sternen und die des Regens.

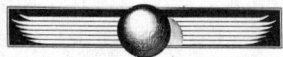

Tier-Metamorphose

Entspanne, vertiefe und schütze dich. Du sinkst immer tiefer und tiefer. Und während du diese Bewegung in die Tiefe und nach innen fortsetzt, spürst du, daß auch dein Körper sich bewegt und sich verändert. Er verändert sich fließend und wird allmählich zum Körper einer Katze. Spüre, wie sich deine Arme und Beine in Pfoten verwandeln, wie deine Haut zu Fell wird und wie aus deinem Gesicht Schnurrhaare wachsen. Und nun bewege dich in diesem Katzenkörper, strecke dich, laß dich streicheln, und reibe dich. Bewege dich mit einer neuartigen Anmut und Geschmeidigkeit, und erfreue dich eine Zeitlang an diesen Bewegungen. *Pause von etwa zwei Minuten.*

Nun spürst du, daß sich dein Körper erneut verändert. Er nimmt wieder seine ursprüngliche menschliche Form an. Dein eigener Körper und deine vertraute Identität sind vollständig wiederhergestellt. Nachdem du dich nun wieder in deinem eigenen Körper befindest, kehrst du auch zu deinem gewöhnlichen Wachbewußtsein zurück, hellwach und erfüllt von Energie. Öffne die Augen, und strecke dich aus.

✳ ✳ ✳

Entspanne, vertiefe und schütze dich. Du gehst tiefer, bewegst dich nach innen, und während du diese Bewegung in die Tiefe und nach innen fortsetzt, bemerkst du eine Veränderung. Dein Körper verändert sich. Er wird kleiner und leichter und verwandelt sich in den eines Vogels. Spüre, wie deine Arme zu Flügeln werden, wie deine Haut zu einem Federkleid wird, wie dein Mund zu einem Schnabel wird und wie deine Füße zu Krallen werden. Und im Körper dieses anmutigen Vogels fängst du nun an zu fliegen. Du steigst hoch über die Erde auf. Genieße diese Empfindungen und Gefühle für eine Weile. *Pause von etwa zwei Minuten.*

Und nun spüre, wie dein Körper sich erneut verändert und du wieder deine ursprüngliche menschliche Form annimmst. Dein eigener Körper und deine vertraute Identität werden völlig wiederhergestellt, du befindest dich wieder in deinem Körper und kehrst in dein gewöhnliches Wachbewußtsein zurück. Kehre hellwach und von Energie erfüllt zurück. Öffne die Augen, und strecke dich aus.

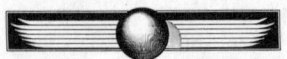

Körper-Gewahrsein

Entspanne, vertiefe und schütze dich. Und nun höre auf meine Worte, während sie dich tiefer, tiefer und immer tiefer tragen, in das Reich, in dem du deinen Körper so erfahren kannst, wie du es wünschst. Du gehst nun immer tiefer und fühlst dich sehr schwer. Dein Körper wird schwerer und schwerer, so schwer, daß du ihn nicht mehr bewegen kannst. Fühle jene unglaubliche Schwere, jenes Gewicht, das dich bewegungslos werden läßt.

Nun verläßt dich diese Schwere, und dein Körper wird leichter und leichter. So leicht wird er, daß du in die Luft aufsteigst. Du treibst hinauf und steigst hoch über die Erde. Du treibst mühelos dahin, wobei dein Bewußtsein zu einer winzigen Zelle verdichtet ist, die in den Kosmos hinaustreibt.

Und nun dehnt sich dein Bewußtsein wieder aus, es dehnt sich aus und steigt hinab zur Erde. Du berührst die Erde wieder und spürst den Reichtum der Erde unter deinen Füßen, du stehst fest auf der Erde, auf Mutter Erde.

Und nun verändert sich dein Körper. Er wird zu einem Berg, der sich über die Erde erhebt, zu einem starken, hohen Berg.

Der Berg wird nun kleiner, kleiner und kleiner, bis du nur noch ein kleiner Felsblock bist. Fühle, wie es ist, jener runde Felsblock mit einem Loch in der Mitte zu sein, das Symbol der Göttin Diana, ein kegelförmiger Felsen, das Symbol der ersten Mondgöttin in ferner, dunkler Vergangenheit.

Jener Felsen verwandelt sich nun zu Holz. Fühle dieses Holz, fühle dich wie ein starker, energiegeladener Baum, ein Kind von Mutter Erde, dessen Wurzeln fest im Boden verankert sind, dessen Blätter rauschen und dessen Äste sich im Wind wiegen.

Und nun wirst du zu dieser Brise, zu einer warmen, sanften Brise. Dann wirst du kühler und stärker, eine kühle Brise, die den Regen bringt. Nun regnet es leicht, und der Regen wird immer schwerer und schwerer, während er auf die Erde niederströmt.

Jetzt hört der Regen auf. Die Erde wird von der Sonne getrocknet, und du bist die Sonne, die intensiv scheint: der Tagesstern mit seiner starken, heilenden Energie.

Nun schwindet das Sonnenlicht, und der Tag geht in die Nacht über. Du bist Harmonia, die die sternenübersäten Himmel webt. Und nun bist du das Licht der Nacht, der Mond, die dünne Mondsichel, der zunehmende Mond, der Vollmond, der abnehmende Mond, eine dünne Mondsichel, der Neumond, der kein sichtbares Licht aussendet.

Kehre nun wieder sanft zu deinem gewöhnlichen Wachzustand zurück. Werde dir deiner eigenen Form bewußt, der Fülle deines Fleisches. Dein eigener, vertrauter Körper und deine vertraute Identität werden völlig wiederhergestellt. Werde hellwach, erfüllt von Energien. Öffne die Augen, und strecke dich aus.

Unser Körper vermag ungewöhnliche Dinge zu vollbringen, beispielsweise bei der Handlevitation. Wir alle begeben uns in Notsituationen spontan in diesen Zustand. Wir alle haben Geschichten über Frauen gehört, die in der Lage waren, Autos von verletzten Kindern zu heben. Das Üben der Handlevitation macht diese Fähigkeit bewußt. Um Handlevitation zu üben, müssen wir uns zunächst entspannen und zentrieren. Während wir uns der Energie bewußt werden, die uns umgibt, lassen wir uns durch jene Energie bewegen und lassen sie – also nicht unseren Willen – unsere Hand heben. Wann immer wir mit der höheren Energie in Kontakt sind und mit ihr zu fließen vermögen, wachsen unsere Fähigkeiten und unser Gewahrsein.

Nachdem wir die Übung beendet haben und bevor wir in unser gewöhnliches Wachbewußtsein zurückkehren, können wir im Geiste die Affirmation sprechen: «Ich kann meine Hände und jeden anderen Teil meines Körpers dazu benutzen, Blutungen zu stillen und Schmerzen zu lindern, falls dies notwendig sein sollte.» Wenn wir diese Übung mehrmals ausgeführt haben, sind wir in der Lage, in einer Notsituation entsprechend zu reagieren. Natürlich brauchen wir dann nicht zuerst Handlevitation zu praktizieren.

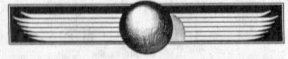

Handlevitation

Du sitzt in entspannter Haltung, und deine Hände ruhen auf deinem Schoß. Fokussiere dich auf deinen Atem, und vertiefe und zentriere dich. Du bist nun sehr entspannt und dir der Energie um dich herum bewußt. Du bist von Energie umgeben. Du kannst deine Hand und deinen Arm von dieser Energie anheben und immer höher emporführen lassen, bis die Hand dein Gesicht erreicht hat.

Schaue auf eine deiner beiden Hände. Schaue die Hand intensiv an. Werde dir der Energie bewußt, die sie umgibt; du kannst sie sehen, fühlen oder empfinden. Deine Hände sind von Energie umgeben. Lasse zu, daß diese Energie deine Hand hochhebt.

Deine Hand und dein Arm bewegen sich langsam aufwärts zu deinem Gesicht.

Ich werde nun von zehn bis eins zählen, und wenn ich die Zahl Eins erreicht habe, wird deine Hand deine Stirn berühren. Du wirst dann einen tiefen Atemzug tun, und während du ausatmest, wird deine Hand in die Ausgangsposition zurückkehren. Zehn: Die Energie umgibt und erhebt deine Hand. Neun: Deine Hand wird leichter und leichter, und sie bewegt sich höher und höher. Acht: Die Energie hebt deine Hand zu deinem Gesicht hinauf. Sieben: Deine Hand und dein Arm werden leichter und leichter und bewegen sich höher und höher. Sechs: Deine Hand und dein Arm schweben, von Energie bewegt, zu deinem Gesicht empor. Fünf: Höher und höher, leichter und leichter. Vier: Die Energie bewegt deine Hand, und sie wird bald deinen Kopf erreichen. Drei: Höher und höher, leichter und leichter. Zwei: Deine Hand schwebt auf den Energiewellen, und sie bewegt sich zu deinem Gesicht hin. Eins: Deine Hand und dein Arm fühlen sich leichter und leichter an und bewegen sich höher und höher. Lasse deine Hand deine Stirn berühren.

Gib dir selbst die Affirmation: «Ich kann meine Hände und jeden Teil meines Körpers benutzen, um Blutungen zu stillen und Schmerzen zu lindern. Ich werde daran denken, daß ich diese Fähigkeit habe, und ich werde in der Lage sein, sie anzuwenden, falls dies notwendig ist.» Kehre nun sanft zu deinem gewöhnlichen Wachbewußtsein zurück.

Ganz gleich, ob deine Hand tatsächlich die Stirn berührt hat oder nicht, du warst in jedem Fall in der Dimension, in der du Blutungen stillen und Schmerzen lindern kannst. Manche Menschen müssen diese Übung mehrere Male ausführen, bevor ihre Hand sich bis zu ihrem Gesicht erhebt. Menschen, deren Körper besonders angespannt ist, benötigen mehr Übung.

Auren

Das elektromagnetische Feld, das alle Dinge umgibt, wird als Aura bezeichnet. Dieses Kraftfeld kann von sensitiven Menschen als ein fließender, pulsierender, ovaler Ring aus Licht wahrgenommen werden, oder es kann auch als kreiselndes Lichtmuster erscheinen, in dem mehrere Farben aufleuchten. Manche Menschen empfangen zwar keine visuellen Eindrücke von diesem Phänomen, sondern fühlen oder erspüren die Aura. Mit Hilfe der Kirlian-Fotografie, die nach dem russischen Wissenschaftler benannt wurde, der dieses fotografische Aufnahmeverfahren erfunden hat, ist es tatsächlich gelungen, die Aura zu fotografieren.

Ein Mensch, der sehr erfahren im Auralesen ist, kann durch Beobachtung der Aura Information über den geistigen und emotionalen Zustand eines anderen Menschen sammeln sowie auch über dessen körperliche Gesundheit und spirituelle Entwicklung. Die Metaphysik lehrt, daß die Aura aus sieben miteinander verwobenen Lichtringen besteht, die jeweils Aufschluß über einen anderen Aspekt des betreffenden Menschen geben. Der erste dieser Ringe gibt Aufschluß über den Gesundheitszustand, der zweite über die Emotionen, der dritte über die intellektuelle Entwicklung, der vierte über die höheren Bereiche des Geistes (Imagination und Intuition), der fünfte über die Seele oder über die Verbindung zwischen Individuum und Kosmos. Der sechste und siebte Ring geben Aufschluß über kosmische Aspekte. Diese letzten beiden bleiben den meisten Menschen verborgen.

Die Aura umschließt den ätherischen Körper, der das unsichtbare Doppel des physischen Körpers ist und zusammen mit diesem beim Tode abgelegt wird. Der ätherische Körper ist die animalische Kraft des Körpers. Er wird manchmal als bläulicher Dunstschleier um den Körper wahrgenommen. Seine Dicke hängt vom Gesundheitszustand und von der Vitalität des betreffenden Individuums ab – er kann zwischen 1,5 und 6 Zentimeter breit sein. Der ätherische Körper dient dazu, Lebensenergie aus der Atmosphäre anzuziehen und sie im gesamten Körper-Geist-System zu verteilen.

Wenn der physische Körper im Augenblick des Todes verlassen wird, wird auch der ätherische Körper verlassen. Doch kann es eine Weile dauern, bis die Energie des ätherischen Körpers sich zerstreut hat. Es verhält sich damit so ähnlich, wie wenn man einen Elektroherd einschaltet, um Hitze zu erzeugen: Nachdem man ihn wieder abgestellt hat, bleibt es noch eine Weile warm. Oft ist das, was Menschen für einen Geist halten, tatsächlich die ätherische Energie eines Individuums. Sie hat kein Bewußtsein, doch folgt sie den Gewohnheiten und Mustern des Körpers, zu dem sie einmal gehörte. Menschen, die plötzlich sterben, beispielsweise bei einem Verkehrsunfall, hinterlassen manchmal einen starken ätherischen Körper, der sich erst nach längerer Zeit auflöst.

Die meisten Menschen können lernen, Auren zu sehen, und dabei wird der erste Ring, der vom ätherischen Körper ausgestrahlt wird, am häufigsten gesehen. Es ist nicht notwendig, die einzelnen Schichten der Aura wahrzunehmen oder die Aura vom ätherischen Körper unterscheiden zu können, um Informationen über die Person zu erhalten, die wir beurteilen. Die Aura kann nur auf zutreffende Weise wahrgenommen und diagnostiziert werden, wenn die untersuchte Person nackt ist, weil wir andernfalls Schwingungen auffangen, die von der Kleidung ausgehen. Für unsere Zwecke jedoch reicht die Fähigkeit, ein Leuchten um Kopf und Schultern wahrzunehmen.

Wenn wir das erste Mal eine Aura beobachten, nehmen wir manchmal keine Farben wahr. Oft ist nur ein gelbliches oder weißliches Glühen zu erkennen, das einem Heiligenschein ähnelt, oder Farben werden nur mit dem inneren, nicht mit dem physischen Auge, wahrgenommen, so daß wir die Farbe nur fühlen oder empfinden, sie also nicht auf gewohnte Weise «sehen». Obgleich Farben oft für etwas Absolutes gehalten werden, sind sie tatsächlich etwas sehr Subjektives. Wegen dieser Subjektivität der Wahrnehmung und weil die Aura ständig pulsiert, kann es vorkommen, daß zwei Menschen, die die gleiche Person betrachten, unterschiedliche Farben wahrnehmen. Jede Emotion hinterläßt Spuren in der Aura, so daß die Farben mit den Stimmungsschwankungen fluktuieren. Oft sind jedoch eine oder zwei Farben vorherrschend. Wenn du die Farben einer Aura zu beobachten versuchst, so lasse das Gewahrsein der Farbe und ihrer Bedeutung bei jeder Aura, die du beobachtest, neu erstehen. Es folgt eine Zusammenstellung oft hergestellter Farbassoziationen:

ROT: Energie, Stärke, Mut

ZIEGELROT: Zorn, Wut

TIEFROT: Sinnlichkeit

PURPURROT:	Loyalität
PINK:	Fröhlichkeit, Optimismus
ROSÉ:	Selbst-Liebe
ORANGE:	Freude, Vitalität, Gleichgewicht von Mentalem und Physischem
GELB:	Weisheit, Kreativität, Spiritualität
GRAUGELB:	Angst
GRÜN:	Einfallsreichtum, Mitgefühl, Wachstum
ZARTGRÜN:	Heilkraft
GRAUGRÜN:	Pessimismus, Neid
BLAU:	spirituell, idealistisch, phantasievoll, intellektuell
GRAUBLAU:	Melancholie
EISBLAU:	intellektuell
VIOLETT:	spirituelle Kraft
BLAUROT:	Idealismus
WEISS:	hochspirituell (ist nur selten zu sehen)
SCHWARZ:	Depression, Tod (ist nur selten zu sehen)
BRAUN:	erdig
GRAUBRAUN:	wenig Energie
GRAU:	Angst, Langeweile, unterdrückter Zorn
GOLD:	reines Wissen und Intuition
SILBER:	ähnlich wie Gold, sehr hoch entwickelte parapsychische Fähigkeiten.

Um die Aura zu betrachten, muß man mit weichem, verschwommenem Blick schauen. Wenn du eine Brille trägst, wirst du die Aura wahrscheinlich ohne dieselbe besser sehen. Eine Aura zu visualisieren, erfordert nicht jene Art von intensivem Fokus, den man beim Lesen und Autofahren braucht. Vielmehr müssen wir uns entspannen und zulassen, daß wir die Aura wahrnehmen. Die Aura umgibt den ganzen Körper, sie ist allerdings um Kopf und Schultern herum leichter zu erkennen. Manchmal bedarf es mehrerer Versuche, die Aura zu sehen.

Vielleicht siehst du sie bereits beim ersten Versuch, traust deiner Wahrnehmung aber nicht, weil das das Gefühl hast, es handle sich nur um ein Nachbild, oder du glaubst, daß deine Augen dir einen Streich spielen.

Visualisieren der Aura. Die Person, deren Aura gelesen wird, sollte vor einem weißen oder hellfarbigen Hintergrund sitzen, da die Aura dann leichter zu erkennen ist. Es ist auch hilfreich, wenn die beobachtete Person die Augen schließt und sich darauf konzentriert, Energie in ihren Kopf zu senden. Dadurch wird die Bewegung in der Aura verstärkt, und diese wird besser sichtbar. Die Beobachterin sollte die Augen schließen, sich entspannen und innerlich die Affirmation sprechen: «Ich kann die Aura meiner Partnerin sehen.» Dann kann sie die Augen wieder öffnen und im Zentrum der Stirn der Partnerin mit dem Lesen beginnen. Nach ungefähr einer Minute wird die Aura sichtbar werden. Halte beim Erlernen der Technik den Blick zunächst auf die Stirn gerichtet: Wenn du direkt auf die Aura schaust, wird es scheinen, als ob sie verschwindet. Wenn sie nach mehrminütiger Konzentration noch nicht sichtbar geworden ist, kannst du die Augen schließen und wirst so vielleicht die Umrisse der Aura sehen. Öffne anschließend die Augen wieder, und fahre fort zu beobachten.

Formen der Aura. Die Aura schwingt ständig und verändert sich unentwegt in ihrer Größe, Form und Farbe. Um Veränderungen in der Form zu demonstrieren, können wir die beobachtete Person auffordern, sich darauf zu konzentrieren, die eigene Aura am obersten Punkt des Kopfes zu einer Spitze zu formen. Um farbliche Veränderungen zu demonstrieren, können wir die beobachtete Person auffordern, sich so intensiv wie möglich auf eine bestimmte Farbe zu konzentrieren. Wenn sie stark genug projiziert, wird es uns möglich, die ausgesendete Farbe oder Form wahrzunehmen. Wenn wir die Auren mehrerer Menschen beobachten, werden wir zwischen ihnen Unterschiede in der Größe, Form und Färbung erkennen.

Übertragen von Energie. Um zu demonstrieren, wie leicht Energie sich übertragen läßt, lassen wir zwei Personen in geringem Abstand zueinander sitzen. Während wir ihre Auren beobachten, fordern wir sie auf, Energie in die Aura der jeweils anderen Person zu senden. Nach wenigen Minuten werden wir feststellen, daß die Auren vibrieren, sich ausdehnen und schließlich aufeinandertreffen. Dies kann wie ein Lichtblitz zwischen den beiden Personen aussehen. Manchmal muß dies mehrfach geübt werden. Der Erfolg der Übung hängt einerseits davon ab, wie gut die Beobachterinnen sich zu entspannen und die Aura zu visualisieren vermögen, und andererseits davon, wie gut diejenigen, die beobachtet werden, ihre Energie projizieren.

Spüren der Aura. Um zu lernen, eine Aura zu spüren, arbeitest du mit einer Partnerin zusammen. Entspanne und zentriere dich. Bewege dann langsam deine Hände über den Körper deiner Partnerin, ungefähr 3 Zentimeter vom Körper entfernt. Werde dir der Energie der Partnerin bewußt. Achte darauf, wie weit entfernt von ihrem Körper du ihre Energie noch spüren kannst. Achte darauf, ob es Stellen gibt, die sich kühler oder wärmer anfühlen als andere. Oft fühlt sich bei Menschen, die ihren Körper nicht sonderlich trainieren, die Energie um die Beine und Füße kühler an, oder sie ist schwerer festzustellen. Achte auch auf irgendwelche anderen Störungen im Fluß der Energie. Stellen, die sich sehr warm anfühlen, die Art von Hitze, die mit einem verstauchten Knöchel assoziiert wird, deuten auf blockierte Energie hin, und das Gleiche gilt auch für ungewöhnlich kühle Stellen. Du wirst sehen, daß deine Partnerin Störungen im Energiefluß, die du feststellst, wahrscheinlich bestätigen wird, indem sie etwas sagt wie: «Ja, ich habe Rückenschmerzen» oder «Ich habe mir vor einiger Zeit mein Handgelenk verstaucht.»

Aura-Schutz. Diese Übung nutzt den natürlichen Abwehrmechanismus unseres Körpers, die Aura. Indem wir unsere Aura als eine poröse Substanz visualisieren, durch die Energie hindurchfließen kann, ohne darin festgehalten zu werden, sind wir in der Lage, uns in Situationen, in denen negative Energie vorherrscht, nicht von dieser stören zu lassen. Du arbeitest bei dieser Übung mit einer Partnerin zusammen, die an der gegenüberliegenden Seite des Raumes steht und dir das Gesicht zuwendet.

Entspanne und zentriere dich. Achte darauf, daß du bequem stehst, daß deine Füße fest auf dem Boden stehen und dein Körpergewicht gleichmäßig verteilt ist. Wenn du möchtest, kannst du dich auf einen Punkt fokussieren, der ungefähr 2,5 Zentimeter unterhalb deines Nabels liegt, und du kannst dir dabei vorstellen, daß du durch diesen

Punkt einatmest. Nachdem du nun geerdet bist, fängst du an, dir vorzustellen, daß dein Körper einer Bienenwabe oder einem weitmaschigen
Gewebe ähnelt; du kannst aber auch jedes andere Bild visualisieren,
das beinhaltet, daß du offen und durchlässig bist. Richte deine gesamte
Aufmerksamkeit auf dieses Bild. Deine Partnerin wird ohne Vorwar-
nung schnell auf dich zugehen und erst etwa 10 bis 20 Zentimeter vor
deinem Gesicht stehenbleiben. Du hältst unterdessen das visualisierte
Bild weiterhin aufrecht, damit du nicht von der Energie deiner Partnerin erschreckt oder beeinflußt wirst. Wahrscheinlich tritt dies erst nach
mehreren Versuchen ein. Nachdem du dies eine Zeitlang geübt hast,
tausche mit deiner Partnerin die Rollen.

Bilder wie das einer Bienenwabe oder eines weitmaschigen Gewebes
zu visualisieren werden dich nicht nur davor schützen, die Energie anderer Menschen aufzunehmen, sondern dies ist auch ein wirksamer
Schutz gegen die Energie lauter Geräusche und anderer unangenehmer
Dinge in deiner Umgebung.

Stärken der Aura. Es gibt viele Atem- und Yoga-Übungen, die die Aura
stärken. Einige Übungen in Tiefenatmung werden in Kapitel 1 beschrieben. Wenn du dich mit einer solchen Atemübung vertraut gemacht hast, durch welche die Zeitspanne des Ein- und Ausatmens
verlängert wird, kannst du der Übung eine Visualisation hinzufügen.
Erzeuge dazu einen langsamen und tiefen Atemrhythmus. Nun stelle
dir vor, daß du in der Mitte einer riesigen Abalone-Muschel hängst, die
mit Licht gefüllt ist. Die schimmernden, irisierenden pastellfarbigen
Lichter, die von der Muschel reflektiert werden, wirbeln um dich
herum. Fülle dich, während du einatmest, mit diesem Licht. Spüre, wie
es durch deinen Körper fließt. Du kannst dir auch vorstellen, daß du
von wundervoller Musik umgeben bist. Atme auch diese Musik ein.

Chakren

Der Astralkörper oder Energiekörper ist nicht getrennt vom physischen Körper: Er schwingt lediglich in einer anderen Frequenz, und
dadurch wird er für das physische Auge unsichtbar (siehe Kapitel 4).
Alle Energiekörper oder Ebenen des Bewußtseins sind in jenen Energie-

zentren miteinander verwoben und verbunden, die *Chakren* genannt werden. *Chakra* ist das Sanskrit-Wort für «Rad», und die Chakren können als wirbelnde Spiralen verstanden werden. Die indische Tradition bezeichnet die einzelnen Chakren oft als Lotusblüten, wobei jedes spezielle Chakra oder jede dieser Lotusblüten eine andere Anzahl von Blütenblättern hat. Dies ist ein symbolischer Ausdruck dafür, daß jedes Chakra in einer anderen Schwingung pulsiert. Wir Menschen des Westens können, wenn es um die Chakren geht, ein anderes Symbol benutzen.

Durch die Chakren wird kosmische Energie in Form von Lichtstrahlen in den Körper hineingezogen und entlang der Wirbelsäule verteilt, so daß sie durch den gesamten Körper fließt. Wenn die Energie in den Körper aufgenommen wird und dort ungehindert fließt, befindet sich der Körper im Zustand des Gleichgewichts und ist gesund. Wenn dieser harmonische Fluß aus irgendeinem Grunde gestört wird, treten Schwierigkeiten auf.

Jedes Chakra zieht einen bestimmten Farbstrahl in sich hinein. Der rote Strahl wird durch das erste Chakra oder Wurzelchakra absorbiert, und es versorgt uns mit Energie und Vitalität. Der orangefarbene Strahl wird durch das zweite Chakra in unseren Körper gezogen, und er sorgt für physische und geistige Stimulation. Der gelbe Strahl wird durch das dritte Chakra absorbiert, und er hilft bei der Reinigung und Stimulation unserer geistigen Kräfte. Der grüne Strahl wird durch das vierte Chakra absorbiert, und er schafft Gleichgewicht und Harmonie. Der blaue Strahl wird durch das fünfte Chakra absorbiert, und seine kühlenden Eigenschaften helfen, die Körpertemperatur zu senken, sofern dies notwendig ist. Der Indigo-Strahl wird durch das sechste Chakra in den Körper aufgenommen, und er ist wichtig für die Reinigung der Ohren, der Augen, der Nase und Kehle sowie für deren adäquates Funktionieren. Der violette Strahl wird durch das siebte Chakra absorbiert; er wirkt beruhigend auf das Nervensystem und fördert die spirituelle Entwicklung.

Jedem Chakra werden spezielle Qualitäten zugeschrieben. Wenn ein Mangel oder ein Überschuß an einer bestimmten Qualität besteht, entsteht ein Zustand des Ungleichgewichts, und der Energiefluß wird gestört. Indem wir uns auf die Chakren fokussieren, können wir uns des Energieflusses in unserem gesamten Sein bewußt werden, und wir können alle eventuell vorhandenen Störungen in diesem Fluß feststellen.

Dabei erhalten wir Information über die Gründe für diese Störungen, falls es solche gibt, und über Möglichkeiten, wie wir die gesunden Energiemuster wiederherstellen können. Diese Information erhalten wir in Form von Bildern, die sowohl symbolisch als auch konkret sein können, außerdem in Form von Farben, Empfindungen und Eindrücken. Indem wir diese Energiepunkte beobachten, können wir Aufschluß über unseren physischen, geistigen, emotionalen und spirituellen Seinszustand erhalten. Wir können lernen, sowohl unsere eigenen Chakren als auch die anderer Menschen zu lesen.

Beim Chakra-Lesen kann man ebenso wie bei jeder anderen Form von Arbeit mit den feinstofflichen Energien viele unterschiedliche Techniken anwenden. Die Zahl der Chakren, ihre Position und ihre jeweilige Bedeutung kann je nach der Chakra-Leserin und dem philosophischen System, an dem sie sich orientiert, unterschiedlich sein.

Ich selbst habe das Chakra-Lesen von meiner teuren Freundin Seija Ling erlernt, die ihre Information durch geistige Eingebung erhielt. Sie begann, sie zu nutzen, indem sie anderen durch das half, was sie als «Seeings» bezeichnete. Seija las meine Chakren und sagte zu mir, ich könne dies auch selbst tun. Kurz danach probierte ich es bei einer anderen Freundin aus, und zu meinem Erstaunen war ich in der Lage, ihre Energie und deren Blockaden zu sehen; außerdem konnte ich erklären, warum sie blockiert war und was sie tun konnte, um diese Blockade aufzulösen.

Ich unterscheide sieben Haupt-Chakren, die bestimmten Punkten an der Wirbelsäule und am Kopf entsprechen, und vier Sekundär-Chakren, die sich an den Händen und Füßen befinden. (In anderen Systemen werden die Chakren anders beschrieben.) Die Chakren sind bestimmte Punkte auf dem Astralkörper, doch der Einfachheit halber werden wir sie hier anhand der entsprechenden Bereiche des physischen Körpers lokalisieren. Für diejenigen unter den Leserinnen, die sich dafür interessieren, habe ich die Sanskrit-Namen hinzugefügt. Es folgt eine Aufstellung der Chakren, ihrer Lage und ihrer Bedeutung, so wie ich sie kenne.

1. *Muladhara* – das Basis- oder Wurzel-Chakra, das sich am untersten Punkt der Wirbelsäule befindet, steht in Verbindung mit unserer Fähigkeit zu überleben, Veränderungen herbeizuführen. Menschen, die ihre Energie steuern können, sind in der Lage, Veränderungen herbeizuführen, die für ihr physisches und emotionales Überleben erforderlich

sind. Die Energie dieses Chakra entspricht der des Erd-Elements, und sie befindet sich auf dem niedrigsten Schwingungsniveau. Sie hat sowohl physisch als auch emotional mit der Ausscheidung zu tun. Wenn in diesem Chakra die richtige Energiemenge vorhanden ist, so gibt uns dies ein Gefühl der Stabilität; wenn sich zuviel Energie in diesem Chakra befindet, werden wir lethargisch und entwickeln Angst vor Veränderungen; und wenn nicht genug Energie darin ist, fühlen wir uns instabil, nicht geerdet, und möglicherweise fühlen wir uns in unserem Überleben bedroht.

2. *Swadhistana*, das zweite Chakra, befindet sich bei Frauen zwischen den Eierstöcken und bei Männern ungefähr 3 Zentimeter unterhalb des Nabels. Dieses Chakra steht in Beziehung zu Fortpflanzung und Sexualität. Es wird auch als Kreuzbein- oder Nabel-Chakra bezeichnet. Das zweite Chakra entspricht dem Element Wasser. Befindet sich die richtige Menge Energie in diesem Chakra, so vermögen wir fließend zu bleiben; ist die Energiemenge unzureichend, so trocknen wir buchstäblich aus. Dadurch können sexuelle Probleme sowie Krankheiten entstehen, die etwas mit Verhärtung zu tun haben, beispielsweise Arthritis. Wenn sich in diesem Chakra ein Übermaß an Energie befindet, kann es sein, daß wir anderen Menschen gegenüber zu sensibel werden. Das zweite Chakra steht mit der Fähigkeit des Klarwissens in Zusammenhang. Wenn das Chakra zu weit geöffnet ist, nehmen wir ständig die Gefühle anderer Menschen auf oder machen uns von diesen abhängig, und auf diese Weise laugen wir uns aus. Es wird dann schwierig für uns zu unterscheiden, was von anderen Menschen kommt und was von uns. Besser ist es, wenn wir lernen, vom Herz-Chakra aus mit anderen in Verbindung zu treten, da dies weniger erschöpfend wirkt.

3. *Manipura*, das dritte Chakra, befindet sich im Bereich des Solarplexus, der ungefähr 3 Zentimeter oberhalb des Nabels liegt. Dieses Chakra hat etwas damit zu tun, wie wir mit uns selbst umgehen, wie wir in uns ein Gleichgewicht schaffen. Es entspricht dem Element Feuer und ist ein wichtiges Zentrum für das Heilen, weil es in direkter Beziehung zum Verdauungssystem steht. Wenn sich in diesem Zentrum die richtige Menge an Energie befindet, verdauen wir aufgenommene Nahrung gut; ist die Energie hingegen unzureichend, so wird die Nahrung schlecht absorbiert.

4. *Anahata*, das vierte Chakra oder Herz-Chakra, befindet sich zwischen den Schulterblättern. Es ist das Zentrum des Mitgefühls, des Verstehens und der Liebe. Ihm entspricht das Element Luft, und von ihm aus sehen wir klar die emotionalen Beziehungen, die wir zu anderen Menschen haben. Wenn sich in diesem Chakra nicht genügend Energie befindet, verlieren wir den Kontakt zu anderen. Ist die Energie zu stark, so nimmt unser Mitgefühl ein übertriebenes Ausmaß an, und wir werden ängstlich. Wir können dann einen Erlöser-Komplex entwickeln. Befindet sich das vierte Chakra im Zustand der Harmonie, so vermögen wir klar zu sehen, woher unsere Emotionen kommen.

5. *Visudha*, das fünfte Chakra oder Kehl-Chakra, befindet sich an der Basis des Schädels. Es steht physisch in Verbindung mit den Drüsen und emotional mit der Kommunikation. Blockierungen in diesem Chakra, Kommunikationsschwierigkeiten, können bewirken, daß uns buchstäblich die Worte im Halse steckenbleiben, so daß sie durch Emotionen erstickt werden. Dieses Chakra entspricht dem Element Raum oder Äther, und es ist die Brücke zwischen den vier niederen Chakren und der Intuition und Imagination des Stirn-Chakra. Das Kehl-Chakra wird auch Drittes Ohr genannt, und es ist der Raum, in dem wir unsere innere Stimme oder die Stimme unserer Seele hören (das weise und wissende Ich). Klangschwingungen sind sehr stark, und deshalb können Rezitieren und Singen uns helfen, die Energien der unteren Chakren zu fokussieren und ins Gleichgewicht zu bringen. In diesem Zentrum entwickelt sich die Fähigkeit des Klarhörens, die Fähigkeit, Stimmen zu hören. Diese Stimmen dürfen jedoch nicht mit den Stimmen des Ego verwechselt werden – den internalisierten Stimmen von Eltern oder Autoritätspersonen. Wir sollten nicht versuchen, diese Fähigkeit zu entwickeln, bevor wir sehr stabil, zentriert und emotional gesund sind. Durch das Öffnen des Kehl-Chakra werden kreative Energien freigesetzt, das kreative Wort.

6. *Ajna*, das sechste Chakra oder Stirn-Chakra, befindet sich zwischen den Augenbrauen, und es wird auch Drittes Auge genannt. Dies ist der Raum, in welchem sich das bewußte und das unbewußte Wissen vereinen. Mit anderen Worten: Dies ist das Zentrum, in dem wir den Kontakt zu unserer Überseele aufnehmen – zu unserem umfassenden Sein, das uns leitet und das auf der Astralebene existiert. Die Öffnung des Dritten Auges verleiht uns die Fähigkeit des Klarsehens, jene Fähigkeit,

die es uns ermöglicht, Bilder, Auren und Chakren zu sehen. *Ajna* bedeutet «Befehl», denn wenn wir unsere intuitiven Kräfte vollständig entwickelt haben, haben wir wahrhaft die Kontrolle über uns selbst erlangt.

7. *Sahasrara*, das siebte Chakra, auch Kronen- oder Scheitel-Chakra genannt, befindet sich auf dem obersten Punkt unseres Kopfes. Dies ist das spirituelle Zentrum, der Raum des reinen Wissens und der Intuition. Die Öffnung dieses Chakras durch Meditation ermöglicht jenes Gefühl des Friedens, das alles menschliche Verstehen durchzieht. Wenn dieses Chakra offen ist, übertreffen die dort entstehenden medialen Fähigkeiten bei weitem diejenigen, die das Dritte Auge nutzt.

Außer den genannten Chakren gibt es noch vier Sekundär-Chakren, jeweils eines an jeder Hand und an jedem Fuß. Die Fuß-Chakren haben etwas mit den Bewegungen, die wir machen, zu tun, mit dem Pfad, den wir im Leben beschreiten, sowie auch mit unserer Arbeit. Wenn sie blockiert sind, haben wir manchmal Schwierigkeiten, geerdet zu bleiben. Störungen dieser Energie können auf eine Unfähigkeit, für sich selbst einzutreten oder auf eigenen Füßen zu stehen, hindeuten. Die Hand-Chakren haben etwas mit Kreativität und Selbst-Ausdruck zu tun. Störungen der Energie dieser Zentren können auf Probleme im Zusammenhang mit Manipulation hindeuten (entweder damit, daß wir zulassen, manipuliert zu werden, oder damit, daß wir selbst manipulieren) und/oder mit der Unfähigkeit, Dinge «in den Griff zu bekommen».

Lesen der eigenen Chakren. Um deine eigenen Chakren zu lesen, entspanne, vertiefe und schütze dich. Wenn du völlig entspannt bist, lenke deine Aufmerksamkeit nacheinander auf jedes einzelne Chakra. Achte auf Farben, Gefühle, Empfindungen oder Bilder. Arbeite langsam und bestärke dich selbst darin, daß du dir all deiner Erlebnisse bewußt bleiben und dich an sie erinnern wirst. Anfangs wirst du dir vielleicht nur einige Chakren anschauen wollen und dir die übrigen für ein anderes Mal aufsparen. Mit ein wenig Übung wirst du jedoch in der Lage sein, ein starkes Gefühl für deine eigene Energie zu entwickeln, wenn diese blockiert ist, sowie auch dafür, wie Blockierungen sich auflösen lassen. Wenn du die Arbeit beendet hast, dann kehre allmählich in deinen gewöhnlichen Bewußtseinszustand zurück. Dies ist eine fortgeschrittenere Übung, und vielleicht ist es dir lieber, sie zunächst noch zurückzustellen und zuvor andere Übungen auszuprobieren.

Die Chakren anderer Menschen lesen. Wenn du mit Trancezuständen vertraut bist und es dir leichtfällt, dich zu entspannen und dich zu versenken, wirst du vielleicht den Wunsch verspüren, die Chakren einer Freundin zu lesen. Das Lesen wird dir leichter fallen, wenn du deiner Freundin zuvor hilfst, sich ebenfalls zu entspannen und zu versenken.

Setze dich bequem hin, und entspanne und vertiefe dich. Umgebe anschließend dich selbst und deine Freundin mit einem Schutzkreis. Bestärke dich selbst darin, daß du deiner Freundin gegenüber klar und offen sein und Informationen enthüllen wirst, die für sie hilfreich und nützlich sein werden. Wenn du bereit bist, fokussiere dich auf jeweils ein Chakra, und nenne das betreffende Chakra, seine Bedeutung und was du siehst und empfindest. Wenn du dies lernst, wirst du vielleicht zunächst nur Energiemuster und Farben sehen, ohne daß du versuchst, ihre Bedeutung zu interpretieren. Schließlich wird sich dir auch die Bedeutung des Wahrgenommenen auf intuitive Weise erschließen. Du wirst vielleicht ein Symbol sehen, dessen Bedeutung du nicht zu erkennen vermagst, doch wenn du es deiner Freundin mitteilst, wird sie sofort eine Verbindung dazu herstellen können. Wenn du magst, kannst du deine Hand über den Bereich des Chakra halten, das du gerade liest, um noch intensivere Eindrücke zu empfangen. Wenn du fertig bist, dann fülle dich mit weißem Licht, und kehre zu deinem gewöhnlichen Gewahrsein zurück. Danach geleite auch deine Freundin wieder in die Welt des Wachbewußtseins.

Sobald du in der Lage bist, deine Chakren zu sehen oder zu spüren, kannst du sie reinigen. Diese etwas fortgeschrittenere Heilungsmethode ermöglicht es dir, auf den feineren Energieebenen alles zu beseitigen, was nicht dort hingehört. Chakren können durch unausgedrückte Emotionen blockiert werden oder durch Anhaften an bestimmten Einstellungen, Gefühlen und Überzeugungen, die nicht mehr von Nutzen sind und die deshalb unnötig Energie verbrauchen. Diese Einstellungen und Überzeugungen können Überbleibsel aus anderen Dimensionen oder aus anderen Leben sein, sie können aber auch aus dem derzeitigen Leben stammen.

Chakren reinigen. Um deine Chakren zu reinigen, entspanne, vertiefe und schütze dich. Visualisiere nun deine Chakren nacheinander, und stelle fest, ob sie eventuell blockiert sind. Um die Chakren reinigen zu können, muß man nicht unbedingt verstehen, was genau sie blockiert. Entferne die Blockierung, indem du visualisierst, wie deine Hand in das Chakra hineinfaßt und die Blockade beseitigt; oder stelle dir vor, daß sie einfach wegfließt.

Eine andere Möglichkeit, Chakren zu reinigen, besteht darin, daß man beim Herz-Chakra beginnend alle Blockaden durch die unteren Chakren hindurchzieht und die Blockaden dann in das Zentrum der Erde abfließen läßt. Gehe anschließend zum Kehl-Chakra, und ziehe alle Hindernisse durch die oberen Chakren bis zum obersten Punkt des Kopfes hinauf und von dort nach außen. Schaue dann zu, wie die Hindernisse ohne zu schaden in die Luft entweichen.

Es heißt, daß die Natur jedes Vakuum verabscheue. Lasse deshalb deine Chakren nicht leer, weil sich dann möglicherweise erneut unerwünschte Dinge darin sammeln. Fülle zum Abschluß der Reinigung jedes Chakra mit einem warmen, goldenen Licht.

Verbindungsschnüre. Jeder Mensch erlaubt irgendwann einmal anderen Menschen, auf unbewußte Weise mit ihm in Kontakt zu treten. Immer wenn wir die Energie eines anderen Menschen absorbiert haben, sind wir eine Verbindung mit diesem Menschen eingegangen. Solche Verbindungen können von Chakraleserinnen als Fäden wahrgenommen werden – als lange, dünne Schnüre, die vom Chakra der Person, die uns «an der Leine hat», ausgehen und zu unserem entsprechenden Chakra laufen oder als solche empfunden bzw. gefühlt werden.

Niemand kann ständig völlig bewußt sein. Deshalb wird man auch nicht immer merken, wenn man «angeleint» wird. Wir können auf diese Weise mit Fremden verbunden sein oder mit Menschen, mit denen wir uns seit langem in einer Beziehung befinden. Doch in einem sehr tiefen Sinne ist es nicht möglich, daß wir etwas empfangen, mit dem wir nicht einverstanden sind. Niemand kann irgend etwas mit uns tun, ohne daß wir es dieser Person erlauben, dies zu tun. Oft wird eine solche Erlaubnis auf einer tiefen unbewußten Ebene gegeben, so daß es sich so anfühlen mag, als würden wir etwas bekommen, um das wir nicht gebeten hätten.

Die Bedeutung der Schnüre hängt davon ab, in welchem Chakra sie sich befinden. Doch blockieren Schnüre generell unsere Energie und sollten deshalb von Zeit zu Zeit beseitigt werden.

Wenn sich in den Fuß-Chakren eine solche Schnur befindet, so kann dies darauf hindeuten, daß die Person, von der diese Schnur ausgeht, versucht, uns daran zu hindern, uns so zu bewegen, wie wir es wünschen. Vielleicht ist sie auf uns eifersüchtig.

Schnüre, die mit dem ersten Chakra verbunden sind, deuten darauf hin, daß eine Person hinsichtlich ihres Überlebens von uns abhängig ist. Wenn es sich dabei nicht um ein Kind von uns handelt oder um jemanden, dem gegenüber wir uns verpflichtet haben, eine Zeitlang für ihn oder sie zu sorgen, sollten wir die Verbindung entfernen.

Schnüre, die mit dem zweiten Chakra verbunden sind, könnten darauf hindeuten, daß jemand unser emotionales Interesse wecken will oder daß diese Person sich sexuell von uns angezogen fühlt. Sofern wir dieses Interesse an uns nicht wünschen, ist es besser, eine derartige Verbindung zu beseitigen.

Schnüre im dritten Chakra können darauf hindeuten, daß jemand unsere Energie statt seiner eigenen benutzen will. Dies kann zu starken Erschöpfungserscheinungen und sogar zu Magenschmerzen führen.

Schnüre im vierten Chakra bedeuten, daß jemand uns liebt und daß wir ihm wichtig sind. Verbindungen in diesem Chakra sind nicht so belastend wie in anderen, doch vielleicht ziehen wir es trotzdem vor, sie zu entfernen, damit unsere eigene Energie klarer wird.

Schnüre, die mit dem fünften Chakra verbunden sind, deuten darauf hin, daß jemand versucht, mit uns zu kommunizieren. Es ist besser, direkt zu kommunizieren, da Schnüre an dieser Stelle eine Halsentzündung herbeiführen können.

Schnüre, die mit dem sechsten Chakra verbunden sind, deuten darauf hin, daß jemand intensiv an uns denkt, vielleicht weil sich diese Person fragt, was *wir* über sie denken. Schnüre, die von hier ausgehen, können Kopfschmerzen verursachen.

Wenn Schnüre zum siebten Chakra verlaufen, so könnte dies bedeuten, daß jemand versucht, uns zu kontrollieren. Deshalb sollten wir sie in jedem Fall entfernen.

Das Entfernen von Schnüren. Um unsere Energie zu reinigen und damit sie leicht und ungehindert fließt, müssen wir die soeben beschriebenen Verbindungen zu anderen Menschen beseitigen. Um dies zu erreichen, entspanne, vertiefe und schütze dich. Visualisiere nacheinander alle Chakren, und stelle fest, ob irgendwelche Schnüre zu ihnen hinführen. Wenn dies der Fall ist und du sie entfernen möchtest, stelle dir vor, daß du sie vorsichtig löst. Nachdem du alle unerwünschten Schnüre beseitigt hast, fülle deine Chakren mit Licht, damit sie nicht leer zurückbleiben.

Vielleicht ist es dir zu anstrengend, alle Chakren in einer Sitzung zu reinigen. In diesem Fall solltest du dich mit der Hälfte begnügen und dir den Rest zu einem späteren Zeitpunkt vornehmen. Die Chakren können offen oder geschlossen zurückgelassen werden oder in einem Zustand zwischen diesen beiden Extremen. Dies erreichst du einfach dadurch, daß du sie in dem Zustand visualisierst, in dem du sie dir wünschst. Nachdem du die Chakren gereinigt hast, empfiehlt es sich, die unteren drei Chakren zu schließen (dadurch wirst du dich geerdeter fühlen) und die oberen offen zu lassen.

4

Kommunikation auf der feinstofflichen Ebene

Wir können auf der feinstofflichen Ebene mit einem anderen menschlichen Wesen kommunizieren, indem wir unser Bewußtsein in jenes Wesen hineinprojizieren und dann auf einer tiefen nonverbalen und intuitiven Ebene in Beziehung treten. Diese Art von Kommunikation findet häufiger statt, als uns wahrscheinlich bewußt ist. Wie oft ist es nicht schon vorgekommen, daß das Telefon läutete, und wir wußten, wer anrief, bevor wir auch nur den Hörer aufgenommen hatten? Wie oft haben wir nicht schon intensiv an einen anderen Menschen gedacht und diese bzw. diesen dann kurz darauf irgendwo völlig unerwartet auf der Straße getroffen? Oder wir haben einen Brief von einem Menschen erhalten, an den oder die wir plötzlich gedacht hatten, obwohl wir seit Jahren nichts mehr von ihr bzw. ihm gehört hatten. Manche Menschen tun derartige Vorfälle als rein zufällige Koinzidenzen ab, doch es gibt tatsächlich so etwas wie Gedankenübertragung.

Wir sollten stets bedenken, daß alles im Universum Energie ist. Das gilt natürlich auch für Gedanken. Wenn wir denken, sendet unser Gehirn elektrische Impulse aus, und diese Impulse können sich durch die Luft bewegen. Wir alle haben eine eigene Schwingung, und es ist uns möglich, uns auf die «Wellenlänge» eines anderen Menschen einzustimmen, so wie wir auf einem Radio unterschiedliche Sender einstellen können. Natürlich sind wir davor geschützt, uns ständig neu einstellen zu müssen. Es würde ein ungeheures Chaos entstehen, wenn wir unentwegt die Gedanken aller unserer Mitmenschen «hören» könnten, während wir beispielsweise über eine Straße gehen, auf der sich viele Passanten befinden: Eine solche Menge von Impulsen aufzunehmen könnte dazu führen, daß wir unser geistiges Gleichgewicht verlieren.

Immer wenn wir einem anderen Wesen gegenüber sensitiv werden und lernen, dessen Schwingungen aufzufangen, kommunizieren wir auf einer feinstofflichen Ebene. So verhält es sich beispielsweise, wenn wir mit einer Freundin zusammen sind und wissen, was sie sagen wird, bevor sie es ausgesprochen hat. Oder wenn wir im voraus wissen, daß eine Person, die uns nahesteht, extrem aufgebracht ist, obwohl diese Person sich an einem Ort weit entfernt von uns befindet. Kommunikation im feinstofflichen Bereich können wir mit allen Lebewesen aufnehmen – mit Menschen, Pflanzen und Tieren. Dieses breite weibliche Gewahrsein ist ebenso wichtig wie das fokussierte männliche Gewahrsein, das wir benötigen, um unseren Weg in der Welt gehen zu können.

Bewußte feinstoffliche Kommunikation entsteht entweder, wenn wir unseren Astralkörper projizieren und eine andere Person oder einen anderen Ort besuchen oder wenn wir uns auf die Person oder den Ort fokussieren und offen und empfänglich und damit zu einem Kanal für die Information werden. Auf diese Weise können wir Informationen sammeln, die uns nicht immer auf rationale Weise zugänglich sind. Wir sollten uns jedoch niemals dazu herablassen, einen anderen Menschen mit solchen Mitteln zu belauschen. Es ist unsere moralische Pflicht, uns über unsere Beweggründe für die Entwicklung solcher Fähigkeiten so klar wie möglich zu werden.

Projektion ist unsere Fähigkeit, unsere Gedanken oder unser Bewußtsein aus unserem physischen Körper hinaus- und in eine andere Person, in ein Objekt oder einen Punkt im Universum hineinzuschicken. Die Übungen *Pflanzenmeditation, Gedankenübertragung, Feinstoffliche Diagnose* und *Astralreisen* erfordern allesamt diese Fähigkeit. Projektion ist im Spiel, wenn wir Erfahrungen aus der Vergangenheit wiedererleben oder wenn wir uns in andere Lebensräume begeben.

Die Übung der Pflanzenmeditation ermöglicht es, sich in der Kommunikation auf der Gefühls- und Empfindungsebene zu üben und dadurch diese Art von intuitivem Wissen auf die Ebene des bewußten Gewahrseins zu bringen. Wenn wir tief mit einer Pflanze kommunizieren, werden wir mit dieser Pflanze eins. Das bedeutet, daß uns klar wird, daß die Pflanze eine andere Form von uns selbst ist. Innerhalb dieser Pflanze befinden sich die Sonne, die Wolken und der Regen. Die Pflanze könnte ohne all dies nicht existieren. Und auch wir sind wie diese Pflanze. Die Sonne, die Wolken, der Regen sind auch Teile von uns. Ohne diese könnten auch wir nicht existieren. Es wäre kein Leben auf der Erde möglich, wenn die Sonne nicht scheinen und der Regen nicht fallen würde. Wenn wir uns auf die Schwingung der Pflanze einstimmen, nehmen wir die Verbindung zur Quelle des Lebens auf, zur universellen Harmonie.

Erden

Der erste Schritt bei jeder Art von feinstofflicher Kommunikation ist, sich zu erden. Atme tief, und lenke deine Aufmerksamkeit auf deine Füße. Sorge dafür, daß sie fest auf dem Boden stehen. Stelle dir vor oder spüre, wie die Erdenergie durch deine Füße spiralförmig nach oben fließt. Stelle dir eine Schnur vor, die vom untersten Punkt deiner Wirbelsäule bis in die Erde hinein verläuft. Wenn du willst, kannst du außerdem auch Erdungsschnüre von deinen beiden Füßen ausgehen lassen; die kleinen Zehen eignen sich dazu besonders gut. Atme, und werde dir der doppelten Spirale der Erd- und Himmelsenergie bewußt, die durch deinen Körper tanzt. Beginne nicht mit irgendeiner Art von Energiearbeit, wenn du nicht zuvor diese Erdung hergestellt hast. Du kannst während der feinstofflichen Kommunikation jederzeit diese Schnüre an der Wirbelsäule und an deinen Füßen überprüfen.

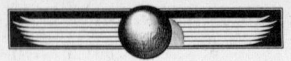

Pflanzenmeditation

Wir sitzen im Kreis um eine gesunde Pflanze herum. Unsere Augen schließen sich, und wir entspannen uns immer mehr. Alle Teile unseres Körpers entspannen sich, einer nach dem anderen, bis wir vollkommen entspannt sind. *Pause von etwa zwei Minuten.*

Nun sind wir vollkommen entspannt. Wir bauen einen Schutzkreis um uns auf. Wir sind entspannt und geschützt. Wir fokussieren uns auf die Atmung und koordinieren den Atemrhythmus. Einatmen, Ausatmen und Pause. *Pause von etwa zwei Minuten.*

Nun öffnen wir langsam die Augen und richten unser Gewahrsein auf die Pflanze. Wir sind sehr, sehr entspannt, und unsere ganze Aufmerksamkeit ist auf die Pflanze gerichtet. Wir schauen nur auf die Pflanze. Wir sind uns der Pflanze vollkommen gewahr. *Pause von etwa einer Minute.* Ich werde nun die Pflanze wegnehmen, aber ihr werdet weiterhin auf den Platz schauen, wo die Pflanze stand, und euch selbst in dem Glauben bestärken, daß die Pflanze noch da ist. *Die Pflanze wird nun entfernt, und es folgt eine Pause von einer Minute.*

Dann wird die Pflanze wieder in die Mitte des Kreises gestellt. Wir fokussieren unser Gewahrsein wieder auf die Pflanze und achten besonders darauf, ob sich irgend etwas für uns verändert hat.

Wir bleiben völlig entspannt und entspannen uns sogar noch mehr. Wir sind ganz und gar entspannt. Nun lassen wir zu, daß unser Bewußtsein langsam aufsteigt. Wir spüren, wie es aus unserem physischen Körper austritt, sich von ihm entfernt und in die Pflanze eingeht. Wir begeben uns in die Pflanze hinein. Vielleicht habt ihr das Gefühl, daß ihr nur so tut «als ob», aber das ist völlig in Ordnung. Wir gehen einfach in die Pflanze hinein. Geht in einen Teil der Pflanze, der euch besonders behagt. In die Blätter, die Stengel, die Wurzeln. Achtet auf das Licht in der Pflanze. Achtet auf den Klang in der Pflanze. Achtet auf die Bewegung in der Pflanze. Achtet auf die Textur in der Pflanze. Und jetzt werdet zu dieser Pflanze. Laßt zu, daß euer Gewahrsein sich mit dem Gewahrsein der Pflanze verbindet. Spürt die Bewegungen in eurem Körper, während ihr die Pflanze seid.

Und geht nun sanft und vorsichtig zurück in euren eigenen Körper. Laßt euer Gewahrsein zu eurem physischen Körper zurückkehren. Öffnet die Augen, und beobachtet die Pflanze wieder.

Und während wir die Pflanze wieder sehen und wissen, daß die Pflanze ein Bewußtsein hat, fangen wir an, mit der Pflanze zu kommunizieren. Wir fragen die Pflanze, ob sie uns irgend etwas lehren kann. Nun schließen wir die Augen wieder und hören der Pflanze zu. Was kann sie uns lehren? *Pause von etwa einer Minute.*

Die Erfahrung, die wir soeben gemacht haben, mit einer Pflanze zu kommunizieren und selbst zu dieser Pflanze zu werden, machen wir unbewußt oft. Nun haben wir gelernt, dies bewußt zu tun. Das Wissen, das wir auf diese Weise erhalten, bereichert unsere Erfahrung und führt zu einem tieferen Verständnis und zu größerem Mitgefühl.

Wir kehren nun zu unserem gewöhnlichen Gewahrsein zurück, und unsere eigene Identität wird vollständig wiederhergestellt.

Gedankenübertragung

Gedankenübertragung ist die Fähigkeit, entweder die eigenen Gedanken einer anderen Person zuzusenden oder die Gedanken einer anderen Person in der eigenen Körper-Geist-Einheit zu empfangen. Dies geschieht oft unbewußt. Wenn wir uns darüber klarwerden, daß die Vorfälle, die wir bisher für zufällige Zusammentreffen (Koinzidenzen) gehalten haben, tatsächlich Beispiele für Gedankenübertragung waren, so hilft uns das, uns dieser Fähigkeit bewußter zu werden. Durch Übung läßt sie sich stärken, und es wird uns dadurch möglich, uns intensiver zu fokussieren und zu konzentrieren. Indem wir uns im Empfangen von Botschaften üben, lernen wir, klarer und sensibler zu werden.

Um Gedankenübertragung zu üben, müssen wir im voraus entscheiden, welche Art von Bild wir aussenden wollen. Beispielsweise können wir eine Tarot-Karte, eine Farbe, eine Zahl, ein intensives Gefühl, ein einzelnes Objekt oder eine einfache verbale Botschaft wählen. Es ist nicht notwendig, daß wir uns am gleichen geographischen Ort wie unsere Partnerin befinden. Die Methode ist die gleiche, ob du dich nun am gleichen Ort wie deine Partnerin oder an einem anderen Ort befindest. Entspanne und vertiefe dich. Nimm dir einen Augenblick Zeit, um deine Erdungsschnüre zu verlängern und dir der Doppelspirale der Energien der Erde und des Himmels in deinem Körper bewußt zu werden. Deine Fähigkeit, Bilder auszusenden und zu empfangen, kannst du durch die Affirmation verstärken, daß du dich nun in einem Zustand befindest, in dem es dir sehr leichtfällt, auf telepathische Weise Bilder auszusenden und zu empfangen. Die Person, die die Botschaften aussendet, fängt an, aus ihrem Herzen und ihrem Geist Energiewellen auszuatmen. Diese Wellen treffen im Abstand von ungefähr 35 Zentimetern vom Körper entfernt aufeinander. Das ausgesendete Bild wird dort, wo die Wellen zusammentreffen, visualisiert. Atme ein, und empfange das Bild und die Lichtwellen, indem du es durch deinen Bauch in deinen Körper fließen läßt. Atme aus, und sende das Bild auf den Wellen der Energie aus. Sende das Bild auf diese Weise ununterbrochen aus. Achte darauf, daß das Bild durch den Bauch zu dir zurückkehrt, und fahre fort, es durch Herz und Geist wieder auszuatmen. Auf diese Weise wird das Bild durch deine Energie genährt. Wenn du das Bild nicht mehr nährst, löst es sich auf. Setze dies ein paar Minuten lang fort.

Die Empfängerin hat sich ebenso wie die Senderin vertieft und geerdet. Die Empfängerin atmet einfach ein und empfängt das ausgesandte Bild. Manchen Menschen fällt es leichter, Gefühle zu empfangen. In einem solchen Fall, wenn die Senderin ein Bild von einem klaren See ausgesendet hat, wird die Empfängerin möglicherweise sehr ruhig, auch wenn sie nicht das korrekte Bild empfangen hat. Andern fällt es leichter, Farben zu empfangen. Wenn die übermittelte Botschaft völlig falsch angekommen ist, so ist das noch kein Beweis dafür, daß es Telepathie nicht gibt. Es deutet lediglich darauf hin, daß mehr Übung erforderlich ist.

Lesen feinstofflicher Energien

Das Lesen feinstofflicher Energien anderer Menschen ist eine Art Kommunikation mit dem Höheren Selbst dieser anderen. Man kann auf diese Weise Informationen über den derzeitigen physischen oder emotionalen Zustand einer Person erhalten sowie auch Aufschluß über Erlebnisse aus der Vergangenheit, die für das Wachstum der Person von Bedeutung sind. Derartige Information wird von uns allen ständig aufgenommen. Wir sind uns dessen nicht immer bewußt, und wir halten diese Art von Information oft für etwas ganz Besonderes und Einzigartiges. Dies birgt die Gefahr, daß wir dieser Information dann einen ganz besonderen Wert beimessen, was uns dazu verleitet zu glauben, daß sie in jedem Fall zutreffen muß. Wir müssen der auf diesen Wegen empfangenen Information mit der gleichen Klarheit des Geistes begegnen wie jeder anderen. Sie in jedem Fall bedingungslos zu glauben oder sie völlig abzulehnen ist gleichermaßen unangemessen.

Solche Untersuchungen der feinstofflichen Energie eines Menschen werden durchgeführt, um Information zu erschließen, die sowohl zutreffend als auch nützlich und zum betreffenden Zeitpunkt verwertbar ist. Wir sollten versuchen, die so erhaltene Information auf die bestmögliche Weise zu kommunizieren, so daß die Empfängerin sie verstehen und integrieren kann. Wir sollten den emotionalen Zustand der Empfängerin berücksichtigen und die Information so vermitteln, daß die Selbstachtung und das Selbst-Gewahrsein der Empfängerin gestärkt werden. Jede urteilende oder anklagende Haltung und ebenso die Vorstellung, daß diejenigen, die die Information zu lesen verstehen, es ohnehin am besten wissen, ist fehl am Platz.

Ich habe im folgenden drei Methoden des Energie-Lesens beschrieben, bei denen die Energie einer anwesenden Person gelesen wird. Es ist auch möglich, die Energie nicht Anwesender zu lesen. Doch sollten wir dies niemals ohne Einwilligung der Betreffenden tun. Außer der Energie von Menschen kann man auch die von Pflanzen und Tieren lesen.

Bei jeder Art des Energie-Lesens muß sich diejenige, die «liest», entspannen, vertiefen und zentrieren. Sie muß für diese Zeit alle Gedanken und Gefühle beiseite schieben, um zu einem klaren Kanal für die Information zu werden. Die Inhalte werden sich in Form von Symbolen oder Bildern offenbaren, durch Gefühle und Körperempfindungen und/oder durch das Hören von Stimmen.

Wir alle haben unsere eigenen Arten, Informationen zu empfangen, und wir müssen lernen, diesen Übermittlungsweisen zu vertrauen. Es gibt keine «einzig richtige» Art, Energie zu lesen oder andere Arbeit im Bereich der feinstofflichen Energien zu verrichten. Wichtig sind die Einstellung und die Motive derjenigen, die diese Arbeit ausführt. Uns allen ist diese Art von Information zugänglich. Um die empfangenen Bilder in aller Klarheit sehen und sie richtig interpretieren zu können, muß die Lesende in allen Bereichen ihres eigenen Lebens daran arbeiten, daß sie zu einem klaren Kanal wird. Dies erfordert Hingabe, Disziplin und ein aufrichtiges, liebevolles Herz.

Drei Methoden, feinstoffliche Energien zu lesen

1. Setzt euch bequem hin, die Gesichter einander zugewandt. Entspannt euch beide, vertieft euch und umgebt euch mit einem Schutzkreis.

Die Lesende breitet ihre Arme leicht aus, wobei die Handflächen nach oben weisen. Die Empfängerin dreht die Handflächen nach unten, ohne die Hände der Lesenden zu berühren. Auf diese Weise könnt ihr den Fluß der Energie spüren. Ihr könnt auch, wenn euch dies lieber ist, die Hände der Partnerin halten. So, wie es euch angenehm ist, ist es richtig.

Die Lesende bittet nun um Beistand, damit sie hilfreiche Information empfängt. Um während des Lesens offen zu bleiben, kann sich die Empfängerin vorstellen, daß sie unter Wasser dahingleitet. Dieses Bild erleichtert den Zugang zum Unbewußten, aber man muß es nicht unbedingt verwenden. Die Lesende öffnet sich für die Schwingungen der Partnerin und läßt Bilder, Gefühle und Empfindungen in sich aufsteigen. Diese teilt sie der Empfängerin mit. Wenn die Lesende das Gefühl hat, alle verfügbaren Informationen empfangen zu haben, kehren beide Frauen in ihren gewöhnlichen Bewußtseinszustand zurück. Anschließend tauschen sie die Rollen.

2. Beide Partnerinnen sitzen einander gegenüber, und zwischen ihnen steht eine Kerze. Sie benutzen die Kerze als Fokus, entspannen und vertiefen sich und umgeben sich mit einem Schutzkreis. Die Lesende

bittet nun um geistige Anleitung, damit sie hilfreiche Information erhält. Die Empfängerin schaut ihre Partnerin an und stellt mehrmals die folgenden Fragen: «Wer bin ich? Wer war ich? Wer werde ich sein?» Die Lesende konzentriert sich intensiv auf das Gesicht der Empfängerin und beobachtet etwaige Veränderungen darin, und während sie dies tut, teilt sie sie der Partnerin mit. Anschließend kehren beide Frauen in ihr gewöhnliches Gewahrsein zurück und tauschen die Rollen.

3. Die Empfängerin sitzt auf einem Stuhl. Die Lesende steht hinter ihr, wobei ihre Handflächen sich entweder in der Nähe des Kopfes der Empfängerin befinden oder diesen berühren. Beide entspannen, vertiefen und schützen sich. Die Lesende bittet um geistige Anleitung, damit sie hilfreiche Information erhält. Dann versucht sie die Schwingungen der Partnerin aufzufangen und teilt alle Informationen mit, die sie empfängt. Wenn sie damit fertig ist, kehren beide Frauen zu ihrem gewöhnlichen Gewahrsein zurück und tauschen die Rollen.

Feinstoffliche Diagnose. Dies ist eine weitere Art, feinstoffliche Energien zu lesen. In diesem Fall werden jedoch die Energien nicht Anwesender gelesen. Eine solche Diagnose kann für einen Menschen, eine Pflanze oder ein Tier durchgeführt werden. Wir arbeiten dabei mit einer Partnerin zusammen. Eine der beiden Frauen fungiert als Begleiterin, die andere als Lesende. Die Lesende braucht die Person, deren Energien sie liest, nicht zu kennen und sich auch nicht am gleichen Ort wie diese zu befinden.

Die Rolle der Begleiterin ist es, der Lesenden zu helfen, sich zu entspannen, in die Tiefe zu gehen und sich auf die Dimension zu konzentrieren, in der sie Informationen empfangen wird. Die Begleiterin muß für die Lesende offen sein und sie ermutigen, mit dem Sprechen fortzufahren, während letztere diagnostiziert. Wenn die Begleiterin der Lesenden den Fall schildert, gibt sie Namen, Alter und Adresse der Person an, die diagnostiziert werden soll.

Beim Erlernen der Diagnose empfiehlt es sich, einen Menschen, eine Pflanze oder ein Tier auszuwählen, das an einer Verletzung oder Krankheit leidet, von der die Begleiterin weiß. Auf diese Weise läßt sich feststellen, ob die Diagnose zutreffend ist. Es sollten nur lebende Personen diagnostiziert werden und auch keine Schwerkranken, denn die

Schwingungen, die manchmal von diesen ausgehen, können für eine unerfahrene Lesende zu intensiv sein.

Wenn die Lesende die Vibrationen so intensiv auffängt, daß sie ihr unangenehm werden, kann die Begleiterin die Intensität abschwächen, indem sie sagt: «Ich werde nun von eins bis fünf zählen, und wenn ich bei der Zahl Fünf angekommen bin, wirst du die Information auf einer Ebene empfangen, die für dich angenehm ist. *Zählen.* Die Intensität deiner Beteiligung hat abgenommen, und du empfängst die Information nun auf einer angenehmen Ebene.

Wenn die Lesende den Kontakt gerne intensivieren möchte (und das ist meistens der Fall), kann die Begleiterin sagen: «Ich werde nun von eins bis fünf zählen, und wenn ich die Zahl Fünf erreiche, wirst du dich in einem intensiven, angenehmen Kontakt mit ‹Jane› befinden.» *Zählen.* «Dein Kontakt zu Jane ist stärker geworden, und du empfängst nun mehr Information.»

Wenn alle Informationen völlig unzutreffend sind – was allerdings nur sehr selten vorkommt –, kann es sein, daß die Lesende Kontakt zur falschen Person aufgenommen hat. In diesem Fall kann die Begleiterin sagen, sie vermute, daß Kontakt zu einer anderen Person hergestellt worden sei, und sie kann die Lesende dann fragen, ob sie sich der Gegenwart einer anderen Person bewußt sei. Wenn dies nicht zum Erfolg führt, kann die Begleiterin die Lesende auffordern, der fremden Person Heilung zu senden und anschließend das Bild von ihr aufzulösen.

Wenn die Begleiterin in ihrem Feedback zu spezifisch wird, kann das Ganze in ein Frage-und-Antwort-Spiel abgleiten, statt daß die Lesende einen stetigen Strom von Eindrücken wiedergibt. Die Begleiterin sollte sich das Feedback aufsparen, bis die Lesende wieder in den Zustand des gewöhnlichen Gewahrseins zurückgekehrt ist. Allerdings könnte die Begleiterin etwas sagen wie: «Ja, Jane hat Probleme mit ihrem Bauch», nachdem die Lesende die entsprechende Information gegeben hat und bevor sie in den Zustand des gewöhnlichen Wachbewußtseins zurückkehrt. Dadurch bekommt die Lesende eine Vorstellung davon, wie es sich anfühlt, wenn sie korrekte Information empfängt. Nicht zwingende Aussagen werden im Trancezustand leichter aufgenommen. Beispielsweise ist es besser zu sagen: «Ich bin mir dieser Information nicht bewußt» als «Das ist nicht korrekt.»

Für den Fall, daß die Lesende keinen stetigen Strom von Informationen hervorbringt, kann die Begleiterin die im folgenden aufgeführten unterstützenden Anweisungen geben. Diese sollten jedoch keinesfalls alle in einer einzigen Sitzung gegeben werden. Vielmehr sollte die Begleiterin nur soviel sagen, daß die Lesende dazu ermutigt wird zu antworten.

1. Stelle dir vor, du wärst Jane und würdest die Welt so wahrnehmen, wie *sie* es tut.
2. Folge Jane durch den Alltag, und achte auf ihre Handlungen, Gefühle und Reaktionen.
3. Beobachte Jane sorgfältig, während sie spezifische Bewegungen vollführt, beispielsweise beim Essen oder Laufen.
4. Lasse deine physischen Hände über einen bestimmten Körperteil gleiten.
5. Wenn die Lesende irgendeine physische Bewegung vollführt, kann die Begleiterin fragen, was sie gerade erlebt.

Um der Begleiterin bei ihrer Arbeit zu helfen, habe ich ein Beispiel dafür entworfen, was sie tun und sagen könnte, während sie die Lesende in ihrer Diagnose begleitet.

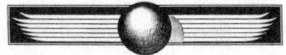

Feinstoffliche Diagnose

Lege dich bequem und entspannt hin. Lasse deinen ganzen Körper sich völlig entspannen, angefangen bei den Zehen, und dehne die tiefe Entspannung auf deinen ganzen Körper aus, bis sie deinen Kopf erreicht und du gänzlich entspannt bist.

Benutze ein Bild, das dir hilft, ruhig zu werden und dich zu vertiefen, und gib mir ein Zeichen, wenn du bereit bist weiterzumachen.

Während du immer tiefer, tiefer und tiefer sinkst, wisse, daß du die Fähigkeit hast, dein Bewußtsein zu einem anderen Menschen zu senden. Und indem du dein Bewußtsein in diese andere Person hineinschickst, wirst du in der Lage sein, Informationen über diese andere Person zu erhalten, Wissen über ihr physisches und emotionales Sein, Wissen, das für diese Person hilfreich sein wird. Fahre fort, tiefer, tiefer und immer tiefer in den Bereich des intuitiven Bewußtseins hineinzugehen.

Laß mich wissen, wenn du so tief gekommen bist, wie du zu gehen wünschst. *Warten auf das Signal.*

Jetzt werde ich dir den Namen der Person nennen, mit der du in Kontakt treten wirst. Du wirst in einen sehr nahen, angenehmen Kontakt mit dieser Person treten.

Lasse das Bild von (Jane Smith, 25 Jahre alt, aus Boston, Massachusetts) in dein Bewußtsein dringen. Das Bild von Jane Smith ist nun erschienen. Erkläre ihr, daß du lernst, feinstoffliche Energien zu diagnostizieren, und daß du möchtest, daß sie dir dabei hilft. Wenn sie einverstanden ist und «ja» sagt, werden wir fortfahren; wenn nicht, werden wir uns eine andere Person suchen. (Wenn «ja», fahre fort; wenn «nein», lasse sie das Bild auslöschen, und nenne ihr dann einen anderen Namen.) Umgebe nun Jane und dich selbst mit einem Schutzkreis. Gib dir selbst die Affirmation, daß ihr beide, sie ebenso wie du, vor jeglichem Schaden geschützt seid.

Und nun sieh Jane so lebendig wie möglich vor dir oder werde dir ihrer lebhaft gewahr. Versetze dein Bewußtsein in das ihre hinein. Fühle, was sie fühlt, erlebe, was sie erlebt. Während du dir der Person Jane vollkommen gewahr wirst, achte auf Gefühle, Empfindungen oder Bilder jeder Art, die du von ihr empfängst, und lasse mich davon wissen. Vielleicht hast du das Gefühl, du würdest dir all dies lediglich vorstellen, aber das ist genau das richtige Gefühl. Denke daran, daß dies eine Übungssitzung ist. Halte das vollständige Gewahrsein von Jane aufrecht, und während deine Bilder und Gefühle auftauchen, teile sie mir mit. *Höre ungefähr 10 Minuten zu.*

Bleibe weiter auf Jane fokussiert, und erzähle mir, ob es irgend etwas gibt, das du vergessen hast zu erwähnen. *Pause von etwa einer Minute.* Schicke nun heilende Energie zu Jane, und gib mir ein Zeichen, wann du fertig bist. Bedanke dich bei Jane, und entferne ihr Bild aus deinem Bewußtsein. Lasse ihr Bewußtsein aus dem deinen fortziehen. Lasse alle Gefühle, Empfindungen oder Bilder, die du von ihr aufgefangen hast, vergehen. Lasse Jane dein Bewußtsein vollständig verlassen, und wisse, daß deine eigene Identität vollkommen wiederhergestellt ist.

Lasse dich sanft und mühelos in dein gewöhnliches Wachbewußtsein hinauftragen. Du fühlst dich nun hellwach und voller
Energie.

Astralprojektion

Der Astralkörper, die weniger dichte Version des physischen Körpers,
welcher von letzterem umschlossen wird, kann nach Belieben projiziert
werden. Der Astralkörper wird auch als Energiekörper oder Lichtkörper bezeichnet, und er verläßt den physischen Körper jede Nacht während des Schlafs. Er ist mit dem physischen Körper durch die soge-
nannte Silberschnur verbunden, bis diese Schnur im Augenblick des
Todes durchtrennt wird. Ruckartiges Aufwachen wird oft dadurch
verursacht, daß der Astralkörper schnell in den physischen Körper zurückkehrt. Die nächtlichen Reisen des Astralkörpers sind natürliche
Vorgänge. Allerdings können die meisten von uns sich nicht an sie erinnern, oder, wenn wir uns erinnern können, verwechseln wir diese Erinnerungen meist mit Träumen. Wie oft bist du schon aus einem Traum
aufgewacht, der so lebhaft war, daß du nicht hättest sagen können, ob
es sich tatsächlich um einen Traum handelte oder um ein reales Ereignis? Oft sind sehr lebhafte, detaillierte Träume tatsächlich sehr reale
Astralreisen.

Wir können lernen, uns an unsere nächtlichen Astralreisen zu erinnern, indem wir uns selbst suggerieren, daß wir dies tun werden. Dazu
müssen wir uns jede Nacht vor dem Einschlafen entspannen und dreimal sagen: «Ich werde angenehm schlafen und mich daran erinnern, an
welchen Ort ich in meinem Astralkörper reise.» Es kann eventuell eine
Woche dauern, bis das angestrebte Ziel erreicht ist, aber irgendwann
werden wir uns an die Astralreisen erinnern.

Durch entsprechende Übungen können wir lernen, unseren Astral-
körper zu jeder Zeit zu projizieren, wann immer wir dies wünschen.
Solange wir dies tun, um Wissen zu erwerben, also nicht einfach aus
Neugierde oder um zu spionieren, brauchen wir nichts zu befürchten.
Wenn die Vorstellung der Astralreise dir jedoch Angst einjagt, solltest
du es besser nicht ausprobieren. Es ist festgestellt worden, daß Astral-

projektion die Atmung verändert. Das kann Menschen, die an Herzbeschwerden leiden, in Schwierigkeiten bringen. Wenn du also Probleme mit dem Herzen hast, solltest du dich nicht an Astralprojektionen heranwagen.

Wenn eine solche Projektion mit der richtigen Einstellung angegangen wird, kann sie Spaß machen und eine interessante Art zu reisen sein. Wir können uns auf diese Weise Erfahrungen erschließen, die uns normalerweise nicht zugänglich sind, indem wir beispielsweise weit entfernte Orte besuchen. Astralreisen erfordern einen disziplinierten Geist. Sobald du den physischen Körper verlassen hast, unterliegst du nicht mehr den Beschränkungen, denen der physische Körper unterworfen ist. Beispielsweise kannst du durch Mauern und durch andere scheinbar feste Objekte gehen. Du reagierst augenblicklich auf Gedanken; was auch immer du denken magst, wird geschehen.

Wenn deine Freundinnen und Freunde nicht zu der Art von Menschen gehören, die sich über unerwarteten Besuch freuen, solltest du sie nicht uneingeladen besuchen; dies gilt natürlich auch für Besuche in deinem Astralkörper. Setze sie davon in Kenntnis, daß du diese Art zu reisen praktizierst. Um dir selbst zu beweisen, daß du tatsächlich zu dem Ort gereist bist, an den du reisen wolltest, kannst du das Haus oder die Wohnung einer Freundin besuchen, die du in deinem physischen Körper noch nie besucht hast. Merke dir, während du dort bist, mindestens zwei spezielle Details, die du später im Zustand des Wachbewußtseins an Ort und Stelle überprüfen kannst. Wenn du dich generell nicht gut an materielle Details zu erinnern vermagst, dir hingegen die Atmosphäre eines Ortes, den du besucht hast, klar im Gedächtnis bleibt, so wird das auch bei deinen Astralreisen so sein. Wenn du eine Freundin besuchst, um zu sehen, wie es ihr geht, werden dir wahrscheinlich ihre Gefühle besser in Erinnerung bleiben als ihre Möbel. Schließlich bist du der Gefühle wegen gekommen. Versuche, dir ein oder zwei konkrete Dinge zu merken, um deinen Besuch später verifizieren zu können.

Im folgenden habe ich eine Übung beschrieben, die dich bei deinen Versuchen der Astralprojektion geleiten soll. Du kannst diese Übung auch alleine ausführen. Allerdings mußt du dazu mindestens 30 Minuten lang ungestört sein. Entspanne dich völlig, errichte einen Schutzkreis, und stelle dir vor, daß dein Astralkörper aus deinem physischen Körper austritt und sich von ihm entfernt. Wenn du willst, kannst du dir vorstellen, daß dein Astralkörper den physischen Körper nach und nach verläßt, zuerst die Beine und Füße, und dann weiter, bis der ganze Astralkörper ausgetreten ist. Wenn du willst, kannst du dir auch vorstellen, daß du genauso reist, wie du es mit deinem physischen Körper zu tun pflegst: Du verläßt dein Appartement, steigst in dein Auto usw. Es ist wichtig, sich vor Augen zu halten, daß dies eine natürliche Art zu reisen ist – du tust es in jeder Nacht, während du schläfst. Deshalb entspanne dich und trete dann die Reise an. Es gibt viele unterschiedliche Berichte von Menschen darüber, welche Empfindungen sie beim Verlassen des physischen Körpers hatten, wobei in den meisten Fällen von einem angenehmen Dahintreiben die Rede ist. Doch manchmal kann beim Verlassen des physischen Körpers oder bei der Rückkehr in denselben ein starkes Rütteln auftreten, und es erfordert einige Übung, bis uns dieser Austritt und Wiedereintritt mit einer gewissen Leichtigkeit gelingt.

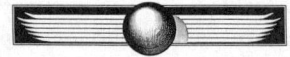

Astralprojektion

Entspanne, vertiefe und schütze dich. Du bist nun sehr, sehr tief entspannt. Jeder Muskel und jede Sehne ist locker, schlaff und entspannt. Du bist ganz in einen sich bewegenden, schimmernden Kreis aus Licht eingehüllt. Fühle diesen wundervollen Kreis von Licht. Lasse dieses Licht nun deinen Körper durchdringen. Lasse zu, daß dieses flüssige Licht in deinen Körper strömt. Dein Körper füllt sich mit diesem Licht. Und nun bist du zu einem Lichtkörper geworden.

Lasse zu, daß sich dieser Körper aus deinem physischen Körper erhebt und sich von ihm entfernt. Lasse deinen physischen Körper einfach dort auf dem Boden zurück. Dein Bewußtsein ist bei deinem Lichtkörper, der aus deinem physischen Körper austritt und sich von ihm entfernt. Du weißt, daß dein physischer Körper in diesem Raum bleiben wird und daß er weiterhin atmen und funktionieren wird, doch dein Bewußtsein befindet sich in jenem Lichtkörper, der deinen physischen Körper verläßt und sich von ihm entfernt. Du weißt, daß dein Lichtkörper zu deinem physischen Körper zurückkehren wird. Doch nun wirst du lernen, zwischen den Dimensionen zu reisen, sehr, sehr weit zu reisen oder – wenn du das möchtest – nur über eine kurze Entfernung. Du kannst nun reisen, geschützt von jenem Licht, und tatsächlich bist du jenes Licht. Dein physischer Körper wird ungefährdet hier in diesem Raum zurückbleiben.

Und jetzt reist du in deinem Lichtkörper. Reise in diesem Raum umher. Fliege in deinem Lichtkörper zur Decke, und reise dann durch den ganzen Raum, fliege durch den ganzen Raum, und erforsche die oberen Bereiche dieses Raumes.

Und nun fliege über deinen physischen Körper, und sieh, wie dein physischer Körper daliegt. Zu deinem Erstaunen stellst du fest, daß du senkrecht nach oben reist, daß du durch die Decke und durch das Dach aufsteigst. Es fällt dir sehr leicht, dies zu tun. Nun schwebst du hoch über dem Haus. Du steigst höher und höher und fliegst nun hoch über der Erde. Fliege über der Erde, aber nicht so hoch, daß du meine Stimme nicht mehr hörst. Höre meine Stimme, und lasse dich von ihr höher und höher tragen.

Sicher geleitet durch meine Stimme, fängst du nun an, immer tiefer und tiefer zu fliegen, abwärts zu fliegen oder dich ganz einfach abwärtstreiben zu lassen. Kehre zur Erde zurück. Tiefer und tiefer, bis du durch das Dach in das Gebäude zurückkehrst, zurück in den Raum, und fahre fort, immer tiefer und tiefer zu fliegen. Fliege abwärts, an deinem physischen Körper vorbei, dann unter deinen Körper, tiefer und tiefer. Fliege tiefer bis ins Zentrum der Erde. Laß dich tiefer und tiefer treiben, und während du dich weiter abwärts bewegst, hörst du immer noch meine Stimme.

Und nun spüre dein Bewußtsein in jenem Lichtkörper, und lasse es aufsteigen. Lasse es immer weiter emportreiben, durch die Erde, weiter aufwärts durch die Erdkruste und wieder zurück zu deinem physischen Körper. Du trittst noch nicht wieder in diesen ein, sondern bewegst dich nun zur Seite. Gleite zur linken Seite, bewege dich hinaus, entferne dich, bewege dich aufwärts und nach links und abwärts und nach links, wie du möchtest, aber in jedem Fall nach links, sehr weit nach links. Reise schneller und schneller oder langsamer und langsamer, denn Geschwindigkeit ist relativ. Doch du befindest dich in jenem Lichtkörper, und du reist sehr weit, wirst aber immer noch von meiner Stimme geleitet.

Und nun kehrst du wieder zurück, den ganzen Weg zurück, bis du wieder bei deinem Körper ankommst, deinen Körper siehst, aber nicht in ihn eintrittst, weil du dich nun nach rechts bewegst, nach rechts oben oder nach rechts unten, in jedem Fall weit nach rechts. Du bewegst dich schneller und schneller oder langsamer und langsamer, weil Geschwindigkeit relativ ist, aber du bewegst dich nach rechts, sicher geleitet von meiner Stimme, und du bewegst dich weiter nach rechts.

Und nun bewegst du dich wieder zurück, du bewegst dich auf deinen physischen Körper zu, und du schwebst über deinem physischen Körper, trittst jedoch noch nicht wieder in ihn ein, weil du noch in eine weitere Richtung reisen wirst. Du reist jetzt sehr schnell nach Hause, dorthin, wo du lebst, um diesem Ort einen Besuch abzustatten. Du bist jetzt in deinem Zuhause. *Pause von etwa einer Minute.*

Und nun verläßt du dein Zuhause und kehrst zu deinem physischen Körper zurück. Dein Lichtkörper schwebt nun über deinem physischen Körper. Du kannst deinen physischen Körper sehr klar sehen, und du weißt, daß gut für ihn gesorgt wurde, während du in deinem Lichtkörper gereist bist. Nun kannst du langsam und vorsichtig in deinen physischen Körper zurückkehren. Lasse deinen Lichtkörper sehr sanft wieder in deinen physischen Körper eintreten. Du bist nun wieder in deinem physischen Körper. Werde dir deines eigenen physischen Körpers bewußt. Du weißt, daß du einen Lichtkörper hast und daß jener Lichtkörper in deinen physischen Körper eingehüllt ist. Und du weißt, daß dein Lichtkörper ohne deinen physischen Körper reisen kann, wenn du dies wünschst.

Und nun höre, wie meine Stimme dich zurückruft, zurück in deinen physischen Körper, zurück in diesen Raum, zurück in dein gewöhnliches Wachbewußtsein. Du bist hellwach und voller Energie. Wann immer du bereit bist, öffne deine Augen, und strecke dich aus.

5

Heilen

Frauen sind immer Heilerinnen gewesen. Sie waren die nicht zuge-
lassenen Ärzte und Anatomen der westlichen Geschichte; Engel-
macherinnen, Krankenschwestern und Beraterinnen. Sie waren
Apothekerinnen, die Heilkräuter anbauten und die Geheimnisse
ihrer Anwendung untereinander austauschten. Sie waren Hebammen, die von Haus zu Haus und von Dorf zu Dorf reisten. Viele
Jahrhunderte lang waren Frauen Ärzte ohne Examen, und es
wurde ihnen verwehrt, Bücher zu lesen und zu studieren. Deshalb
lernten sie voneinander und gaben ihre Erfahrung von Nachbarin
zu Nachbarin und von Mutter zu Tochter weiter. Sie wurden vom
Volk «weise Frauen» genannt, von der Obrigkeit Hexen und
Scharlatane. Die Medizin ist ein Teil unseres weiblichen Erbes,
Teil unserer Geschichte und unser angeborenes Recht.[1]

Die alte Kunst des Heilens ist tief verwurzelt im weiblichen Mitfühlen
und Miteinander-Teilen. Seit Anbeginn der Zeit waren wir Frauen auf
innige Weise mit dem Gebären und Nähren, der Zubereitung und Auf-
bewahrung von Nahrung und mit der Pflege der Kranken und Sterben-
den befaßt. Aufgrund dieser Erfahrungen haben wir Sensibilität und
Mitgefühl entwickelt – und durch sie sind wir zu den Erfinderinnen der
ersten Heiltränke und Kräuterrezepturen geworden.

1 Barbara Ehrenreich und Deirdre English: *Witches, Midwives and Nurses: A
History of Women Healers*, S. 1; New York: The Feminist Press, 1973.

Vor der Entwicklung der modernen Technologie war das Leben der Menschen stärker mit der Erde verbunden. Der Rhythmus ihres Lebens floß mit dem Rhythmus der Jahreszeiten dahin. Die Menschen ließen sich von ihrer Intuition leiten: Die Verbindungen zwischen der inneren und der äußeren Welt, zwischen Körper und Geist, Denken und Handeln, waren ihnen sehr präsent. Heilen basiert auf diesen Verbindungen. Heilen ist eine Kunst, deren Grundlage die Existenz einer universellen Lebenskraft ist, die alle lebenden Wesen miteinander verbindet. Diese Kraft, diese Lebensenergie ist es, die zwischen Menschen übertragen wird, wenn eine Heilung stattfindet.

Wenn unser Körper, unser Geist und unsere Seele mit Körper, Geist und Seele anderer Menschen verbunden sind, sind wir in Harmonie mit dem Universum und haben Energie im Überfluß. Wir fühlen uns wohl und in Kontakt mit unserer Ganzheit. Die Lebenskraft fließt in einem kontinuierlichen Kreislauf aus dem Universum in unseren Körper und wieder aus diesem heraus. Wenn wir angespannt sind und die Energie in ihrem Fluß behindern, werden wir müde und krank. Heilung tritt ein, wenn die blockierte Energie wieder frei wird. Wir können den freien Fluß der Lebensenergie durch viele Dinge fördern: durch Bewegung, viel frische Luft, Sonne und ausreichenden Schlaf. Außerdem ist eine gesunde Ernährungsweise wichtig sowie die Fähigkeit, Gefühle frei zum Ausdruck zu bringen und eine positive Grundeinstellung zu bewahren. Geistheilen arbeitet mit der Atemenergie und mit Visualisation, um den freien Fluß der Energie wiederherzustellen und zu erhalten.

Am Heilen ist nichts Geheimes oder Geheimnisvolles. Wir alle besitzen die Fähigkeit zu heilen. Die Lebensenergie umgibt uns ständig und steht uns jederzeit zur Verfügung, sofern wir offen dafür sind, sie zu empfangen. Heilende Energie kann als Licht-, Farb- oder Klangschwingung erfahren werden und/oder als jede Art von visuellem Bild, das wir als heilend erleben.

Die Heilerin versteht sich als einen Kanal, durch welchen die heilende Energie fließt. Sie zieht diese Energie in ihren Körper, entweder durch einen Willensakt oder einfach, indem sie sich empfänglich dafür macht. Sie kann diese Energie benutzen, um sich selbst zu heilen, sie kann sie aber auch auf andere Lebewesen übertragen. Das Heilen ist ein Akt der Liebe, und zu lieben ist ein Akt des Heilens. Die Heilerin gelangt selbst ebenfalls jedesmal in den Genuß der heilenden Energie, wenn sie ihren Körper zum Kanal für diese Energie macht. Dadurch erschöpft sie sich niemals, da sie nie von ihrer eigenen Energie Gebrauch macht.

Der Prozeß der Heilung wird nicht einfach dadurch eingeleitet, daß wir für die universelle Energie empfänglich werden. Er beinhaltet mehr als die Arbeit mit visuellen Vorstellungen, Handauflegen und Atemenergie. Heilen ist eine Reise tief ins eigene Innere – eine Suche nach der Seele, nach der eigenen Essenz. Heilen versucht, die inneren und äußeren Welten in Harmonie zu bringen, sie miteinander zu verbinden und zu integrieren. Heilen ist die Wiedervereinigung von Körper, Geist und Seele.

Diese innere Reise ist ein Prozeß, in dessen Verlauf sich allmählich ein höheres Maß an Selbst-Gewahrsein entwickelt. Dabei ist es unumgänglich, daß wir uns mit unseren Überzeugungen über Krankheit und Gesundheit auseinandersetzen. Wir alle haben gelernt, krank zu sein. Wir gehen von der Voraussetzung aus, daß unser Körper schwach und anfällig ist und daß nur ausgebildete Ärzte heilen können. Wir haben gelernt, mit unangenehmen Situationen fertig zu werden, indem wir krank werden, statt uns direkt und ehrlich mit diesen Situationen auseinanderzusetzen.

Kranksein ist die Art, wie unser Körper signalisiert, daß irgend etwas nicht stimmt. Wenn wir lernen, auf diese Botschaften von Anfang an zu reagieren (beim ersten Steifwerden der Muskeln beispielsweise), können wir den Lauf der Dinge verändern und das Ausbrechen vieler Krankheiten verhindern. Achte darauf, wann du krank wirst. Was ist unmittelbar vor der Krankheit mit dir geschehen? Bist du in der Lage, rechtzeitig kürzerzutreten und dich zu entspannen, oder ist für dich die einzige Möglichkeit, zur Ruhe zu kommen, daß du an Grippe erkrankst? Wie oft hast du, wenn du wütend oder traurig warst, dies nicht zum Ausdruck gebracht und dann Rückenschmerzen bekommen? Ist Krankwerden die einzige dir bekannte Art, um Liebe und Aufmerksamkeit zu bitten?

Es kann hilfreich sein, Krankheit als eine Metapher zu verstehen. An welchen Stellen in deinem Körper hältst du Spannungen fest? Sind es die Beine, die Schultern, der Hals- und Nackenbereich? Welche Teile deines Körpers versagen am häufigsten ihren Dienst? Was assoziierst du persönlich mit diesen Körperteilen? Unsere Alltagssprache ermöglicht uns Einblicke in einen großen Teil dieser Symbolik. So sagt man beispielsweise: «Sie hat die Nase gestrichen voll.» – «Er kann nicht auf seinen eigenen Füßen stehen.» – «Sie hat kein Rückgrat.» – «Er trägt die Last der ganzen Welt auf seinen Schultern.»

Viele esoterische Heiltraditionen bezeichnen die linke Körperseite als die rezeptive und die rechte als die aktive. Es könnte eine hilfreiche Metapher sein, die rezeptive (linke) Seite als das zu verstehen, was wir in diese Welt mitgebracht haben, und die rechte Seite als die Art, wie wir uns aktiv in die Zukunft bewegen. Die Charakteristik der linken und der rechten Seite läßt sich noch genauer beschreiben, wenn wir zwischen dem oberen und dem unteren Bereich unterscheiden, so daß der Körper in vier Bereiche untergliedert wird. Jeder dieser Quadranten steht mit einer bestimmten Thematik in Verbindung. Wenn Störungen in einem dieser Körperbereiche auftreten, so frage dich, ob das, was in deinem Leben vor sich geht, etwas mit einem der Themen zu tun hat, die dem betreffenden Körperteil zugeordnet werden. Die linke Körperseite steht in Beziehung zur Vergangenheit, zu dem, was wir mit in die Welt gebracht haben. Die rechte Seite steht in Beziehung zur Zukunft, zu unserer Fähigkeit, uns im Leben vorwärts zu bewegen. Wenn sich die beiden Körperseiten in Harmonie befinden, sind wir völlig im Jetzt präsent.

Der obere Teil der linken Körperseite repräsentiert unsere Beziehungen und die physische Energie, die unsere Gene enthalten. Der untere Teil der linken Körperseite steht in Beziehung zu den Stärken und Begrenzungen, die wir in dieses Leben mitgebracht haben. Der obere rechte Teil des Körpers entspricht unserer Fähigkeit, mit Hilfe der tiefsten Weisheit unseres Herzens Entschlüsse zu fassen. Der untere Teil der rechten Körperseite ist der Ort, wo wir Information und Energie für die Zukunft speichern sowie darüber, in welcher Beziehung wir zu unserer Lebensaufgabe stehen.

Unsere Gefühle haben ebenfalls eine starke Auswirkung auf unsere körperliche Verfassung. Sowohl das Leugnen von Gefühlen wie auch Gefühlsexzesse erzeugen im Körper Streß, was schließlich zum körperlichen Zusammenbruch führt. Die östliche Medizin stellt eine klare Beziehung zwischen verschiedenen emotionalen Zuständen und den Organsystemen des Körpers her.[2] Die folgende Zusammenfassung kann dir möglicherweise bei deinem Heilungsprozeß helfen:

2 Eine gute, allgemeinverständliche Einführung in diese Zusammenhänge bietet *Das große Buch der chinesischen Medizin* von Ted J. Kaptchuk (O. W.

Organsysteme	Emotion
Leber, Augen, Bänder, Gallenblase	Wut, Zorn
Herz, Dünndarm, Ohren, Sinnesorgane	Freude
Milz, Muskelfleisch, Magen	Sympathie
Lunge, Haut, Mund, Dickdarm, Haar	Kummer
Nieren, Knochen, Harnröhre, Anus, Blase	Angst

Wenn wir uns darum bemühen, einen angemessenen Ausdruck für unsere Gefühle zu finden, wird unser Leben ausgewogener. Dadurch verringert sich der Streß sowie auch die Gefahr, daß wir unseren Körper vorzeitig abnutzen. Doch wäre es gefährlich anzunehmen, daß Krankheiten lediglich durch das Leugnen von Gefühlen entstehen. Der Körper wird ebensosehr durch Umweltgifte belastet, und glückliche Gedanken allein vermögen dies nicht auszugleichen. Unseren eigenen Körper zu reinigen ist ein erster Schritt auf dem Weg zur Reinigung des Körpers der Erde. Wenn wir lernen, uns im Zustand des Gleichgewichts auf der Erde zu bewegen, wird sich unser Bewußtsein auf natürliche Weise so entwickeln, daß die Sorge um die Welt, in der wir leben, zu unserem wichtigsten Anliegen wird. Wir können letztlich nicht wirklich für uns selbst sorgen, wenn wir uns nicht gleichzeitig um die Belange der Erde kümmern. Es würde zu weit vom Thema dieses Kapitels wegführen, hier näher auf die Notwendigkeit und die Möglichkeiten einer Reinigung der Umwelt einzugehen. Doch wäre jeder Text, der sich mit Heilung befaßt, unvollständig, wenn darin nicht die Tatsache anerkannt und erwähnt wird, daß unsere individuelle Heilung in enger Beziehung zur Heilung der Erde und aller Lebewesen steht.

Beim Prozeß des Heilens geht es darum herauszufinden, wo die Energie blockiert ist, und zu lernen, diese Blockaden aufzulösen. Obgleich eine Heilung augenblicklich eintreten kann, handelt es sich doch meist um einen allmählichen Prozeß fortschreitender Bewußtwerdung. Dein Körper ist nicht über Nacht krank geworden, und so wird es auch gewöhnlich länger als eine Nacht dauern, ihn zu heilen. Der ständige Druck und Streß in unserem Leben nutzt den Körper ab, so wie der

Barth, München 1988). («Der Klassiker des Gelben Kaisers» von Ilza Veith ist sehr speziell).

Regen, der unentwegt auf einen Felsen fällt, diesen schließlich zu einem winzigen Steinchen abgeschliffen hat.[3]

Krankheiten geben uns häufig Gelegenheit, uns selbst zu entdecken und zu wachsen. Solange wir gesund sind, nehmen sich die meisten von uns nicht die Zeit, über sich selbst nachzudenken, darüber, wer wir sind, woher wir kommen und wohin wir gehen. Oft machen wir uns nur in Krisenzeiten oder wenn wir krank sind die Mühe, uns einmal intensiv mit uns selbst zu beschäftigen. Wenn wir solche Zeiten dazu nutzen, uns unserer selbst bewußter zu werden, so sind wir auf dem Wege zu einem glücklicheren, gesünderen und erfüllteren Leben. (Es ist nicht immer möglich, sich auf dem Höhepunkt einer Krankheit mit den eigenen Überzeugungen und Gefühlen auseinanderzusetzen. Manchmal wird zu diesem Zeitpunkt unsere gesamte Energie dazu benötigt, das physische Leiden zu lindern. Später jedoch, wenn wir wieder ein gewisses Maß an physischer Stärke zurückerlangt haben und die Schmerzen nachlassen, sind wir besser in der Lage, uns damit zu beschäftigen, was zur Entstehung der Krankheit beigetragen haben könnte.)

Oft findet in unserem Inneren ein Kampf auf Leben und Tod statt. Manchmal kann die Entstehung einer lebensbedrohenden Krankheit eine große Chance zu wählen beinhalten, einem kosmischen Weckruf gleich. Es ist ein Ruf, der uns auffordert, uns auf eine sehr sanfte, liebevolle Weise selbst zu prüfen. Wer bin ich? Warum bin ich hier? Wie bin ich in die momentane Situation hineingeraten? Was muß geschehen, damit diese Situation umgewandelt wird? Bin ich bereit, dies zu tun? Kann ich freundlich und mitfühlend mit mir selbst umgehen? Immer wenn wir auf diese Weise vom Leben herausgefordert werden, müssen wir Entscheidungen treffen. Welche Heilmethoden stehen uns zur Verfügung, und welche unter diesen Methoden sollen wir wählen? Heilmethoden müssen sich nicht gegenseitig ausschließen. Es geht hier nicht um ein Entweder-Oder. Wir können uns beispielsweise dafür entscheiden, mit Affirmationen zu arbeiten, unsere Ernährung umzustellen und uns außerdem einer Bestrahlungsbehandlung zu unterziehen.

3 In der westlichen Medizin hat Dr. Hans Selye Pionierarbeit bezüglich der Dokumentation physiologischer Reaktionen auf Streß geleistet, der durch emotionale Faktoren und durch Umweltgifte entsteht. Sein bekanntestes Buch ist *Streß – mein Leben*, Fischer TB 5622.

Heilung kann beinhalten, daß wir sterben. Jeder von uns ist letztlich «sterbenskrank». Einfach aufgrund der Tatsache, daß wir geboren worden sind, werden wir auch sterben. Wir können dieser Realität nicht entkommen. Unsere Krankheiten geben uns die Möglichkeit, bewußter zu werden. Es ist möglich, daß wir während des Heilungsprozesses, während wir Gewahrsein entwickeln, sterben. Der Tod bedeutet jedoch nicht, daß unsere Bemühungen gescheitert sind. Es ist auch möglich, daß wir uns von einer bestimmten Krankheit heilen und doch letztlich nicht geheilt sind, weil die Angst und die Anhaftungsmuster immer noch unser Leben beherrschen. Wir können frei von physischen Krankheiten sein und doch mit verschlossenem Herzen leben. Wir können unter chronischem Schmerz oder unter einer chronischen Krankheit leiden und ein offenes Herz haben. Und wir können vom Krebs zerfressen, aber mit einem offenen Herzen sterben und dabei sanft unseren Körper loslassen.

Ganz gleich, wie krank wir sind, ganz gleich, welche emotionale oder geistige Grundlage unsere Krankheit hat und ob wir diese verstehen oder nicht, in jedem Fall können wir uns selbst und anderen mit einer Haltung des Mitgefühls begegnen. So viele Menschen leiden heutzutage an Krankheiten und Schmerzen, von denen sie glauben, sie selbst hätten sie verursacht. Sie fühlen sich für ihre Krankheiten verantwortlich und fühlen sich schuldig und traurig, weil sie nichts daran ändern können. Wir müssen unseren Krankheiten gegenüber verantwortlich sein. Und das bedeutet zuallererst, daß wir mitfühlend und freundlich zu uns selbst sind. Es kann beängstigend wirken, krank zu sein und unter Schmerzen zu leiden. Es kann beängstigend sein, sich machtlos zu fühlen. Und ebenso beängstigend kann es sein, sich für die Krankheit verantwortlich zu fühlen und nicht in der Lage zu sein, etwas daran zu ändern. Es entspringt sicherlich den besten Absichten zu sagen: «Ich habe dies verursacht; deshalb muß ich, wenn ich es richtig anstelle, auch in der Lage sein, es zu heilen.» Besser ist es zu sagen: «Meine Gedanken, Gefühle und Einstellungen *könnten* bei der Entstehung dieser Krankheit eine Rolle gespielt haben. Ich habe nicht die völlige Kontrolle über sie. Ich habe aber die Macht, Entscheidungen zu treffen, Verhaltensweisen zu verändern und mir selbst mit einer sanften, liebevollen Haltung zu begegnen.»

Ich habe weiter unten eine Liste von Krankheiten und Körperbereichen samt den ihnen oft zugeordneten Assoziationen beigefügt. Diese

Liste soll keineswegs Heilbehandlungen ersetzen. Vielmehr ist sie als Hilfe für den Anfang gedacht, die uns zu einem Ort innerer Klarheit geleiten soll. Sie enthält keine absoluten Wahrheiten. Der Grund, weshalb deine Freundin sich ein Bein gebrochen hat, muß nicht unbedingt der gleiche Grund sein, aus dem *du* dir ein Bein gebrochen hast. Die Suche nach der Ursache deiner Krankheit und der Versuch, mehr Verantwortung für die eigene Gesundheit zu übernehmen, beinhaltet nicht, daß du dich selbst schlecht machen sollst, wenn du krank wirst. Eine solche negative Selbstbeurteilung behindert dich nur in deinem Fortschritt. Ebensowenig ist es deine Sache, darüber zu befinden, warum jemand anders erkrankt ist. Wir können den Stand der Evolution oder der spirituellen Entwicklung anderer Menschen nicht aufgrund ihres Gesundheitszustandes beurteilen. Leiden ist nicht unbedingt ein Zeichen für ein hohes Maß spiritueller Entwicklung. Dies zu glauben kann dich in deiner Entwicklung behindern. Andererseits ist auch körperliche Gesundheit kein Gradmesser für deinen Entwicklungsstand. Jede Situation ist einzigartig. Selbst wenn es uns gelingt, die Verbindung zwischen Gefühlen und einer Krankheit herzustellen, befreit uns dies nicht unbedingt und in jedem Fall von Krankheit. Doch läßt sich jede Situation verbessern, und gewöhnlich lassen sich die meisten Situationen in einem wesentlich stärkeren Maß verbessern, als wir dies oft für möglich halten.

Es kann vorkommen, daß wir an einer Krankheit leiden, für die wir keinerlei Grund zu erkennen vermögen, zumindest nicht in unserem derzeitigen Leben. Dies könnte darauf hindeuten, daß etwas aus einem anderen Leben «durchblutet». Manche Menschen bezeichnen so etwas als karmische Krankheit. Doch auch solche Phänomene lassen sich verändern. Oft hat ein Kind, das mit einer Behinderung geboren worden ist, sich dafür entschieden, etwas Bestimmtes aus dieser Situation zu lernen. (Das sollte uns jedoch nicht daran hindern zu versuchen, das Leiden eines solchen Kindes zu verringern, denn alles andere wäre eine schwerwiegende Fehldeutung des Phänomens Karma.) Es kann auch sein, daß wir uns auf einer sehr tiefen Ebene dafür entschieden haben, eine bestimmte Krankheit zu bekommen, um mehr über jene Krankheit zu lernen oder um eine Lektion zu lernen, von der wir das Gefühl haben, daß diese Krankheit sie uns am besten nahebringt. Manchmal ist ein kurzzeitiges Trauma erforderlich, um die Schwingungen des Körpers zu verändern. Was auch immer der Grund für unsere Krankheit sein mag, wenn wir uns ernsthaft bemühen, sie zu verstehen, und, was am wichtigsten ist, wenn wir freundlich und liebevoll zu uns selbst sind, ganz gleich, ob wir sie «verstehen» oder nicht, können wir sicher sein, daß wir wachsen und uns verändern werden.

Es folgt eine Liste von Krankheiten und Körperbereichen sowie von Assoziationen, die häufig mit den beiden ersteren verbunden werden. Zweck dieser Liste ist es, eine Art der Untersuchung aufzuzeigen, durch die wir das Wissen über uns selbst vertiefen können. Die Liste will keine allgemeingültige und vollständige Zusammenstellung der emotionalen Ursachen von Krankheiten sein. Eine gute Möglichkeit, mit dieser Liste zu arbeiten, wäre: Wenn du unter Arthritis leidest, könnte ein Versuch der Heilung darin bestehen, daß du dich fragst, wie du in deinem Leben mit Wut umgehst. Wie oft fühlst du dich wütend? Was passiert, wenn du dich wütend fühlst? Eine unangebrachte Weise, mit der Liste zu arbeiten, wäre anzunehmen, daß alle Menschen, die unter Arthritis leiden, Schwierigkeiten mit ihrer Wut und ihrem Zorn haben.

Liste von Krankheiten und Beschwerden

Alkoholmißbrauch: Starke Sensibilität oder Kreativität, für die keine Ausdrucksmöglichkeiten gefunden werden. Unangemessener Ausdruck von Kummer, «Ertränken der eigenen Sorgen».

Arthritis: Schwierigkeiten mit dem Ausdruck von Wut und Zorn sowie mit dem Loslassen derselben.

Asthma: Ein Mensch, eine Einstellung oder eine Situation, die erstickend wirkt. Etwas, das wir nicht «von unserer Brust abschütteln» können.

Augen: Etwas, das wir nicht sehen wollen. Die Fähigkeit, auf vielen verschiedenen Ebenen zu sehen.

Brüste: Schwierigkeiten, sich selbst Nahrung zu geben; übermäßiges Nähren anderer.

Diabetes: Verbitterung, verhärtet von Trauer und Verzweiflung; zu wenig Liebenswürdigkeit.

Durchfall: Versuch, negative Gefühle oder Situationen zu eliminieren; zu exzessiv; nicht in der Lage, etwas Notwendiges zu absorbieren.

Erbrechen: Der Versuch, sich von schmerzhaften oder negativen Gefühlen zu befreien.

Erkältungen: Unfähigkeit zu weinen.

Füße: Die Fähigkeit, sich zu erden und zu zentrieren und die Erdenergie aufzunehmen. Bereitschaft, «auf den eigenen Füßen» zu stehen. Erkenntnis, daß alles Lebende voneinander abhängig ist.

Grippe: Angst, Erschöpfung, Depression angesichts der materiellen Wirklichkeit.

Hände: Die Fähigkeit, Dinge in den Griff zu bekommen. Wie wir das Leben «handhaben».

Haut: Fähigkeit zu spüren und zu berühren; zu «dickhäutig» oder zu «dünnhäutig»; Individualität und Schutz.

Herz: Die Fähigkeit, Gefühle der Liebe und des Mitgefühls auszudrücken. Mitteilsamkeit; tiefe Traurigkeit, im wahrsten Sinne des Wortes ein «gebrochenes Herz».

Kehle: Kreativität; die Fähigkeit, eine Idee zu verwirklichen; Kommunikationsfähigkeit; Worte «bleiben im Halse stecken».

Knie: Unflexible Einstellungen; Mangel an Bescheidenheit.

Knöchel: Unfähigkeit «weiterzugehen».

Kopfschmerzen: Nicht geerdet, zu «verkopft», nicht mit den eigenen Gefühlen oder mit dem eigenen Körper in Kontakt. Gefühle der Unzulänglichkeit; Konformitäts- oder Perfektionsdruck.

Krampfadern: Durch Wut blockiert; sich in einer verhaßten Situation befinden.

Krebs: blockiertes Wachstum; Unfähigkeit, Gefühle zum Ausdruck zu bringen; Unfähigkeit, sich selbst oder andere auf die richtige Weise zu nähren.

Lunge: Kummer; Gefühl, daß kein Raum vorhanden ist, daß man nicht atmen kann; Zweifel; kann das Leben bzw. den Atem nicht einlassen.

Magen: Die Fähigkeit, etwas aufzunehmen und zu verdauen. Etwas, das wir nicht verdauen (engl.: *can't stomach*) können.

Magengeschwüre: Angst, daß etwas die Eingeweide «auffrißt».

Mund: Schwierigkeiten, die eigene Meinung zu vertreten; die Unfähigkeit, das Selbst zu nähren; Schwierigkeiten, Zorn auf angemessene Weise zum Ausdruck zu bringen.

Nieren: Fähigkeit, Angst auszudrücken und sich dadurch von ihr zu befreien.

Ohren: Etwas, das wir nicht hören wollen. Die Fähigkeit, auf vielen Ebenen zu hören.

Rücken: braucht mehr Unterstützung; hat «kein Rückgrat»; Probleme mit Abhängigkeitsgefühlen; rigide oder unflexible Einstellungen; Mißbrauch der Willenskraft.

Schultern: Gefühl, überlastet zu sein. «Die Last der Welt» auf den Schultern tragen. Die Fähigkeit, Freude zum Ausdruck zu bringen.

Vaginitis: Die Unfähigkeit, sich von schmerzhaften sexuellen Erfahrungen zu lösen; Probleme mit der Sexualität.

Verstopfung: Weigerung, einen Menschen, eine Situation oder eine Einstellung loszulassen; Haften an Gefühlen oder Überzeugungen.

Zähne: Weisheit; Treffen von Entscheidungen; Aggression ausdrücken.

Zahnfleisch: Schwierigkeiten, sich verbal zu äußern; Schwierigkeiten, Entscheidungen zu treffen; Probleme mit Aggression.

Selbstheilung

Um Selbstheilung zu praktizieren, entspanne, vertiefe und schütze dich. Wenn du möchtest, kannst du auch einen speziellen geistigen Raum für die Heilung schaffen. Begib dich in diesen Raum, und visualisiere dich umgeben von heilender Energie. Diese Energie kannst du als Licht-, Farb- oder Klangschwingungen visualisieren oder als jede Art von Bild, das du mit Heilung assoziierst. Du kannst diese Energie auch als eine warme Strahlung oder als ein Prickeln spüren.

Selbstheilung kannst du praktizieren, wann immer es dir angenehm ist. Wenn du es vor dem Einschlafen üben möchtest, kannst du dir selbst suggerieren, daß die Heilung während der Nacht fortgesetzt werden wird und daß du entspannt, hellwach und erfrischt aufwachen wirst. Auch die Zeit vor dem Zubettgehen eignet sich besonders gut für heilende Affirmationen. Sich jeden Abend unmittelbar vor dem Einschlafen zu entspannen ist ohnehin empfehlenswert, weil es einen wirklich erholsamen Schlaf garantiert. Oft schlafen Menschen mit der gleichen Anspannung ein, in der sie sich auch tagsüber befinden, was zur Folge hat, daß der Schlaf sie gar nicht erfrischt und heilt. Sobald du dich entspannt hast, wiederhole Affirmationen wie die folgenden: «Vollkommene Gesundheit ist der natürliche Zustand meines Seins.» – «Ich werde einen angenehmen, erholsamen Schlaf haben und mit neuer Energie erfüllt aufwachen.» – «Jede Zelle meines Körpers regeneriert sich, mein Herz pumpt gleichmäßig und kräftig, meine Lunge füllt sich mit heilender Energie, und beim Ausatmen scheide ich alle Gifte aus meinem Körper aus.» – «Meine Wirbelsäule ist gelöst, meine Muskeln und Sehnen sind entspannt.» – «Ich bin eine starke, dynamische Frau und voller Energie.»

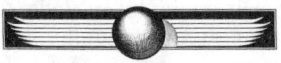

Heilender Raum

Entspanne, vertiefe und schütze dich. Visualisiere dich an einer verlassenen Meeresbucht. Wandere über den gewundenen Strand, und sei dir dabei der Wärme der Sonne auf deinem Körper und der salzigen Meeresluft bewußt. Höre das Geräusch der Wellen, die gegen den Strand klatschen, und laß dich von ihnen beruhigen. Setze deinen Weg fort, und erlebe, wie du durch die Dünen gehst. Nun kommst du an den Eingang einer Höhle. Trete in die Höhle ein, geleitet von meiner Stimme, und bewege dich durch das Labyrinth der Zeit. Gehe durch die Gänge, die sich abwärts, tiefer in die Erde hinein winden. Nun gehst du nach links und gelangst in den heilenden Raum. Es ist ein sehr schöner Raum, der tiefe Ruhe ausstrahlt. Dort trittst du in Kontakt mit der ruhigen, expansiven Kraft in dir und empfängst reine Energie aus dem Universum.

Sieh und spüre diese vibrierende, pulsierende Energie um dich herum. Du badest in der Wärme und in der Glut dieser Energie. Nimm sie in deinen Körper auf, während du einatmest. Benutze diese Energie wie eine sanfte Massage, um die Spannung zu beseitigen, und während du ausatmest, lasse die Spannung abfließen. Spüre, wie die Energie ebenso wie dein Blut durch deinen Körper zirkuliert. Lasse sie tief in das Mark deiner Knochen eindringen.

Atme tief, und nimm diese heilende Energie in dich auf. Leite sie in deine Beine und Füße. Lasse sie in deine Beine und Füße fließen, so wie das Blut deinen Körper durchfließt. Wenn du ausatmest, lasse die Spannung abfließen. Heilende Energie fließt in deine Beine und Füße, und dein Körper kehrt in seinen natürlichen Zustand der Gesundheit zurück.

Atme tief, und schicke die heilende Energie in den Bereich deines Beckens. Lasse die Energie durch dein Becken fließen und dort vorhandene Spannungen beseitigen. Lasse die Spannungen beim Ausatmen abfließen.

Atme tief, und schicke die Energie jetzt in deinen Bauch. Lasse die Energie alle deine Organe füllen. Jede Zelle und jedes Gewebe wird mit heilender Energie gefüllt. Heilung ist nichts weiter, als gesunde Energiemuster wiederherzustellen, so wie du es im Augenblick tust.

Atme tief, und fülle deine Brust mit heilender Energie. Lasse jede Zelle und jedes Gewebe sich mit heilender Energie füllen. Während du ausatmest, befreist du dich von Spannungen und Giften, und dein Körper kehrt in seinen natürlichen Zustand der Gesundheit zurück.

Atme tief, und schicke die heilende Energie in deinen Rücken. Dein Rücken, deine Schultern und dein Hals sind mit heilender Energie gefüllt. Alle deine Muskeln und Sehnen sind völlig entspannt. Heilende Energie durchfließt deinen Rücken, deine Schultern und deinen Nacken, und du kehrst in einen Zustand vollkommener Gesundheit zurück.

Atme tief, und schicke die heilende Energie in deine Arme und Hände. Lasse die Energie an deinen Armen entlang abwärtsfließen, so wie das Blut durch deinen Körper fließt.

Und atme wieder tief, und nimm die heilende Energie in dich auf. Sende sie nun in deinen Kopf. Fülle deine Lippen, deinen Unterkiefer, deine Wangen, deine Augen, deine Nase, deinen Mund und deine Ohren mit Energie. Spüre, wie die Energie in deine Schädeldecke fließt. Diese Energie umgibt dich ständig, und sie steht dir jederzeit zur Verfügung.

Entspanne dich eine Weile in diesem heilenden Raum. Fülle dich mit der Essenz der Göttin. Spüre und fühle deine Verbindungen zum gesamten Kosmos. Dies ist dein Raum. Du hast ihn geschaffen. Du kannst hierhin zurückkehren, wann immer du das Bedürfnis verspürst, dich zu entspannen und dich der heilenden Energie des Universums zu öffnen. Wann immer du bereit bist, kannst du die Höhle verlassen und am Strand entlang zurückgehen, aufwärts und zurück in deine gewöhnliche Realität im Wachzustand. Du wirst entspannt, erfrischt und angefüllt mit heilender Energie zurückkehren.

Heilung verbreiteter Beschwerden

Es gibt auch spezifische Atemübungen, die Halsschmerzen und Erkältungssymptome lindern oder heilen. Probiere diese Atemübungen aus, wenn du das Gefühl hast, daß sich ein Husten ankündigt. Rolle deine Zunge auf, wie eine Katze es tut, und fange dann an, durch den Mund einzuatmen und durch die Nase auszuatmen. Dein Mund wird sich dabei sehr trocken anfühlen, aber versuche, mit dieser Übung mehrere Minuten lang fortzufahren. Wiederhole sie stündlich, bis das Halsschmerz-Gefühl verschwunden ist. Ich habe dies selbst mit Erfolg ausprobiert.

Auch bei verstopfter Nase kann diese Übung Wunder wirken. Lege Daumen und Zeigefinger auf die Punkte zu beiden Seiten der Nase unmittelbar unter deinen Augen. Benutze deine linke Hand, wenn du Rechtshänderin bist, und umgekehrt. Wende nun die Technik der Atempause an. Atme durch die Nase ein, atme durch die Nase aus, und während die Luft die Lunge verlassen hat, stelle dir vor, daß heilende Energie in deine Nase fließt und die Verstopfung beseitigt. Wenn du das Gefühl hast, wieder einatmen zu müssen, dann tue dies, und fahre mit der Übung fort. Versuche, diese Übung mindestens zwei Minuten lang ununterbrochen auszuführen, und halte deine Lunge so lange wie möglich leer, während du die heilende Energie visualisierst. Du wirst wahrscheinlich ein leises Knistern hören, während die Nase frei wird. Führe diese Übung so oft wie nötig aus, bis der Zustand beseitigt ist.

Man kann diese Übung auch bei Atemproblemen anwenden, die mit Asthma zusammenhängen. In diesem Fall setze Daumen und Zeigefinger der linken Hand, wenn du Rechtshänderin bist, bzw. umgekehrt, auf beide Seiten des Halses, unmittelbar über deinem Schlüsselbein. Wende die gleiche Atemmethode an wie zuvor. Du kannst deine Finger dabei auch weiter unten auf deine Brust legen. Probiere beide Varianten aus, und finde heraus, welche dir bessere Dienste leistet. Die Atemtechnik ist in beiden Fällen die gleiche.

Beseitigung von Schmerz

Schmerz ist immer ein Signal dafür, daß irgend etwas nicht in Ordnung ist. Bevor du versuchst, einen Schmerz zu beseitigen, solltest du seine Ursache herausfinden. Beispielsweise können scheinbar simple Bauchschmerzen ein Anzeichen für eine Blinddarmentzündung sein. Und wenn du einen verstauchten Knöchel von Schmerz befreist, dann denke daran, daß der Knöchel, auch wenn du keinen Schmerz mehr spürst, wahrscheinlich immer noch verletzt ist und noch einige Zeit braucht, um vollständig geheilt zu werden. Deshalb solltest du ihn nicht zu schnell wieder belasten, indem du wie gewohnt herumläufst.

Du kannst Schmerz beseitigen, indem du in die Tiefe gehst und zu dir selbst sagst, daß du von zehn bis eins zählen wirst und daß du dich frei von Schmerz und gut fühlen wirst, wenn du die Zahl Eins erreicht hast. Zähle dann langsam, und wenn du die Zahl Eins erreicht hast, wird der Schmerz verschwunden sein. Wenn es sich um einen starken Schmerz handelt, kannst du dieses Verfahren mehrmals anwenden, und/oder eine Freundin kann dir helfen, tiefer zu gehen, und sie kann dir Affirmationen geben. Formuliere Affirmationen immer auf positive Weise. Wenn du beispielsweise Kopfschmerzen hast, könntest du sagen: «Mein Kopf fühlt sich klar und angenehm an», statt zu sagen: «Mein Kopfschmerz ist verschwunden.» Benutze die Gegenwartsform, wenn du Affirmationen wiederholst. Sage: «Mein Kopf fühlt sich», statt zu sagen: «Mein Kopf wird sich fühlen.» Andernfalls stellt dein Geist keine Verbindung zum gesprochenen Wort her.

Heilen mit Farben

Beim Heilen mit Farben visualisiert die Heilerin die benötigte Farbe und atmet sie dann in ihren Körper oder sendet die Farbe in den Körper der Person, die sie heilt. Du kannst das Farbheilen in Verbindung mit dem Handauflegen praktizieren. Dann sendest du die benötigte Farbe durch deine Hände in den Körper der Person, die du heilst. Oder du kannst die benötigte Farbe zu der behandelten Person senden, ohne sie zu berühren oder ohne am gleichen Ort zu sein wie sie.

Du wählst die notwendige Farbe, gehst in die Tiefe und fragst dich, welche Farbe oder welche Farben diese Person braucht. Es folgt eine Liste von Assoziationen, die häufig mit bestimmten Farben in Verbindung gebracht werden:

ROT: Stärke, Energie und Vitalität; verstärkt die Zirkulation und lindert Schmerz.

ORANGE: Wirkt tonisierend auf das Nervensystem; wird bei Brusterkrankungen und bei Bronchitis benutzt.

GELB: Stärkt die Nerven; verringert Schwellungen und verbessert den Fluß der Gallenflüssigkeit; wird bei Hautproblemen eingesetzt.

GOLDGELB: Ein Gleitmittel; beseitigt Verstopfung.

GRÜN: Stärkt die Vitalität; löst Blutklumpen auf; stellt das Gleichgewicht wieder her.

GELBGRÜN: Wird bei Verlust des Enthusiasmus und zur Regeneration des Körpers benutzt.

BLAUGRÜN: Wirkt beruhigend fiebersenkend.

TÜRKIS: Wirkt beruhigend und lindert Kopfschmerzen.

BLAU: Wirkt betäubend, fieber- und blutdrucksenkend.

VIOLETT: Beruhigt, lindert Krämpfe und fördert den Schlaf; lindert psychischen Streß.

TIEFROT: Gut bei Herzproblemen und für das emotionale Gleichgewicht.

INDIGO: Wirkt reinigend; lindert Schwellungen; bei Ohren- und Augenproblemen; wirkt sedierend.

PURPUR: Stimuliert die Venen; lindert Verdauungsstörungen.

WEISS: Es ist schön, beim Farbheilen mit dieser inspirierenden Farbe zu enden.

Heilende Energie spüren

Setze dich in einer dir angenehmen Position hin. Stelle die Füße fest auf
den Boden und/oder benutze eine Visualisation, um dich zu erden. Entspanne, vertiefe und schütze dich nun. Visualisiere, daß du von heilender Energie umgeben bist. Reibe die Hände schnell gegeneinander, um
die Energie zum Fließen zu bringen. Ziehe beim Einatmen heilende
Energie in deinen Körper, und laß beim Ausatmen alle Spannung abfließen. Nachdem du dies einige Minuten lang getan hast, fahre fort,
heilende Energie einzuatmen, aber sende sie nun beim Ausatmen durch
die Arme in die Hände, und lasse sie aus den Fingerspitzen austreten.
Halte die Handflächen gegeneinander, aber so, daß sie sich nicht berühren. Achte auf Empfindungen, die zwischen deinen Händen auftreten. Spiele mit dieser Energie ein paar Minuten lang. Spürst du die
Energie? Fallen dir irgendwelche Unterschiede auf, wenn du die Entfernung veränderst? Wenn du ein Gefühl für diese Energie entwickelt hast
und für deine Fähigkeit, sie aus den Händen austreten zu lassen, bist du
bereit, sie zu einem anderen Menschen zu senden. Kehre zu deinem
gewöhnlichen Bewußtsein zurück.

Andere Menschen heilen

Heilenergie sollte man nur Menschen senden, die darum bitten. Jeder
hat das Recht auf eine Privatsphäre, das Recht auf seine eigenen Krankheiten, und wenn ein anderer Mensch nicht um Heilung bittet und wir
sie ihr oder ihm trotzdem schicken, so ist das ein ungebetenes Eindringen in die Privatsphäre der oder des Betreffenden. Wir können durch
unser Verhalten und durch das, was wir sagen, klarmachen, daß wir
bereit sind zu helfen, wenn und wann andere dies wünschen. Wir können für andere nur das tun, was zu tun sie uns gestatten – so frustrie-
rend dies für uns auch sein mag. Wenn wir anderen Menschen heilende
Energie senden, helfen wir ihnen, sich selbst zu heilen. Wir stimmen uns
auf die andere Person und die universelle Energie ein. Diese Energie
übermitteln wir, nicht unsere eigene.

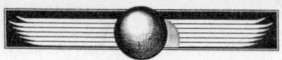

Handauflegen

Du sitzt mit geradem Rücken in einer dir bequemen Haltung. Erde dich, indem du das Bild einer Erdungsschnur benutzt oder dir vorstellst, daß du dich in der Erde verwurzelst. Atme ein paarmal tief, um dich zu entspannen und zu zentrieren. Visualisiere die Energien der Erde und des Himmels, wie sie als Doppelspirale durch deinen Körper tanzen. Gib dir die Affirmation, daß dein Körper, dein Geist und dein Herz miteinander verbunden sind. Reibe deine Hände schnell gegeneinander, um das Fließen der Energie zu spüren.

Wenn mehrere Heilerinnen anwesend sind, sollten sie visualisieren, wie sich ihre Körper, ihr Herz und ihr Geist mit Körper, Herz und Geist der anderen verbinden. Bestärke dich in deiner Absicht durch die Affirmation, daß du für das höchste Wohl des Ganzen arbeiten willst. Lege nun deine Hände auf den Körper der Person, die geheilt werden soll. Dabei liegt eine Hand auf dem Kopf und die andere auf dem Bauch. Wenn mehrere Heilerinnen anwesend sind, können sie ihre Hände an Stellen legen, wo es angenehm ist, wobei jedoch nicht vergessen werden sollte, auch die Füße anzufassen, damit die Erdung der behandelten Person erhalten bleibt.

Während die Heilerinnen gemeinsam atmen, stellen sie sich die heilende Energie als Licht vor, das von ihren Händen, ihrem Herzen und ihrem Geist ausstrahlt und in den Körper der Person eintritt, die die Behandlung erhält. Die behandelte Person sollte als gesund visualisiert werden. Wenn es sich für dich als Heilerin angenehm anfühlt, die Hände zu bewegen, so ist dagegen nichts einzuwenden. Sende fünf bis zehn Minuten lang Energie, und entferne die Hände dann langsam.

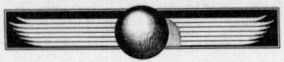

Fernheilung

Du sitzt so, daß deine Füße fest auf dem Boden stehen. Atme tief ein und aus, und stelle dir eine Erdungsschnur vor oder Wurzeln, die in die Erde hinabwachsen. Atme ein paarmal tief ein und aus, um dich zu entspannen, und zentriere dich. Stelle dir die Energie der Erde und des Himmels als zwei Spiralen vor, die eine im Körper auf-, die andere absteigend. Fühle, wie dein Herz weit wird, während die Doppelspirale durch deinen Körper tanzt. Visualisiere die Person, die du heilen willst, als gesund. Stelle dir vor, daß Energie aus deinem Herzen und Geist in Form von Lichtwellen ausstrahlt, die sich ausbreiten und die Person, die du heilen willst, umhüllen und die dann zu dir zurückkehren. Sende so lange Energie aus, wie du möchtest (fünf bis fünfzehn Minuten), und löse dann das Bild auf. Atme ein paarmal tief, und kehre zu deinem gewöhnlichen Bewußtsein zurück.

6

Die Realität der Mitwirkung beim Schöpfungsprozeß

Als die Welt geschaffen wurde,
ließ Gott alles ein wenig unvollständig.
Statt Brot auf der Erde wachsen zu lassen,
ließ er Weizen wachsen, auf daß wir Brot backen müßten.
Statt die Erde aus Ziegeln zu machen,
machte Gott sie aus Lehm,
auf daß wir den Lehm zu Ziegeln formen müßten.
Warum?
Damit wir zu seinen Partnern werden,
indem wir das Werk der Schöpfung vollenden.

Midrash-Kommentar zur Torah [1]

Wir sind Partner in der Erschaffung der Wirklichkeit. Die Kraft des Lebens, der kreative Geist, existiert sowohl in uns wie auch um uns herum. Wir können niemals völlig von dieser kreativen Kraft getrennt werden, obgleich sie unserem bewußten Gewahrsein verborgen bleiben kann. Wir sind erfüllt von der Kraft der gesamten Schöpfung und von ihr durchdrungen. Aus den gleichen Elementen, aus denen die Erde und

---

[1] Im Judentum gilt die Torah, die aus den fünf Büchern des Moses besteht, als der heiligste unter den biblischen Texten.

die Sterne bestehen, besteht auch unser Körper. Der prozentuale Wasseranteil im menschlichen Körper entspricht in etwa dem prozentualen Anteil an Wasser, das sich auf dem Körper der Erde befindet. Der Prozentanteil an Salz in unserem Blut entspricht dem Salzgehalt der alten Meere. Unsere wahre Kraft tritt in Erscheinung, wenn wir die Kraft des Ganzen sehen und wenn wir unsere wechselseitige Verbundenheit mit dem Ganzen erkennen.

In unserer Kultur stellt man sich Macht und Kraft gewöhnlich als einen «Entweder/Oder»-Zustand vor. Ein Mensch hat entweder Macht oder nicht. Wir haben eine Weltsicht ererbt, die Macht nach außen projiziert. Zu Hause hatten unsere Eltern die Macht. In der Schule haben die Lehrer die Macht. In der Kirche haben die Priester die Macht. Im Staat haben die Politiker die Macht. Man hat uns gelehrt, daß wir aufgrund der herrschenden Kräfte in unserer Umgebung keine Macht haben, selbst zu handeln. Macht wird oft in Form von Dominanz ausgeübt, wobei eine Person, eine Rasse oder eine Ideologie die andere durch direkte Gewalt, durch Gesetze und durch wirtschaftliche Macht beherrscht oder, auf subtilere Weise, durch Sprache, Rituale und Gebräuche. Macht kann auch indirekt durch Manipulation und durch emotionale Erpressung ausgeübt werden. Wir alle haben gelernt, Macht auf unangebrachte Weise auszuüben.

Eine der grundlegenden Überzeugungen des «New Age» ist es, daß wir alle unsere Realität selbst schaffen können. Doch verbirgt sich in dieser Ansicht eine Gefahr, denn wir verfallen damit lediglich von einem Extrem in ein anderes. Früher glaubten wir, wir seien Opfer der äußeren Welt. Nun sind wir zu Opfern unserer inneren Welt geworden. Durch die Sublimierung unserer Machtlosigkeit haben wir eine Phantasie-Überzeugung geschaffen, die beinhaltet, daß wir die völlige Kontrolle über unser Leben haben und es in jeder Hinsicht völlig frei gestalten können. Zunächst mag dies ein starkes Gefühl der Erleichterung vermitteln, da wir aufgrund dieser Sichtweise den Sinn eines zuvor völlig unverständlichen Leidens zu erkennen glauben mögen. Wir stellen fest, daß es viele Türen gibt, die wir zuvor verschlossen gehalten hatten, aus Angst davor, daß wir entweder nicht in der Lage seien, Entscheidungen zu treffen, oder daß wir dazu kein Recht hätten. Wir fangen an, die emotionalen Implikationen zu sehen, die mit den verschiedenen Lebenssituationen verbunden sind.

Doch ist es letztlich nicht weniger schmerzhaft zu glauben, daß alle

Macht sich in unserem Inneren befindet, als zu glauben, daß alle Macht sich außerhalb von uns befindet. «Keine Kontrolle» oder «vollständige Kontrolle» wurzeln beide in einem gespaltenen Geist. Das dualistische Denken nimmt stets eine «Entweder/Oder»-Position ein. Der gespaltene Geist erzeugt ein ungeheures Leiden. Das Problematische am «Schaffen der eigenen Wirklichkeit» liegt darin, daß es letztendlich Schuldgefühle und Selbstvorwürfe erzeugt. Statt gegen die Welt zu kämpfen, kämpfen wir nun gegen uns selbst, wodurch unsere Situation eher noch schwieriger wird.

Die Weisheit des spirituellen Erwachens lehrt uns, daß wir in Wahrheit Mit-Schöpferinnen unseres Lebens sind. Wir sind weder völlig machtlos, noch haben wir die vollständige Kontrolle über unser Leben. In dem dringenden Bedürfnis, eine Veränderung herbeizuführen, im Kummer unseres Gefühls der Verzweiflung und Machtlosigkeit suchen wir manchmal Zuflucht in der Ansicht, daß wir alle unsere Lebensumstände selbst gewählt hätten. Wir fahren fort, unser Leben aus einer reaktiven Haltung heraus zu leben. Wir wehren uns gegen das Gefühl, keine Kontrolle zu haben, und fangen dadurch schließlich an zu glauben, daß wir die völlige Kontrolle hätten. Wir versuchen, entsetzlich schmerzhaften Situationen einen Sinn aufzuzwingen. Verurteilungen und Vorwürfe tauchen in unserem Geist auf. Wir fangen an, Fragen zu stellen wie: Warum sollte ein unschuldiges Kind sich ein Elternhaus suchen, in dem es Inzest erleiden wird – um eine wichtige Lektion im Leben zu lernen? Dies ist ein ziemlich merkwürdiges Verständnis von Wahlmöglichkeit, und trotzdem existiert die Möglichkeit der Wahl. Wir können im gegenwärtigen Augenblick unseren Schmerz loslassen, unsere Wut umwandeln und weiteres Leiden verhindern. Dies ist das Geschenk des Menschseins – unsere ungeheure Fähigkeit, uns zu verändern, zu wachsen, und die Fähigkeit, auch die schwierigsten Situationen zu transformieren.

Zu Partnerinnen beim Prozeß der Schöpfung des Lebens zu werden bedeutet, daß wir die Verantwortung für unser Leben übernehmen müssen. Wir können dem, was in unserem Leben geschieht, mit einer liebevollen Haltung begegnen. Wir können erkennen, daß das Leben ständig in Bewegung ist, sich ständig verändert, und daß dies auch für unsere Gedanken, unsere Gefühle und für alle Situationen gilt. Wir können unsere Entscheidungsfreiheit erkennen und klarere Entscheidungen treffen. Wir können das Leben als einen Kreis sehen statt als eine Entweder/Oder- bzw. Gut/Böse-Situation. Dinge als gut oder schlecht einzuordnen ist nicht hilfreich. Warum? Weil wir unsere Energie dann darauf verwenden, Dinge, die wir für gut halten, anzuziehen und solche, die wir für schlecht halten, von uns fernzuhalten. Wir reagieren unentwegt, statt empfänglich darauf einzugehen, und dies ist sehr erschöpfend. Wenn wir lernen, zu lieben und in Klarheit zu handeln und zu antworten, so bedeutet dies, daß wir uns den Herausforderungen des Lebens stellen, ohne daß wir uns von ihnen hin- und herstoßen lassen.

Wenn wir unserem Leben gegenüber ver-antwortlich sind, so ermöglicht uns dies, als Mit-Schöpferinnen daran teilzuhaben. Wir finden unsere Freiheit, wenn es uns gelingt, wahrhaft auf unser Leben zu antworten, mit Gewahrsein dem Leben gegenüber, und wenn wir unsere Herzen öffnen, um Liebe zu sein. Liebe ist unsere Natur, unser angestammtes Recht. Es gibt nichts, das wir sein oder haben müssen, um Liebe zu verdienen. Wir *sind* Liebe. Wenn wir Liebe sind, ist Wärme und Offenheit da, ein Raum, der alles einschließt. Liebe hat kein Objekt. Liebe ist eine sanfte Kraft. Sie ist unsere Fähigkeit, Güte und Anteilnahme für uns selbst und andere zu empfinden. Mitgefühl angesichts des Schmerzes anderer und Freude angesichts des Erfolgs anderer zu empfinden ist eine große Kraft.

Als Mit-Schöpferinnen unserer eigenen Realität erkennen wir unsere persönliche Verantwortung allem Leben gegenüber sowie unsere Verbundenheit mit dem Leben als Ganzem. Wir alle leben auf dem gleichen Planeten, und die gleiche Sonne scheint auf uns alle herab. Es gilt heute als wissenschaftlich erwiesen, daß alle Rassen genetisch miteinander verbunden sind. Mitochondrische DNS, die außerhalb des Zellkerns gefunden wurde und die nur von der Mutter vererbt wird, wurde in der Plazenta von Hunderten von Frauen auf der ganzen Welt gefunden. Als Menschen sind wir alle miteinander verwandt, und wir alle können unseren Stammbaum auf eine Frau zurückführen, die vor 200 000 Jahren in Afrika gelebt hat.[2]

Das Leben bringt uns sowohl Freude als auch Schmerz. Schon geboren zu werden ist schmerzhaft. Da ist der Schmerz, den das Kind erlebt, wenn es durch den engen, dunklen Geburtskanal in das helle Licht gestoßen wird. Da ist der Schmerz, den die Mutter erlebt, wenn die star-

2 *Newsweek*, 11. Januar 1988, Bd. CXI, Nummer 2.

ken Uterus-Kontraktionen das Kind durch den Geburtskanal treiben. Wir erleben Krankheit und Verluste im Leben. Wir alle haben viel Kummer. Da ist das Alter, und da ist der Tod. Wir können in dieser Welt nicht ohne Schmerzen leben. Doch wir können lernen, nicht am Schmerz festzuhalten und dadurch Leiden zu erzeugen. Wir können lernen, den Schmerz des Lebens zu verstehen, ihn zu akzeptieren und ihn nicht persönlich zu nehmen. Als Mit-Schöpferinnen unseres Lebens können wir lernen, zu lieben und allen unseren Lebenssituationen mit einer liebevollen Haltung zu begegnen und ihnen gewachsen zu sein. Wir können lernen, uns vom Leiden zu befreien.

Die Erfahrungen, die wir haben, und die Situationen, in denen wir uns befinden, sind mit unserer inneren Realität verbunden – mit unseren Gefühlen, Gedanken und Überzeugungen. Wenn wir unsere wahre Macht entdecken, werden die Punkte, an denen wir festhalten – Angst, Wut und Trauer –, offensichtlicher. Doch ist diese Energie brauchbar. Die schmerzhaften Gefühle und Erfahrungen werden zu Kompost, der den Boden unseres Lebens anreichert, so daß ein neues Verständnis und Gewahrsein daraus erwachsen können.

Als Partnerinnen der Schöpfung erkennen wir, daß wir mehr sind als nur physische Körper, Gedanken, Gefühle und Empfindungen. Die meisten von uns haben Erfahrungen mit der Welt jenseits der physischen Sinne gemacht. Wir erhalten Eindrücke von dieser Welt durch unsere Träume und Intuitionen, wenn wir auf die Schwingungen eines anderen Menschen reagieren oder auf die Energie, die andere aussenden, wenn wir Bilder und Auren sehen, wenn wir der inneren Stimme lauschen. Man hat uns gelehrt, viele dieser Erscheinungen zu leugnen oder sie zumindest für weniger wichtig zu halten als das rationale Denken.

Glücklicherweise verändert sich heute die Einstellung gegenüber der nicht-physischen Welt, und sie wird in zunehmendem Maße akzeptiert. Die feministische Bewegung und die lesbisch-feministische Bewegung haben uns dazu ermutigt, uns selbst ernst zu nehmen, unser Menschsein zu erforschen, zu erkennen, daß Träume, Intuitionen, Ahnungen und Gefühle wichtig und zutreffend sind. In der zweiten Phase des Feminismus haben sich Frauen zusammengefunden, um die alte Kunst des Heilens, die Erfahrung der Telepathie und die Erkenntnis der Verbundenheit allen Lebens wiederzuentdecken und diesen Dingen einen ihrer Bedeutung entsprechenden Platz zu geben. Die moderne Psychologie bestätigt die Bedeutung von Träumen. Wissenschaftler sind heute in der Lage, die menschliche Aura zu fotografieren, und Bio-Feedback-Maschinen haben empirisch demonstriert, daß wir unseren Herzschlag und die Geschwindigkeit unseres Stoffwechsels durch Entspannungs-übungen und durch Meditation verlangsamen können. Physiker haben erkannt, daß Materie, Energie und Raum ein und dasselbe sind. Das Universum ist ein Tanz der Energie.

Gedanken sind wie alles andere im Universum Energie-Schwingungen. Jedesmal, wenn wir Gedanken oder Gefühle haben oder aussenden, wird Energie freigesetzt. Dies geschieht unabhängig davon, ob wir uns dessen bewußt sind, was da geschieht, und ob der Gedanke negativ («Ich bin dumm») oder positiv («Ich bin großartig») ist. Die Energie selbst ist eine neutrale Kraft; die Art ihrer Anwendung entscheidet dar-über, ob sie eine positive oder eine negative Form annimmt. Wenn die Gefühle bzw. Gedanken, die wir projizieren, positiv sind, kann es sein, daß die Energie sich in einer positiven Situation manifestiert. Wenn die Gefühle/Gedanken negativ sind, kann sich die Energie in einer negati-ven Form manifestieren.

Um etwas zu schaffen, können wir es «in die Existenz hineinden-ken». Das bedeutet natürlich nicht, daß eine Person, auf die wir wü-tend sind und der wir deshalb den Tod wünschen, daraufhin sogleich stirbt. Ebensowenig bedeutet es, daß wir die Augen schließen und uns ein neues Auto in die Garage zaubern können. Es bedeutet nicht, daß «gute» Dinge uns nur wegen guter Gedanken widerfahren und daß «schlechte» Dinge nur aufgrund von schlechten Gedanken passieren. Und sicherlich bedeutet es nicht, daß wir nichts weiter zu tun bräuch-ten, als herumzusitzen und zu träumen, zu denken und zu wünschen. Vielmehr bedeutet es, daß alles, was im ganzen Universum existiert, einmal ein Gedanke war. Absicht und Wille gehen allen Handlungen voran. Wir können lernen, uns unsere Absicht und Motivation bewuß-ter zu machen. Wenn wir uns unserer Gedanken bewußter werden, dessen, was wir beabsichtigen, können wir diese Intentionen klar zum Ausdruck bringen. Auch wenn wir nicht die Konsequenzen aller Ge-danken völlig zu erkennen vermögen, sind wir doch fähig zu erkennen, daß Gedanken und Handlungen Folgen haben. Dieses Zusammenspiel von Ursache und Wirkung ist kein ausschließlich linear verlaufender Prozeß, doch findet in diesem Universum ein dynamisches Wechsel-spiel der Energie statt. Wenn wir lernen, mit dieser Energie zu arbeiten, wird es uns möglich, im gegenwärtigen Augenblick präsenter zu sein. Wenn wir uns der Macht der Gedanken bewußt werden, können wir klare, bewußte Entscheidungen darüber treffen, welche Art von Energie wir in die Welt senden wollen. Werden wir, wenn wir uns dessen bewußt sind, Zorn und Kummer vergrößern, oder werden wir Freude und Frieden den Vorzug geben?

Um kreativ mit Gedanken arbeiten zu können, müssen wir zunächst lernen, sie zu beherrschen. Mit Gedanken zu arbeiten ist auf zwei verschiedene Weisen möglich. Wir können lernen, den reagierenden Geist zu beruhigen, so daß wir, wenn die Gedanken nach Belieben kommen und gehen, sie nicht beurteilen und nicht an ihnen haften. Die zweite Möglichkeit, mit Gedanken zu arbeiten, besteht darin, sich bewußt dafür zu entscheiden, zwanghafte Gedankenmuster zu unterbrechen und positive Gedanken zu bestärken.

Wie läßt sich der reagierende Geist beruhigen? Am besten fangen wir damit an, daß wir ruhig sitzen und uns selbst zuhören. Wir achten dabei darauf, welche Gefühle, Einstellungen und Überzeugungen in unserem Geist auftauchen. Welcher Körperempfindungen werden wir uns bewußt? Welche Arten von Bildern entstehen in unserem Geist? Entscheidend sind hierbei nicht die Inhalte, sondern der Prozeß, der in unserem Geist stattfindet. Achte darauf, daß sich alles ständig verändert. Achte darauf, wie du mit diesen Veränderungen umgehst. Versuchst du, sie zu verhindern oder sie zu erzwingen? Beurteilst du Gedanken oder Bilder als gut beziehungsweise schlecht? Bei entsprechender Übung wird deine Beobachtungsfähigkeit schärfer werden. Du wirst feststellen, daß sich, wenn du diesen Gedanken einfach Raum gibst, ohne zu urteilen, die begrenzenden Gedankenmuster auflockern und verringern.

Die zweite Möglichkeit, mit Gedanken zu arbeiten, besteht darin, aktiv mit dem Inhalt des Geistes zu arbeiten. Wir können unseren Geist nur dann mit positiven Gedanken füllen, wenn wir uns vorher von den negativen befreit haben. Wir können uns nicht zwingen, positive Gedanken zu denken. Die in Kapitel zwei beschriebenen Übungen können uns helfen, Einstellungen, Gedanken und Gefühle loszulassen, die wir als einschränkend und nicht mehr nützlich empfinden. Nachdem du einige Zeit damit verbracht hast, zu sitzen und die Gedanken zu beobachten, wirst du vielleicht feststellen, daß ein bestimmter Gedanke ständig wiederkehrt. Dann kannst du dich entschließen, deine Aufmerksamkeit von diesem Gedankenmuster abzuwenden und es einem Gedanken zuzuwenden, der klarer dich selbst und andere bestärkt.

Dieses Kapitel enthält drei Methoden, um eine positivere, gesündere Realität zu schaffen: Affirmationen, Symbole und kreative Visualisation oder Energieprojektion. Doch ist wohl keine Methode machtvoller als die Liebe. Wenn Liebe da ist, ist Raum da, Raum, um zu sagen «Ich weiß es nicht». Dieses «Ich weiß nicht» entspringt nicht einem Zustand der Verwirrung. Es entspringt einem Ort der Macht. Wir sind dann offen für die Schönheit des gegenwärtigen Augenblicks und können wahrhaft sagen: «Es kann dies oder es kann jenes gewesen sein, ich weiß es nicht.» Manchmal ist Schmerz und Verwirrung vorhanden; wie gleichmütig wir auch sein mögen, und ganz gleich, wie machtvoll unsere Affirmationen sind, wie gesund unsere Ernährung ist, wie tief unsere Meditationen oder wie liebevoll unsere Beziehungen sind: Mit Liebe können wir vergeben und loslassen. Mit Geduld und Güte können wir lernen, kreativ mit unseren Gedanken, Gefühlen und Bildern zu arbeiten. Das Universum ist wahrhaft ehrfurchterweckend, ein großes Geheimnis, und wir «wissen nicht».

Affirmationen

Eine Affirmation ist eine positiv formulierte Wortfolge, die unsere Gesundheit, Kraft oder Weisheit bestärkt. Eine Affirmation wird ununterbrochen wiederholt, während wir uns in einem entspannten oder meditativen Zustand befinden. Affirmationen ermöglichen es uns, negative Denkgewohnheiten in positive umzuwandeln. Dies erfordert Energie und Bemühung. Affirmationen helfen, gesunde und zuträgliche Geisteszustände auf vier Weisen zu fördern.

1. Wir alle haben positive Gedanken, Gefühle und Überzeugungen. Das Wiederholen von Affirmationen fördert die kontinuierliche Weiterentwicklung dieser Geisteszustände, beispielsweise von Liebe, Großzügigkeit, dem Gefühl der Fülle und Frieden. Affirmationen schützen und entwickeln die bereits vorhandenen Stärken weiter.

2. Affirmationen ermöglichen es jenen positiven Gedanken, Gefühlen und Überzeugungen, die latent in uns vorhanden sind, in Erscheinung

zu treten. Wir entscheiden uns dafür, diese Eigenschaften durch die Macht des Klangs zu wecken, indem wir bestärkende Worte sprechen.

3. Affirmationen helfen uns, einschränkende Gefühle, Einstellungen und Überzeugungen loszulassen. Wir geben diesen Gedanken keine Energie. Wenn ein einschränkender Gedanke auftaucht, registrieren wir ihn und entscheiden uns dann dafür, einen förderlichen Gedanken zu entwickeln und zu bestärken.

4. Wenn wir mit Affirmationen arbeiten, werden wir uns allmählich der Menschen, Situationen und geistigen Einstellungen bewußt, die gesunde Eigenschaften fördern. Wir treffen klare Entscheidungen, uns von Situationen fernzuhalten, die einschränkende Gedankenformen bestärken. Beispielsweise beschließen wir, weniger Zeit an Orten oder mit Menschen zu verbringen, die uns zum Mißbrauch von Alkohol oder Drogen animieren.

Um unsere eigenen Affirmationen zu entwickeln, müssen wir an die Eigenschaften denken, die wir in uns selbst bestärken wollen, und dann diese Eigenschaften so einfach wie möglich benennen. Dabei ist es wichtig, sie stets in der Gegenwartsform zu formulieren, denn nur so ist das Bewußtsein in der Lage, das Ziel zu verstehen und daran mitzuwirken, daß es erreicht wird. Sage: «Ich bin stark, voller Energie und kompetent», statt zu sagen: «Ich werde stark, voller Energie und kompetent sein.» Bei letzterer Formulierung wird die Situation in die Zukunft verlagert, und der Geist reagiert dann nicht darauf. Unsere Macht ist immer in der Gegenwart begründet. Wichtig ist auch, die Affirmation positiv zu formulieren, weil wir ansonsten einen negativen Geisteszustand fördern. Sage: «Ich bin hellwach und aufmerksam», statt zu sagen: «Ich bin nicht schläfrig.» Hilfreich ist es auch, die Affirmationen auf ein Blatt Papier zu schreiben und sie am Spiegel oder am Kühlschrank zu befestigen – an einer Stelle, wo wir sie jeden Tag sehen. Das ist ein ausgezeichnetes Mittel der Verstärkung. Es folgt nun eine Liste von Affirmationen, die ich persönlich als besonders hilfreich empfinde.

- «Ich bin eine starke, zentrierte und kreative Frau.»
- «Ich reagiere nur auf positive Suggestionen.»
- «Ich habe die innere Harmonie gefunden, die mich, meinen Körper und meinen Geist, durchfließt.»

- «Ich bin von einem Kreis von liebevoller, unterstützender Energie umgeben.»
- «Ich bin in der Lage, meine Energie zu fokussieren und zu steuern und die Dinge zu tun, die ich tun möchte.»
- «Ich bin in Kontakt mit der ruhigen, expansiven Kraft in mir.»
- «Ich bin da, wo ich sein soll.»
- «Ich bin ein Kanal für heilende Energie.»
- «Ich liebe mich; ich gehe sanft und geduldig mit mir um.»
- «Meine Energien, meine Fähigkeiten und meine Zuversicht wachsen ständig.»
- «Ich komme von einem Ort der Liebe und des Überflusses.»
- «Ich bin in der Lage, mich klar, ehrlich und direkt auszudrücken.»
- «Ich bin in der Lage, alle Spannungen und allen Groll loszulassen.»
- «Ich esse intuitiv die Menge und die Art von Nahrung, die notwendig ist, um mich zu nähren und zu erhalten.»
- «Alles, was ich brauche, wird zu mir hingezogen. Alles, was ich habe, gebe ich weg. Alles, was ich gebe, kommt zu mir zurück – zehnfach.»
- «Ein goldener Geist durchfließt mich, und in diesem Geiste will ich leben.»
- «Ich ergebe mich dem Meer meines umfassenderen Bewußtseins.»[3]
- «Ich bin die Schöpferin meines Lebens.»
- «Alles ist eins, und ich bin eins mit allem, was ist.»
- «Es besteht eine Harmonie von Jahreszeit und Richtung.»
- «Ich tauche tief in die Quelle meiner Kreativität ein.»
- «Ich bin in Verbindung mit der Quelle meiner Kreativität und Ursprünglichkeit.»
- «Innere Harmonie ist der natürliche Zustand meines Seins.»
- «Vollkommene Gesundheit ist der natürliche Zustand meines Seins.»
- «Ich bin eine ruhige, geduldige und friedvolle Frau.»
- «Ich löse in meinem Geiste alle Gefühle des Hasses, des Neides und der Angst auf.»
- «Ich atme Liebe ein und atme Angst aus.»
- «Ich bin offen für einen Fluß der Energie und der Führung, in welchem ich die beste Art entdecke, durch jeden Tag zu gehen.»

3 Affirmation von Sue Silvermarie.

- «Meine Prioritäten im Leben stehen mir klar vor Augen.»
- «Ich werde die Menschen kennenlernen, mit denen ich für beide Seiten befriedigende und liebevolle Beziehungen unterhalten kann.»
- «Ich vermag zu sehen, worauf ich meine Energien richten muß.»
- «Ich bin in der Lage, mit meiner Wut auf offene, ehrliche und angemessene Weise umzugehen.»
- «Ich benutze meine Wut als Mittel der Transformation.»
- «Ich bin gesund, weise und mir selbst und anderen gegenüber liebevoll.»
- «Ich verfüge über die Energie, den Mut und die Ressourcen, die Veränderungen herbeizuführen, die notwendig sind.»
- «Jeder Atemzug, den ich mache, sensibilisiert mich für die feineren Energien und bringt mich einem spirituellen Gewahrsein näher.»
- «Ich erkenne, akzeptiere und schätze die Weisheit und Harmonie in mir und im Universum.»
- «Ich bin offen und liebevoll anderen gegenüber, und ich bin in der Lage, das zu sagen, was sie hören müssen, und dabei bleibe ich mir selbst und der größeren Wahrheit treu.»
- «Ich habe einen Körper. Ich bin mehr als mein Körper. Ich habe einen Geist. Ich bin mehr als mein Geist. Ich habe Gefühle. Ich bin mehr als meine Gefühle.»
- «Ich bin die Schöpferin meines Lebens.
  Jeder Gedanke, jedes Gefühl, jede Überzeugung, die ich habe,
  bestimmt die Richtung meines Weges.
  Ich bin die Schöpferin meines Lebens.
  Meine innere Welt der Einstellungen und Gefühle
  formt die äußere Welt meiner Umgebung.
  Ich bin die Schöpferin meines Lebens.
  Meine Gedanken und Träume
  sind das Material, aus denen mein Leben gewebt ist.
  Ich bin die Schöpferin meines Lebens.»

Symbole

Die zweite Möglichkeit, Gedanken kreativ zu benutzen, ist die Verwendung von Symbolen. Ein Symbol ist ein Bild, das bestimmte Eigenschaften oder Objekte repräsentiert, von denen einige unbewußt sind. Symbole helfen, den Geist zu fokussieren. Nehmen wir an, du fühlst dich nervös und nicht bei dir. Um das Gleichgewicht wiederherzustellen, visualisiere ein Bild, das dir Erdung suggeriert. Zum Beispiel kannst du dir einen Baum vorstellen, dessen Wurzeln fest im Erdboden verankert sind. Wenn andere Gedanken deinen Geist zu überschwemmen versuchen, lasse sie vorbeiziehen, und bringe dein Gewahrsein zurück zu dem Baum. Indem du dich auf den Baum konzentrierst, wirst du dir die Eigenschaft des Geerdetseins, die der Baum symbolisiert, zu eigen machen. Tatsächlich wird dein Körper dadurch seine Schwingung verlangsamen. Angenommen, du fühlst dich müde und lethargisch und verspürst keinerlei Lust, auch nur die kleinste Kleinigkeit zu tun. Laß vor deinem inneren Auge das Bild eines Vogels entstehen, der hoch über der Erde schwebt. Während du dich auf diesen Vogel konzentrierst, verändert dein Körper ebenfalls seine Schwingung, wobei sie in diesem Fall auf eine höhere Frequenz steigt, die dir mehr Energie gibt.

Du kannst Symbole für alle Eigenschaften oder Situationen schaffen, die du dir zu eigen machen möchtest. Denke daran, daß Symbole keine absolute Bedeutung haben. Ein Bild, das für jemanden etwas ganz Bestimmtes symbolisiert, kann für dich eine völlig andere Bedeutung haben. Deshalb ist es am besten, sich eigene Symbole zu schaffen.

Energieprojektion oder kreative Visualisation

Die dritte Technik ist die der Energieprojektion oder kreativen Visualisation. Dies ist die Fähigkeit, alle Gedanken und Vorstellungen auf ein bestimmtes Ziel oder auf eine bestimmte Situation zu fokussieren, sie dann durch einen Willensakt nach außen zu projizieren und so die erwünschte Wirkung zu erzeugen. Energieprojektion wird in einem Zustand der Trance praktiziert. Wenn wir uns vertieft haben und alle Sorgen, Ängste und Schmerzen losgelassen haben, steht uns eine größere Energiekonzentration zur Verfügung.

Das Folgende ist ein Beispiel für kreative Visualisation: Stelle dir vor, du müßtest aus deiner derzeitigen Wohnung oder deinem Haus ausziehen. Oft ist dies eine schwierige und mit Streß verbundene Situation, nicht nur, weil gute Wohnungen und Häuser so rar sind, sondern auch wegen der starken Gefühle, die mit einem solchen Umzug verbunden sein können. Im Zustand der Trance mußt du nun diese Ängste zeitweilig loslassen, damit du positive Energie in die neue Situation, die du dir schaffen willst, projizieren kannst. Visualisiere, daß du schon an dem neuen Ort lebst. Stelle dir vor, daß du *jetzt* dort lebst. Lasse diese Szene sehr lebendig in deiner Vorstellung entstehen. Mobilisiere alle Gefühle und Empfindungen, die du hättest, wenn du tatsächlich dort leben würdest. Kehre nach fünf bis zehn Minuten intensiver Projektion zu deinem gewöhnlichen Wachbewußtsein zurück. Durch das Praktizieren dieser Übung entsteht eine Energieansammlung, die sich schließlich auch im Bereich des Physischen manifestiert, und auf diese Weise wirst du jenen neuen Lebensraum bekommen.

Wir alle haben negative Gedanken und Gefühle über uns selbst sowie Verhaltensmuster, die uns nicht mehr nützlich sind, die wir aber trotzdem unentwegt wiederholen. Kreative Visualisation ermöglicht es uns, jene negativen Denkgewohnheiten zu verändern. Jedesmal, wenn du sagst: «Ich werde niemals den Platz finden, den ich haben möchte» oder: «Ich werde mir so etwas nie leisten können», programmierst du den Mißerfolg praktisch vor. Du programmierst deinen Geist dann auf negative Weise. Durch die Visualisation bringst du jene Gedanken zum Schweigen, läßt sie für eine Weile los und füllst deinen Geist anschließend mit positiven Gedanken. Während du dich auf diese positiven Bilder fokussierst und sie nach außen projizierst, wird die Energie allmählich Form annehmen, und schließlich wird dies dazu führen, daß sich deine äußere Situation verändert. Denke daran, daß es hier nicht darum geht, deine Ängste zu unterdrücken: Vielmehr löst du dich von ihnen und ersetzt sie durch positive Gedanken.

Energieprojektion, die Verwendung von Affirmationen und von Symbolen sind allesamt Fähigkeiten, die zu entwickeln Zeit und Disziplin erfordert. Unsere Kultur übermittelt uns unablässig Botschaften, die auf sofortige Bedürfnisbefriedigung zielen; das müssen wir bedenken, wenn wir diese neuen Methoden erproben. Wir haben unsere alten Gewohnheiten nicht über Nacht erworben, und ebenso wird es auch mehr als eine einzige Nacht dauern, neue zu entwickeln.

Die Erkenntnis, daß du an der Gestaltung deines Lebens beteiligt bist, kann ein Gefühl großer Verantwortung erzeugen, die zu übernehmen du vielleicht zögern wirst. Es folgt nun eine Aufzählung von typischen «Stolpersteinen»:

1. Wenn du die patriarchalische «Wahrheit» akzeptierst, die besagt, daß etwas, das sich nicht wissenschaftlich beweisen läßt, nicht existiert, verfängst du dich möglicherweise so sehr im Bereich des Physischen, daß du alles Nicht-Physische ignorierst oder gänzlich abstreitest. Das Leben in einer technologischen Gesellschaft erfordert eine sehr fokussierte Art von Gewahrsein, da es nur mit seiner Hilfe möglich ist, eine so riesige Vielzahl materieller Güter zu produzieren. Unglücklicherweise ist diese Art von Gewahrsein in unserer Zeit in einem so extremen Maße entwikkelt worden, daß die breitere Art des Gewahrseins, die es uns ermöglicht, in einen engeren Kontakt zum Unbewußten zu treten, dadurch unterdrückt worden ist.

2. Wenn du glaubst, du könntest an der Schöpfung deines eigenen Lebens teilnehmen, und dir gefallen die Umstände nicht, in denen du dich im Augenblick befindest, kannst du die Verantwortung dafür bei dir selbst suchen oder dir selbst die Schuld dafür geben. Doch gibt es im gesamten Universum keine Schuld. Es gibt nur Wahlmöglichkeiten, solche, die zuträglich sind und die uns bestärken, und solche, die unzuträglich sind und die uns einschränken. Niemand kann ununterbrochen mit einem offenen Herzen und einem klaren Geist leben. Wenn das Herz sich verschließt oder der Geist sich umwölkt und wir uns dafür schuldig fühlen, so schränkt uns dies noch weiter ein. Das ist von keinerlei Nutzen. Es kann jedoch darauf hinweisen, daß wir bestimmten Situationen mit mehr Güte und Gewahrsein begegnen müssen. Es ist nicht notwendig, Schuld auf sich zu nehmen oder aus einem Gefühl der Schuld heraus zu handeln. Wichtig ist es zu lernen, Schuld nicht als etwas Persönliches zu verstehen. Geisteszustände sind universell. Wenn wir Schuld als «die» Schuld, also nicht als «meine» Schuld, sehen (das gleiche gilt übrigens für jeden Geisteszustand), so gibt uns dies mehr Raum, mit der Energie zu arbeiten. Sich der Existenz einer universellen Schuld oder irgendeines anderen Geisteszustandes als eines universellen Phänomens bewußt zu werden, ist ein wichtiger Schritt auf dem Weg, den wir gehen müssen, um zur Mit-Schöpferin zu werden. Zunächst geht es darum, alle Gefühle ohne Beurteilung, Vorwürfe oder Schuldgefühle zu akzeptie-

ren. Daran anschließend können wir lernen, uns auf kreative Weise von diesen Gefühlen zu befreien. Und nachdem wir dies getan haben, können wir uns dafür entscheiden, statt dessen gesunde bzw. positive Gefühle zu erzeugen.

3. Wenn wir von Angst überwältigt werden, so hindert uns dies daran, Verbindungen zwischen der äußeren und der inneren Wirklichkeit herzustellen. Und es gibt so viele Ängste: die Angst loszulassen, die Angst, von anderen verurteilt zu werden, die Angst vor dem Unbekannten. Es ist beängstigend, sich darüber klar zu werden, daß Voraussetzungen – gute wie schlechte –, die eine wichtige Rolle bei der Entstehung unseres derzeitigen Seins gespielt haben, nicht mehr gültig sind. Es ist beängstigend zu spüren, daß wir nach dem, was wir geschaffen haben, beurteilt werden, daß es vielleicht nicht gut genug ist oder daß andere es nicht verstehen und uns für dumm, schwerfällig oder unreif halten. Noch beängstigender ist es, diese Ängste und Überzeugungen loszulassen und ins Unbekannte hineinzugehen.

Wir müssen in der Lage sein, Einstellungen, Überzeugungen und Strukturen loszulassen, die uns nicht mehr von Nutzen sind. Ohne ständige Loslösung werden wir starr und unfähig zu wachsen. Anhaftungen und Vergleiche gehören der Welt der Dualität und des Patriarchats an. Das weibliche Prinzip ist das Lebensspendende, und deshalb ist es auch das Zerstörende. Es ist das Symbol ständiger Veränderung, des Kreislaufs von Geburt, Leben, Tod und Wiedergeburt. Angst vor dem Loslassen, Angst vor dem Zuendegehen, Angst vor dem Tode sind die Wurzeln des Frauenhasses. Wenn wir uns von diesen Ängsten befreien, werden wir den Mut haben zu experimentieren, ohne Ziel zu reisen, die Reise sowohl Mittel als auch Zweck sein zu lassen.

4. Wenn du glaubst, du seist nicht gut genug, um das zu bekommen, was du bekommen möchtest, werden diese Überzeugungen die Energie blockieren, die du benötigst, um eine kreative Veränderung herbeizuführen. Manche Menschen denken, daß wir nicht zuviel Energie in Wünsche stecken sollten, weil die Enttäuschung, falls der Wunsch nicht in Erfüllung geht, dann unerträglich groß sein könnte. Doch auf positive Veränderungen hinzuarbeiten beinhaltet, daß wir Risiken eingehen müssen. Je mehr Zeit du damit verbringst, positive Energie in Veränderung hineinzulenken, um so mehr positive Veränderungen wirst du erleben. Tritt die Veränderung nicht ein, so war die Zeit trotzdem nicht verloren, denn in

jedem Fall hast du auf diese Weise gelernt, dich zu konzentrieren. Und du hast dich darin bestärkt, daß du es verdienst, das, was du bekommen möchtest, zu bekommen, und du hast auf dieses Ziel hingearbeitet. Vielleicht wirst du herausfinden, daß du gar nicht wirklich das wolltest, was du zuerst zu wollen glaubtest. Dies zu wissen und andere positive Ergebnisse zu sehen wird die Enttäuschung verringern.

Zu akzeptieren, daß wir Mit-Schöpferinnen unserer Realität sind, ist ein wichtiger Schritt. Es bedeutet, daß wir bereit sind, Verantwortung für die Haltung unserem Leben gegenüber zu übernehmen. Wir alle haben in uns einen kindlichen Anteil, der geliebt und umsorgt werden möchte, ohne daß dafür irgendeine Gegenleistung verlangt wird. Diese große Sehnsucht ist stets Teil von uns, auch wenn wir uns nicht dementsprechend verhalten oder uns dessen bewußt sind, daß sie in uns lebt. Uns unbewußt in einen religiösen Glauben zu flüchten, der von einem glorreichen Himmel oder einem glückseligen Nirvana spricht, ist oft leichter. Doch sind Himmel und Hölle Zustände des Geistes, die hier und jetzt existieren. Wie oft wechseln wir von einem Zustand in einen anderen über, ohne zu erkennen, daß wir dies gewählt haben? Statt auf unser Leben zu antworten, kann es sein, daß wir schlichtweg automatisch reagieren und die Schuld für unser Unglück auf andere Menschen oder auf widrige Umstände schieben, beispielsweise auf verständnislose Eltern, Geldmangel, die unterdrückte Stellung der Frau, auf schlechtes Karma oder auf ungünstige astrologische Verhältnisse. Obgleich nicht bestritten werden soll, daß derartige Umstände und Erlebnisse Streß und Kummer erzeugen, sind solche Schuldzuweisungen gleichbedeutend damit, daß wir die Macht außerhalb von uns lokalisieren und dadurch Veränderungen nahezu unmöglich machen. Selbst in der schwierigsten Situation können wir unseren Geisteszustand verändern, und wir können eine Möglichkeit finden, mit der Situation zu arbeiten. Wir sind nicht durch die physische, materielle Welt begrenzt. Wir haben einen physischen Körper, aber wir sind mehr als nur ein physischer Körper. Wir haben einen Geist, aber wir sind mehr als nur unser Geist. Wir haben Gefühle, aber diese Gefühle sind nicht mit uns identisch. Wir verfügen über die Macht, uns selbst zu transzendieren und zu transformieren. Dadurch, daß wir unser inneres Leben verstehen (unsere Gedanken, Gefühle und Überzeugungen), werden wir zentriert, und wenn wir von diesem klaren inneren Raum ausgehen, können wir ein größeres Maß an Kontrolle über unsere äußere Wirklichkeit erlangen.

Wir sollten es nicht zulassen, daß wir jenem egoistischen Denken in die Falle gehen, das zu einer von zwei extremen Einstellungen führt, entweder zu der Vorstellung: «Ich bin hilflos und kann mich nicht vor den Kräften, die mich umgeben, schützen», oder zu der Überzeugung: «Ich bin allmächtig und habe die völlige Kontrolle über die Kräfte der Natur.» Nur indem wir uns der Verbindung zwischen der inneren und der äußeren Wirklichkeit bewußt werden – indem wir lernen, Ebbe und Flut der Energie zu spüren –, sind wir in der Lage, mit uns selbst, mit anderen und mit dem Universum im Einklang zu bleiben.

Es erfordert Zeit, Mühe, Geduld und viel Selbstliebe, Überzeugungen zu verändern und die eigenen Gefühle zu akzeptieren, auszudrükken und loszulassen. Wir müssen unsere Träume und Gedanken ernst nehmen, sie mit Liebe und Respekt behandeln und anfangen, sie nach außen zu projizieren. Je klarer uns wird, was wir tun und warum wir es tun, um so achtsamer werden unsere Handlungen und um so mehr Kontrolle erlangen wir über unser Leben. Wir alle tragen viel unnötiges Gepäck mit uns herum: Sorgen, Ängste, Schuldgefühle, Wut, Kummer und Schmerz. Jedesmal wenn wir uns von diesem Gepäck befreien, bewegen wir uns näher auf das Zentrum zu, jenen Raum des klaren Verstehens und des Akzeptierens, der sich tief in unserer Seele befindet. Von diesem inneren Raum aus können wir an der Schaffung unserer Wirklichkeit mitwirken.

Wir tun dies jedesmal, wenn wir lernen, uns mehr auf unsere innere Weisheit zu verlassen. Wir alle sind vieldimensionale Wesen. Unser physischer Körper ist nur eine Dimension von uns. Sehr tief in uns wissen wir schon alles, was wir wissen müssen. Wir müssen uns diese Information nur erschließen, denn alles Lernen ist in Wahrheit Erinnern. Eine Möglichkeit, die Quelle unserer inneren Weisheit zu erschließen, besteht darin, daß wir Gespräche mit unserem höheren Selbst oder mit unserer Überseele führen. Dies ist der Teil von uns, der schon immer existiert hat und der auf der Astralebene weiterexistiert.

Manche Menschen sind der Meinung, diese Information gelange durch geistige Wesen, die uns führen, zu uns. Dies sind Wesenheiten, die auf der Astralebene existieren und die den Entschluß gefaßt haben, Menschen, die darum bitten, auf der physischen Ebene zu dienen. Man könnte diese Wesen auch als andere Formen des Selbst bezeichnen, als Teile von uns, die in anderen Dimensionen existieren (als «du» in einem anderen Leben), und durch Trance, Meditation oder Träume wird es möglich, zu einem solchen anderen Selbst Kontakt aufzunehmen. Ob wir einen solchen Teil von uns als Überseele, geistige Führerin, Ideal-Selbst oder mit einem anderen Namen bezeichnen, ist nicht wichtig. Wichtig ist, daß wir lernen, zu dieser Quelle der Weisheit eine Verbindung herzustellen.

Ich sehe drei Schwierigkeiten, die auftauchen könnten, falls wir uns jene innere Stimme lediglich als geistige Führerin bzw. als geistigen Führer vorstellen. Es ist zutreffend, daß wir in diesem Universum nicht allein sind, daß es die Naturgeister, die Ahnen und die Lichtwesen gibt, die uns geleiten. Doch wenn wir die innere Stimme lediglich als eine geistige Führerin oder einen Führer hören, fahren wir fort, die Vertiefung der Weisheit an einem Ort außerhalb von uns zu suchen. Besonders für uns als Frauen ist es gefährlich zu glauben, daß Weisheit, Macht und Stärke sich außerhalb von uns befänden.

Die zweite Schwierigkeit bezieht sich auf die Erdung. In einer Kultur, die so viel Wert auf die intellektuelle Entwicklung legt, leben viele Menschen ihr Leben als eine Art «sprechender Köpfe». Die Mehrheit der heutigen Menschen ist nicht geerdet. Sie haben kein klares Gefühl, in der Erde verwurzelt zu sein, kein Gefühl der Sicherheit in ihrem Körper. Für die vielen Tausende, die den Schmerz der körperlichen Mißhandlung, des Inzests oder anderweitigen sexuellen Mißbrauchs erfahren haben, war das einzig Sichere, was sie tun konnten, ihren Körper zu verlassen. Deshalb hat sich bei ihnen ein habituelles Muster entwickelt, in einem ungeerdeten Zustand zu verweilen, so zu leben, als wären sie Puppen und als würde sich ihre Seele halb in ihrem Körper und halb außerhalb von ihm befinden. Menschen, die Geistwesen *channeln*, verlassen oft ihren Körper. Dies kann zu noch größerer Verwirrung und zu noch mehr Mißbrauch führen, falls der Körper nicht durch die angeborene Weisheit seiner Trägerin geschützt wird. Die Tendenz, lieber den Körper zu verlassen, als zu lernen, sich zu erden und ganz im Körper gegenwärtig zu sein, kann auf einem heftigen Leugnen von erfahrenem Schmerz beruhen. *Channeln* kann bei manchen Menschen den Zweck erfüllen, tiefe Verletzungen ihrer Persönlichkeit zu vergessen. Eine gute psychotherapeutische Behandlung oder die Anwendung einer anderen geeigneten Heilmethode wäre in solchen Fällen angebrachter.

Die dritte Schwierigkeit im Zusammenhang mit geistigen Führern und Führerinnen ergibt sich daraus, daß der Tod allein noch keine Garantie für Weisheit ist. Nur weil eine Wesenheit keinen physischen Körper mehr hat, ist sie noch nicht notwendigerweise erleuchtet. Geistwesen sind möglicherweise keineswegs so bewußt, wie wir gerne glauben möchten. Süchte, Obsessionen und Ignoranz leben auch dann weiter, wenn der physische Körper gestorben ist. Verantwortung für unsere Haltung dem Leben gegenüber zu übernehmen bedeutet, daß wir uns mit der Kraft, die wahrhaft die unsere ist, verbinden und sie zum Ausdruck bringen. Um eine liebevolle und kompetente Mit-Schöpferin zu werden, müssen wir Möglichkeiten finden, uns zu erden und einen inneren Zustand des Gleichgewichts herzustellen, damit sich die angeborene Weisheit entfalten kann.

Als ich mir zum erstenmal dessen bewußt wurde, daß ich Informationen von einer anderen Energieebene sowie spirituelle Informationen empfing, visualisierte ich mein inneres Selbst als ein höheres bzw. Ideal-Selbst. Als dann die Präsenz stärker wurde, hatte ich das Gefühl, sie stamme von zwei Wesenheiten außerhalb von mir. Ich nahm in meinen Meditationen Kontakt zu diesen beiden Wesenheiten auf und fühlte mich gut, was ihre Ratschläge und ihre Präsenz anbetraf. Doch empfing ich dieses Wissen immer in meiner eigenen Stimme und gewöhnlich in einer Sprache, die mir vertraut war. (Das heißt, daß die Informationen sich mit meinen persönlichen Überzeugungen und Erfahrungen in Übereinstimmung zu befinden schienen.) Irgendwann überkam mich ein Unbehagen bei dem Gedanken, daß das, was ich für meine Intuition gehalten hatte, tatsächlich die Stimme einer anderen Wesenheit sein sollte. Ich empfing auch weiterhin meine gewöhnlichen Eingebungen und fuhr fort, in der Meditation Antworten auf die Fragen meines persönlichen Lebens zu suchen. Allmählich wurde dann die Vorstellung von einer Überseele stärker, ganz besonders nach zwei tiefen Trancen, die ich in Kapitel 7 beschreiben werde und in denen ich um spezielle Information über den Prozeß der Reinkarnation bat. Mir wurde klar, daß sich meine Überseele mir oft als ein glühendes Licht sowie als eine starke Präsenz offenbarte. Bei meiner Suche nach Wissen trete ich auch heute noch sowohl zu meiner Überseele (zu meinem höheren Selbst) als auch zu meinen beiden geistigen Führern in Kontakt.

Eine Möglichkeit, mit unserer Überseele in Kontakt zu treten, besteht darin, sie zu fragen, warum sie sich dazu entschieden habe, sich auf diese spezielle Weise zu manifestieren. Unterhalte dich immer dann mit deiner Überseele, wenn du einen Rat oder Informationen benötigst. Wenn du willst, kannst du deiner Überseele einen Namen geben, den du jedoch keinem anderen Menschen mitteilen solltest. Wenn du eine Frage an sie hast, dann stelle diese in der klarsten und einfachsten Form. Achte darauf, daß du immer nur jeweils eine Frage stellst. Und dann entspanne, vertiefe und schütze dich. Wiederhole den Namen der Überseele und deine Frage dreimal. Die Antwort kann sich in Form einer Empfindung oder eines Gefühls einstellen; vielleicht siehst du Bilder oder hörst Stimmen; oder sie kommt dir später am gleichen Tag in Form einer Intuition oder eines Erkenntnisblitzes oder in der folgenden Nacht in Form eines Traums.

Eine andere Möglichkeit, mit dieser inneren Weisheit in Kontakt zu treten, ist die Verwendung von Archetypen. Ein Archetypus ist ein ererbtes, vorgeformtes Bild, das sich aus bestimmten Attributen zusammensetzt. In unserem Unbewußten befinden sich viele solche Archetypen oder Gestalten. Eine von ihnen ist die *weise alte Frau.*

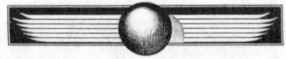

Die weise alte Frau

Entspanne, vertiefe und schütze dich. Und lasse dich nun tief in das Reich der Intuitionen, der Bilder und der Archetypen sinken. Tief in diesem Meer der Bilder liegt das Bild einer weisen alten Frau. Sie lebt sehr tief in dir. Du kannst sie finden und dich an ihrer großen Weisheit erfreuen. Du wirst nun anfangen, dich zu entfalten und zu öffnen, dich auf die alte Frau und ihre Weisheit zuzubewegen, die Weisheit der Zeitalter, die sich in dir entfaltet.

Und jetzt stehst du am Fuße eines Berges. Du machst dich an den Aufstieg, steigst einen steinigen Bergpfad hinauf. Du kletterst höher und höher, und der Weg wird immer anstrengender. Doch du zehrst von einer inneren Stärke, und das Klettern ist fast mühelos. Die Luft wird immer dünner, doch sie ist rein und klar. Ungeduldig bahnst du dir deinen Weg nach oben. Die letzten Schritte läufst du fast, bevor du die Tür zu der Hütte erreichst. Hier in dieser Hütte lebt die weise alte Frau. Sie begrüßt dich, und du wirst nun eine sehr wichtige Zeit mit ihr verbringen, bis du meine Stimme wieder hörst. *Pause von ungefähr zehn Minuten.*

Nun danke der alten Frau für ihren Rat und ihre Unterstützung, verlasse die Hütte, und steige den Berg wieder hinab. Gehe den Bergpfad hinab, und kehre in dein gewöhnliches Wachbewußtsein zurück. Du kehrst entspannt, erfrischt und voller Energie zurück. Öffne deine Augen, und strecke dich aus.

Innere Weisheit erwächst daraus, daß wir uns selbst kennen. Die nächsten beiden Übungen sollen das Selbst-Gewahrsein stärken. Die Phantasiereise mit dem Namen *Hinter den Kulissen* ermöglicht dir, einen Blick auf zwei Teile deiner Persönlichkeit zu werfen, zwei Teile, von denen du das Gefühl hast, daß sie sich miteinander in Konflikt befinden. Wenn dies der Fall ist, kannst du mit diesen Teilpersönlichkeiten verhandeln – das heißt, du kannst sie beide fragen, was sie brauchen, und ihnen dann sagen, was du zu geben bereit bist, um ihr Bedürfnis zu erfüllen. Dir dieser Teile bewußt zu werden macht die Integration möglich, und dir wird dann mehr Energie zur Verfügung stehen. In der Übung *Körper, Geist und Gefühle* wirst du drei Aspekten von dir begegnen und sie gründlicher kennenlernen.

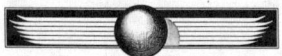

Hinter den Kulissen

Entspanne, vertiefe und schütze dich. Du bist jetzt vollkommen entspannt, und du reist schnell und mühelos, schwebend oder fliegend, fliegend oder schwebend. Du treibst weiter und weiter, bis du zu einem alten Theater kommst. Das Licht ist gedämpft, und außer dir ist niemand dort. Du befindest dich allein in jenem dämmrig beleuchteten Theater. Du gehst lautlos durch den Seitengang, an vielen Reihen abgenutzter Ledersitze vorbei. Du setzt dich auf einen Sitz ganz vorn, nicht weit vom Orchestergraben. Das Orchester ist nicht mehr da, aber die Erinnerung an die Musik schwebt noch im Raum, und du meinst, leise Klänge zu hören.

Der Vorhang ist geöffnet, aber die Bühne ist leer. Du kletterst auf die Bühne und überquerst sie, wobei du dem Auditorium den Rücken zuwendest, während du ins Träumen kommst. Und dann gehst du hinter die Bühne und trittst durch eine Tür zu deiner Linken. Dort findest du vor den Spiegeln zwei deiner Persönlichkeiten. Du bemerkst sofort, wie beide gekleidet sind, und fragst sie, warum sie diese Kleidung tragen. *Pause von etwa drei Minuten.*

Und du sprichst mit beiden und fragst sie, was sie brauchen, was sie von dir wollen. Beide antworten dir und sagen dir, was sie zu geben bereit sind, um ihr Bedürfnis zu erfüllen. *Pause von fünf bis zehn Minuten.*

Falls notwendig, mußt du mit ihnen verhandeln und mit ihnen einen Kompromiß vereinbaren. *Pause von ungefähr zwei Minuten.*

Dann verläßt du sie, gehst wieder über die Bühne und zurück in den Zuschauerraum. Kehre entspannt, erfrischt und voller Energie zurück. Öffne die Augen, und strecke dich aus.

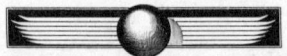

Körper, Geist und Gefühle

Entspanne, vertiefe und schütze dich. Und nun, während du dich weiter entspannst, während du weiter in die Tiefe treibst, wird dir klar, daß du auf dem Weg zu einem Treffen bist, einem sehr wichtigen Treffen, bei dem du mit drei Aspekten von dir sprechen wirst. Dieses Treffen wird auf dem Gipfel eines Berges stattfinden. Zu diesem Gipfel wird dich ein Vogel bringen, ein wunderschönes Geschöpf, schöner als alle Vögel, die du je gesehen hast. Jetzt ist dieser Vogel hier, ruft deinen Namen, und du fliegst mit ihm zum Gipfel des Berges. *Pause von etwa einer Minute.*

Nun läßt der Vogel sich auf dem Berggipfel nieder und läßt dich in der Ruhe und Stille jenes kühlen und luftigen Ortes zurück. Hier siehst du deine Gefühle, die sich vor dir manifestieren.

Achte auf die Form, die sie annehmen, und sprich mit deinen Gefühlen. Und sei dir dessen bewußt, daß Gefühle zwar durch dich hindurchfließen, daß sie aber nicht mit dir identisch sind. *Pause von etwa drei Minuten.*

Ebenso plötzlich, wie sie aufgetaucht sind, verlassen dich deine Gefühle nun wieder. Nun manifestiert sich dein Geist vor dir. Achte darauf, welche Form er annimmt. Sprich mit deinem Geist, und sei dir dessen bewußt, daß du einen Geist hast, aber mehr bist als nur dieser Geist. *Pause von etwa drei Minuten.*

Nun verschwindet dein Geist ebensoschnell, wie er aufgetaucht ist. Und noch eine weitere Manifestation erscheint: dein physischer Körper. Achte auf die Form, die er annimmt, und sprich mit deinem Körper; sei dir dessen bewußt, daß du einen Körper hast, aber mehr bist als nur dein Körper. *Pause von etwa drei Minuten.*

Nun verläßt dich dein Körper ebensoschnell, wie er aufgetaucht ist. Zu deiner Rechten siehst du den Vogel, der dich von dem Berggipfel wegbringen wird. Und du fliegst mit diesem Vogel empor und zurück in deine Realität des gewöhnlichen Wachbewußtseins. Du kehrst entspannt, erfrischt und voller Energie zurück. Öffne deine Augen, und strecke dich aus.

Mehr Macht zu entwickeln bedeutet, daß wir lernen, uns bei der Lösung von Problemen stärker auf uns selbst zu verlassen. Dazu müssen wir uns selbst und unseren Fähigkeiten stärker vertrauen. Die nächste Übung ist eine Methode zum Lösen von Problemen. Um diese Übung auszuführen, denke zuerst an ein Problem, das du gerne lösen möchtest. Du wirst dich in einen geistigen Raum begeben und dir dieses Problem dreimal und auf drei verschiedene Weisen anschauen.

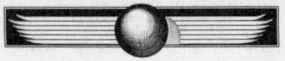

Kreative Problemlösung

Entspanne, vertiefe und schütze dich. Atme langsam und tief ein und aus, und entspanne dich mehr und mehr. Du gehst eine lange Wendeltreppe hinab, Biegung um Biegung immer weiter abwärts. Nun erreichst du das Ufer eines Flusses, an dem ein kleines Boot angebunden ist. Du kletterst an Bord des Bootes, löst das Seil und fährst den Fluß hinunter. Es ist ein warmer Sommertag. Du genießt die Sonne und den Wind, der über deinen Körper streicht, während du den Fluß hinabfährst. Lasse dich vom Schaukeln des Bootes und vom leisen Plätschern des Wassers einlullen und in einen traumähnlichen Zustand versetzen.

Du fährst immer weiter in diesem Boot, die Sonne steigt höher am Himmel auf, und es wird dir immer wärmer und wärmer. Du vertäust das Boot und springst in den Fluß, um zu schwimmen. Du tauchst in das kühle Wasser und schwimmst bis zum Grund, und auf dem Grund des Flusses siehst du ein Bild, ein Bild von deinem augenblicklichen Problem. Schau dir dieses Bild jetzt an. Sieh es klar und lebhaft vor dir. Frage das Bild, warum es sich dir auf diese spezielle Weise zeigt. *Pause von etwa zwei Minuten.*

Nun nimm dieses Bild, und schwimme damit zurück zum Boot. Während du aus dem Wasser steigst, bemerkst du, daß sich das Bild verändert. Du sitzt nun im Boot und betrachtest wieder sorgfältig das Bild, und du fragst dich, warum es dir auf diese Weise erscheint. *Pause von etwa zwei Minuten.*

Und nun spürst du, daß du im Boot aufstehst, daß du in die Luft hinaufschwebst, wobei du das Bild von deinem Problem mit dir nimmst. Du schwebst, fliegst höher und höher, bis du eine Wolke erreichst. Du ruhst dich auf der Wolke aus und schaust dir erneut das Bild an, und du siehst, daß das Bild eine andere Form angenommen hat. *Pause von etwa zwei Minuten.*

Nun hat sich das Bild vollständig aufgelöst, und du kehrst zu deinem normalen Wachbewußtsein zurück. Du kehrst mit einem reicheren und umfassenderen Gewahrsein von deinem Problem zurück. Kehre nun zurück, entspannt, erfrischt und voller Energie.

7

Reinkarnation

Als ich mich daranmachte, dieses Kapitel über Reinkarnation zu schreiben, bat ich meine Freundin Cathy, die ein Mitglied unseres Mondzirkels ist (einer kleinen Gruppe von Frauen, die sich jeden Monat bei Vollmond treffen, um ihre anderen Bewußtseinsebenen – die spirituelle Ebene und die der feinstofflichen Energie – zu erforschen), mich in eine Trance zu geleiten, um mir zu ermöglichen, zu meinem höheren Selbst Kontakt aufzunehmen. Ich hatte schon vorher gelegentlich in Meditationen, Träumen und Trancezuständen blitzartige Erinnerungen an andere Leben gehabt, doch diesmal wollte ich mit Hilfe meines höheren, allwissenden Selbst erforschen, wie und warum wir erschaffen worden sind.

Obgleich die Information, die ich empfing, mir nicht grundsätzlich neu war, waren die Gefühle, die ich in jenem veränderten Bewußtseinszustand hatte, ungewöhnlich ergreifend und wunderschön. Nachdem ich in die Tiefe gegangen war, hörte ich eine Stimme sagen: «Laß es dir gutgehen! Deine Möglichkeiten sind unbegrenzt.» Dann waren nur noch Gefühle und Empfindungen da, die ich in Worte übersetzte. Ich war mir ständig eines silbrigen Lichts bewußt, das auf mich niederströmte, und oft war es kaum möglich, die Erfahrung in Worte zu fassen. Ich wurde von einem Gefühl allumfassender Liebe, allumfassenden Mitgefühls und vollkommener Einheit ergriffen. Die Empfindungen des Geborenwerdens und des Sterbens waren besonders lebhaft. Ich spürte immer wieder, wie sich mein Körper bei der Geburt kontrahierte und wie er sich im Tode ausdehnte.

Cathy geleitete mich weiter in die Tiefe und stellte mir dann verschiedene Fragen. Es folgt eine Abschrift dieses Gespräch.

F. Sag mir etwas darüber, was es mit der Reinkarnation auf sich hat.

A. Reinkarnation ist der Pfad, den die Seele einschlägt, während sie versucht, das Wissen wiederzuentdecken, daß wir alle eins sind. Es gibt kein Innen und kein Außen. Alles ist mit allem verbunden, aber wir haben jene Verbindung vergessen.

Es ist so wundervoll. Es ist so viel Licht da. Das ist es, was wir sind: Lichtschwingungen. Wir werden durch den Akt der Schöpfung befreit. Das ist es, was Schöpfung ist: Freiheit. Wir alle wurden gleichzeitig von einer universellen kreativen energetischen Kraft geschaffen, und nachdem wir geschaffen waren, wurden wir selbst zu Schöpferinnen.

Das Wesen oder die Seele ist eine Schwingung von Energie, und diese Energie ist göttlich. Sie gleicht einer gigantischen Konstellation, einer riesigen Gruppe von Sternen. Und jeder dieser Sterne spaltet sich ab, wenn er erschaffen wird. Sie sind alle frei – in sich selbst vollständig –, aber wenn sie wieder miteinander verbunden werden, bilden sie ein größeres Ganzes. Jeder von uns ist ein Ganzes und gleichzeitig ein Teil der ersten Schöpfung. Anschließend werden wir ausgesandt, auf daß wir selbst die für uns wichtigen Gelegenheiten zu lernen und zu erforschen schaffen. Dies ist mit viel Freude und Begeisterung verbunden. Wir schaffen so viele Formen, wie wir können, um unsere Entwicklung anzuregen. Diese Entwicklung breitet sich in alle Richtungen aus, und sie erfolgt auf allen Ebenen. Alles ist Lichtenergie, doch mit unterschiedlichen Schwingungen, auf unterschiedlichen Frequenzen. Wir gewinnen den Eindruck, daß nur jeweils eine Sache zu einer bestimmten Zeit geschieht, doch dieser Eindruck beruht nur auf der Begrenztheit des physischen Körpers. Wir haben physische Augen, mit denen wir sehen können, was sich vor uns befindet; doch das bedeutet nicht, daß hinter uns nichts existiert. Es bedeutet nur, daß wir das, was hinter uns ist, nicht sehen können, wenn wir uns nicht umdrehen. Wir können jene Begrenzung mit unserem Geist überwinden, weil der Geist all-sehend ist. Wir *wissen* nur nicht, daß der Geist all-sehend ist, und jenes Nicht-Wissen erzeugt die Dunkelheit. Unsere Ängste schränken uns ein: Sie blockieren unsere Sehfähigkeit. Je klarer uns das Ausmaß unserer Fähigkeit zu sehen wird, um so mehr *werden* wir sehen.

F. Wie hat die Welt ihren Anfang genommen?

A. Ich sehe viel wirbelnde Energie – überall ist Licht. Jeder dieser Lichtstrahlen ist eine Wesenheit, ein vollständiges Sein – und gleichzeitig ein Teil eines größeren Ganzen.

Wenn du dich entschließt, etwas Neues zu entwickeln und es auszuprobieren, stehen dir verschiedene Hilfsmittel, verschiedene Wege offen. Bevor du in einen Körper eintrittst, ist das Licht formlos. Die Form begrenzt uns, doch gleichzeitig gibt sie uns eine Ausrichtung. Wenn wir uns entscheiden, in einen physischen Körper einzutreten, erlegt dieser Körper uns bestimmte Beschränkungen auf. Der Körper kann zu einem Hindernis werden, wenn du ihn nur als einen physischen Körper ansiehst. Wenn du zu erkennen beginnst, daß es der Geist ist, der erschafft, brauchst du dich nicht mehr vom physischen Körper einschränken zu lassen. Wenn du deinen Geist öffnest, weiß der Geist; er erinnert sich an alles.

Du wählst eine physische Existenz, um deinen Geist zu erweitern, nicht um in jener Existenz gefangen zu sein. Ausgenommen, dir stehen drei Fahrzeuge zur Verfügung: ein Boot, ein Flugzeug und ein Auto. Wenn du über das Wasser reisen oder es erforschen willst, wirst du das Boot wählen. Doch bist du damit auch eingeschränkt, denn du kannst mit dem Boot nicht fliegen. Du kannst das Wasser erforschen, und wenn du damit fertig bist, mußt du das Boot verlassen und ein anderes Fahrzeug wählen. Um den Himmel zu erforschen, wirst du das Flugzeug wählen, und um das Land zu erforschen das Auto. Jedes dieser Fahrzeuge dient einem speziellen Zweck.

Ebenso hat jeder von uns eine spezielle Form gewählt, eine bestimmte Situation, um daraus zu lernen, und wenn unser Wachstum und unsere Entwicklung in der betreffenden Situation so weit gediehen sind, wie diese Situation es zuläßt, müssen wir in eine andere Situation überwechseln. Je besser wir dazu in der Lage sind, um so mehr vermögen wir zu integrieren.

Manchmal, wenn wir in einen neuen Körper eintreten, sind wir so begeistert von diesem physischen Körper, daß wir vergessen, wer wir tatsächlich sind – Lichtkörper.

Das allwissende Selbst, die Überseele, ist stets gegenwärtig, aber wenn wir uns so sehr über das von uns gewählte Fahrzeug freuen, weigern wir uns, jene innere Stimme, die uns geleitet, zu hören. Das Wissen um die Ganzheit ist jedem zugänglich. Wir müssen ihm nur Beachtung schenken; wir müssen seiner gewahr werden.

Der Reinkarnationsprozeß ist die Reise, auf die wir uns begeben, um zu entdecken, was wir unserem Ursprung nach waren und sind.

F. Welchen Sinn hat es, diese Reise anzutreten, wenn wir letztlich doch wieder zum ursprünglichen Ort zurückkehren?

A. Der Zweck der Reise ist die Erforschung, die Freude am Erschaffen, die Freude am Entdecken und an der Veränderung. Die Kraft der Liebe und des Lichts ist freudvoll. Es macht Spaß, zu erforschen und schöpferisch zu sein. Manchmal haften wir stärker an der Schöpfung als am schöpferischen Akt selbst. Unsere Energie wird blockiert, an jene Schöpfung gebunden, wenn wir nicht immer wieder zur kreativen Quelle in unserem Inneren zurückkehren.

F. Was geschieht, wenn das Wesen den physischen Körper verläßt?

A. Erleichterung, Leichtigkeit, Freiheit. Sobald der physische Körper verlassen ist, entfallen auch die mit ihm verbundenen Einschränkungen, und alles wird klarer. Manchmal löst es einen Schock aus, wenn wir uns darüber klar werden, daß wir uns nicht mehr im Körper befinden. Doch trotzdem können wir dann fortfahren festzuhalten. Nicht immer wird alles sofort klar. Wir haben die Wahl. Wir können weiter an der Schöpfung haften, an dem Produkt, aber dadurch werden wir blockiert. Je stärker wir an den einzelnen Produkten unseres Schaffens haften, um so schwerer wird es für uns, loszulassen und uns der umfassenderen Perspektive der Schöpfung bewußt zu werden.

Hier ist ein solches Gefühl der Heiterkeit, das so friedvoll ist, so schwer zu beschreiben. Es ist soviel Liebe da.

Es ist beängstigend, geboren zu werden. Sterben bedeutet loszulassen, freizuwerden. Manchmal ist der Tod ein Kampf, wenn du vergessen hast, daß du der Schöpfer bist, und wenn du an deinen Schöpfungen haftest. Sterben ist wie das Ausatmen. Du atmest aus, und der Körper fällt von dir ab. Du trittst einfach aus ihm heraus und gehst davon. Es ist so befreiend, so leicht, so warm. Die Geburt ist wesentlich schwieriger. Du wirst in diese winzige Form hineingezwungen. Du verspürst den Zwang, dich hinauszukämpfen, und das ist so beängstigend, daß du in jenem kleinen Raum im Mutterleib bleiben möchtest – und doch möchtest du auch heraus.

Als ich mich in jenem veränderten Bewußtseinszustand befand, war das intensivste Gefühl, das ich erlebte, das der Liebe. Ich war von dem Gewahrsein erfüllt, daß Liebe die alles durchdringende Lebenskraft ist. Diese Kraft der Liebe ist es, die uns alle miteinander verbindet und die der Grund unseres Seins ist. Liebe ist expansiv. Zu lieben bedeutet zu wachsen. Liebe ist die Abwesenheit von Angst. Und Angst ist die Ursache allen Leidens, aller Einschränkungen, aller negativen Gefühle. Ohne Angst können wir wahrhaft lernen, die Liebe, für die wir leben, zu geben und zu empfangen.

Ich erlebte auch die Freude des Schöpferisch-Seins und erkannte, daß wir als Schöpferinnen unbegrenzte Möglichkeiten haben. Wir können in so viele Richtungen und auf so vielen Ebenen wachsen, wie wir nur wünschen. Jedes Leben findet jetzt statt, auf einer anderen Ebene oder in einer anderen Schwingung. Alle diese Parallel-Seelen sind somit in der Lage, einander zu beeinflussen. Wir haben eine telepathische Verbindung zu unseren anderen Seinsformen und können mit ihnen durch Träume, Visionen und Meditationen Verbindung aufnehmen. Das physische Selbst, das wir jetzt kennen, ist nur eine der vielen Schöpfungen der Überseele, jener umfassenden Wesenheit, die auf einer nicht-physischen Ebene existiert.

Ich sehe nur eine einzige Möglichkeit, die Überseele zu beschreiben: als eine Art formlosen Lichtkörper. Wahrscheinlich gibt es keine adäquaten Worte, um die Totalität des Lebens zu beschreiben. Wir nahmen unseren Anfang als jenes Lichtwesen, und wir werden wieder zu jenem – oder genauer *als* jenes – Lichtwesen werden, wenn wir unser Potential sowohl auf der materiellen als auch auf der nicht-materiellen Ebene vollständig erforscht und entwickelt haben. Wir alle arbeiten auf die Umwandlung hin, auf daß wir wieder zu den Lichtkörpern werden, die wir ursprünglich waren und sind.

Wenn wir über den Prozeß der Reinkarnation und Wiedergeburt sprechen, dürfen wir nicht vergessen, daß wir einem zeitlosen Universum entstammen. Unsere Energie wird von unserer Quelle, unserem Kern oder unserer Psyche ausgesandt, und sie nimmt auf verschiedenen Ebenen der Wirklichkeit unterschiedliche Formen an. Das bedeutet, daß Zeit, so wie wir sie kennen, nicht existiert. Alles geschieht jetzt, in einem ständigen Prozeß der Veränderung, in einer unentwegt kreisenden Bewegung. Unsere derzeitige Fokussierung scheint in dem gefangen zu sein, was wir als dreidimensionale Zeit bezeichnen: Vergangenheit, Gegenwart und Zukunft. Wenn wir nach innen tauchen und einen Teil jenes Selbst zum Vorschein bringen, beobachten wir dieses Selbst in einem scheinbar festen Augenblick – ein kleines Segment des größeren Kreises. Um unser Gleichgewicht, unsere Privatsphäre und unsere physischen Erinnerungen zu bewahren, sehen wir jenen Augenblick entweder als Vergangenheit, als Gegenwart oder als Zukunft.

Zeit ist nur eine Struktur, die uns dazu dient, unsere Erfahrung zu ordnen. Es ist in Wahrheit nicht so, daß die Vergangenheit die Gegenwart beeinflußt; vielmehr ereignen sich alle Leben jetzt und beeinflussen einander permanent. Deshalb gehen wir nicht zurück in der Zeit. Wir wechseln hinüber. Wir verändern die Schwingungen. Unser Geist erzeugt geistige Bilder, und Zeit ist die Beziehung zwischen diesen Bildern. Wenn wir den Geist beruhigen, so wie wir es in tiefer Meditation tun, wird der Fluß der Bilder unterbrochen. Und damit bleibt auch die Zeit stehen. Wir existieren in dem konstanten oder ewigen Fluß.

Viele Theorien über Reinkarnation liegt eine lineare Sicht des Lebens zugrunde: Weil du dies und jenes in einem früheren Leben nicht getan hast, wird dir jetzt dies und jenes widerfahren. Karma ist eine komplexe Dynamik, durch die Vergangenheit, Gegenwart und Zukunft geformt werden. Wir sollten Karma nie zu einem simplen Konzept der Belohnung und Bestrafung reduzieren. Karma ist das Gesetz des Handelns, der Veränderung. Wir können uns selbst in jedem Augenblick erschaffen, und wir tun dies tatsächlich. Unsere Macht existiert in der Gegenwart. Wir können an einer Erinnerung an eine andere Ebene des Seins haften, und jene Erinnerung kann uns in dem Maße beeinflussen, wie wir dies zulassen. Doch wir sind ebensowenig Opfer eines schwierigen früheren Lebens, wie wir Opfer einer schwierigen Kindheit sind. Daß es oft so scheinen mag, hängt mit der Intensität des Gefühls zusammen, das durch jene Erinnerung hervorgerufen wird. Schicksal ist nichts weiter als das Ergebnis unserer Gedanken, Gefühle und Überzeugungen, und wenn wir letztere verändern, verändert sich auch unser Schicksal.

Sich Zugang zu anderen Leben zu verschaffen kann äußerst hilfreich sein, wenn wir in der Lage sind, diese Erfahrungen zu assimilieren. Solche Information kann deine Perspektive hinsichtlich deiner derzeitigen Persönlichkeit verändern, sie kann dir helfen, verborgene Talente zu entdecken, irrationale Ängste zu verstehen, und sie kann dir ein Gefühl des Verbundenseins mit dem Universum geben.

Wir sind uns nicht aller Ebenen unserer Existenz bewußt, weil die Stimulation, die dies erzeugen würde, zu gewaltig wäre, als daß wir damit umgehen könnten. Wir erinnern uns an soviel, wie wir in unser gegenwärtiges Leben integrieren können. Es hat einige Situationen in meinem Leben gegeben, in denen mir die Erinnerung an andere Leben nützlich war. Beispielsweise habe ich, so weit ich mich zurückerinnern kann, Angst vor Hunden gehabt, zeitweise in einem irrationalen Maße. Oft, wenn ich einen mir unbekannten Ort besuchen will, befällt mich die Angst, daß mich dort ein Hund beißen wird. Seit ich mich im vorigen Jahr daran erinnerte, daß ich in einem anderen Leben eines Abends von einer Meute wilder Hunde getötet worden war, als ich mich zu weit von meinem Dorf entfernt hatte, hat meine Angst vor Hunden erheblich nachgelassen. Ich glaube nun nicht mehr, daß Hunde mich beißen werden, wenn ich an einen Ort gehe, an dem ich noch nie gewesen bin. Das Wissen um jene Erfahrung in Verbindung mit Schutzkreisen und Affirmationen hat meine Angst vor Hunden fast restlos beseitigt.

Seit ich entdeckt habe, daß mein ältester Sohn in einem anderen Leben mein älterer Bruder und der dominierende Haushaltsvorstand war (unser Vater war früh gestorben), ist es mir möglich, unsere Kommunikation in der Gegenwart klarer zu gestalten. Aufgrund meines Wissens um jene Rollenkonfusion bin ich nun in der Lage, klarere, festere Grenzen zu setzen, und das hat die Spannungen zwischen ihm und mir erheblich verringert. In jenem anderen Leben lebten wir übrigens in Spanien, einem Land, zu dem ich mich seit meiner frühen Kindheit hingezogen fühle.

Zu einer anderen Zeit in meinem Leben, als ich mich auf intuitiver und spiritueller Ebene sehr schnell entwickelte, überkam mich die Angst, daß dieses neue Gewahrsein es notwendig machen würde, alles aufzugeben, was mir wichtig war: meinen Geliebten, meine Familie, mein Zuhause. Als mir klar wurde, daß ich in einem anderen Leben, in dem ich mich auf meine spirituelle Entwicklung konzentriert hatte, Freunde, Familie und Besitz verlassen hatte, um in ein Kloster in Nepal einzutreten, war dies für mich eine große Erleichterung. Obwohl ich auch in diesem Leben meine spirituelle Entwicklung weiterverfolgen werde, wird dies nicht in der gleichen Form geschehen wie in jenem anderen Leben. Ich kann jederzeit, wenn ich dies wünsche, von den Lektionen profitieren, die ich in jenem anderen Leben gelernt habe, insbesondere während der Meditation. Jenes Leben erklärt auch mein intuitives Gewahrsein der Meditation. Als ich anfing zu meditieren und Meditation zu lehren, habe ich dies ohne jede äußere Anleitung und ohne irgendwelche Vorkenntnisse aus meinem jetzigen Leben getan.

Wie können wir die Erinnerung an andere Leben fördern? Eine Methode besteht darin, unsere Träume daraufhin zu befragen. Dies erreichst du, indem du dir suggerierst, daß du über ein anderes Leben träumen wirst. Wiederhole diese Suggestion mehrmals vor dem Einschlafen. Es kann notwendig sein, dies mehrere Abende lang zu wiederholen, bevor ein entsprechender Traum auftaucht.

Suggestionen können auch während der Meditation gegeben werden. Bestärke in dir die Gewißheit, daß du Einsichten in andere Leben erlangen wirst. Oft ist es leicht, sich solche Informationen zu erschließen, und du brauchst nichts weiter zu tun, als zuzulassen, daß du sie empfängst.

Vielleicht fühlst du dich zu einer bestimmten Zeit oder zu einem bestimmten Land hingezogen. Vielleicht hast du zu einem bestimmten Menschen eine unmittelbare oder intensive Verbindung, und du hast das Gefühl, daß diese Beziehung karmisch sein muß. Entspanne dich, und gehe in die Tiefe. Fokussiere dich anschließend auf das betreffende Land, die Zeit oder die Person, und sage dir selbst, daß nun die Erinnerungen auftauchen werden, falls Verbindungen aus anderen Leben existieren.

Wenn du mit einer Partnerin arbeitest, solltet ihr einander gegenübersitzen und eine Kerze zwischen euch stellen. Nachdem ihr euch vertieft habt, fragt einander abwechselnd: «Wer bin ich? Wer war ich? Wer werde ich sein?» Beobachte das Gesicht deiner Partnerin, und teile ihr mit, was du siehst.

Ich habe im Anschluß mehrere Übungen aufgeführt, die zu einer Bewußtwerdung anderer Lebensräume führen können. Die erste Übung in dieser Gruppe heißt *Wiederbelebung früherer Erfahrungen*. Diese Erinnerungsübung ermöglicht es dir, dich an frühere angenehme Erlebnisse aus deinem derzeitigen Leben zu erinnern.

Wir alle fühlen uns gelegentlich deprimiert. Zu solchen Zeiten fällt es uns wesentlich leichter, uns an andere Situationen zu erinnern, in denen wir uns verletzt fühlten, in denen wir wütend waren oder in denen wir ein Trauma erlebten, und indem wir diese Dinge innerlich wiedererleben, werden die negativen Gedanken, die uns aktuell beherrschen, noch verstärkt. Moderne psychologische Theorien messen dem Wiedererinnern solcher schmerzhafter Erfahrungen eine große Bedeutung bei. Es ist zweifellos wichtig, sich solche Gefühle einzugestehen, um sich wirklich vollständig von ihnen befreien zu können. Doch ebenso wichtig ist es, daß wir lernen, frühere Gefühle der Ekstase, der Zufriedenheit und der Sinnlichkeit wiederzuentdecken und sie uns wieder zu eigen zu machen. Weil Gedanken Energieformen sind und ähnliche Energieformen anziehen, verstärkt die Wiederbelebung glücklicher Erfahrungen unsere positive Energie und gibt unserem Leben eine affirmativere Richtung. Beim Wiederbeleben von Erinnerungen wählst du die Erfahrungen, auf die du zu antworten wünscht, so daß du dir ihrer bewußter wirst und nicht mehr deinen Gefühlen oder deiner Umgebung auf Gedeih und Verderb ausgeliefert bist. Diese Übung erweitert auch deinen Geist, indem sie die Erinnerungsfähigkeit vergrößert.

Wenn du willst, kannst du im voraus entscheiden, welche Erfahrungen du gerne wiederbeleben möchtest. Du kannst dich aber auch einfach entspannen und vertiefen und dann deinem Geist gestatten, zurück und abwärts zu treiben und die Erinnerungen spontan auftauchen zu lassen. Wenn du die letztere Methode bevorzugst, mußt du durch Affirmation bekräftigen, daß nur positive Erinnerungen auftauchen werden. Manchmal erfordert es ein wenig Übung, angenehme Erinnerungen zu reaktivieren. Wenn eine negative Erinnerung auftaucht, die du nicht wiederbeleben möchtest, kannst du dieser Erinnerung sagen, sie solle verschwinden, oder du kannst die Augen öffnen.

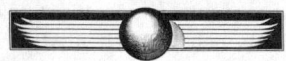

Wiederbelebung früherer Erfahrungen

Entspanne, vertiefe und schütze dich. Ich möchte, daß du weißt, daß es möglich ist, zurück und hinunter in deine Vergangenheit zu gehen, dich in aller Lebhaftigkeit an jene Erfahrungen zu erinnern, an die du dich erinnern möchtest. Du gehst nun zurück,

zurück und abwärts, abwärts und zurück, um jene Erinnerungen wiederzuerwecken, die du wiedererwecken möchtest.

Fühle, wie du weiter zurückgehst, sanft geleitet durch meine Worte. Du läßt dich von meinen Worten zurück und abwärts, abwärts und zurück geleiten. Du wirst sicher von meinen Worten geleitet, die dich zurück in deine Vergangenheit führen, in eine Vergangenheit, an die du dich erinnern möchtest und an die du dich erinnern wirst. Du wirbelst abwärts und im Kreis, im Kreis und abwärts. Du vernimmst schwach meine Worte, die dich zurück und weiter abwärts, weiter abwärts und zurück geleiten.

Zurück in eine Zeit und in einen Raum vor einigen Jahren, die für dich sehr angenehm waren, eine so angenehme Zeit, daß du sie jetzt wiedererleben möchtest, und du wirst dazu in der Lage sein... Und nun erlebst du jene Zeit und jenen Raum wieder. *Pause von etwa zwei Minuten.*

Und jetzt, immer noch sicher geleitet durch meine Worte, gehst du weiter zurück und abwärts, abwärts und zurück. Du bewegst dich zurück und abwärts durch dein Leben, und du hältst inne, wenn du etwas wiedererleben möchtest, das in deinem Leben geschehen ist, etwas, das du sehr gerne wiedererleben möchtest. Wenn du an einen solchen Punkt kommst, hältst du inne, um jene Erfahrung vollständig wiederzuerleben, in ihrer ganzen Fülle und Lebendigkeit, doch ohne so sehr gefangengenommen zu werden, daß du sie nicht mehr von der gegenwärtigen Realität unterscheiden kannst. *Pause von etwa zwei Minuten.*

Und immer noch gehst du weiter zurück, zurück und abwärts. Wenn du bis jetzt noch nicht wahrgenommen hast, daß dein Körper kleiner und kleiner wird, dann wirst du dies nun bald erleben. In jenem Körper eines Kindes wirst du etwas wiedererleben, das in deiner Kindheit geschehen ist, etwas, das für dich sehr, sehr angenehm war. Das geschieht nun erneut, und du erlebst es sehr intensiv. *Pause von etwa zwei Minuten.*

Du bist immer noch klein, und du wirst noch viel kleiner und kleiner. Du bewegst dich rückwärts in jene Zeit in deiner Vergangenheit, und du erinnerst dich sehr lebhaft, du erinnerst dich an all jene angenehmen, glücklichen Erlebnisse. *Pause von etwa zwei Minuten.*

Jetzt gehst du noch weiter zurück, weiter zurück zu den frühesten glücklichen und angenehmen Erfahrungen, an die du dich erinnern kannst. Eine Erinnerung daran, daß du sehr, sehr klein warst, vielleicht noch ein winziges Baby.

(Du kannst an diesem Punkt bis in ein anderes Leben zurückgehen. Du kannst dir suggerieren, daß du noch weiter zurückgehst, zurück in eine andere Zeit, in ein anderes Leben, oder du kannst in dein gewöhnliches Wachbewußtsein zurückkehren.)

Und jetzt hörst du meine Stimme, die dich zurück und aufwärts ruft, aufwärts und zurück zu dem Alter, in dem du zu Anfang dieser Übung warst. Und du bringst all jene angenehmen, glücklichen Erinnerungen mit zurück. Du weißt, daß du jedesmal, wenn du wieder zurück und abwärts gehst, deine Erinnerung und dein Gewahrsein deiner selbst erweitern wirst.

Und nun kehrst du zurück, du kehrst mühelos zurück. Kehre zurück, hellwach und voller Energie. Öffne deine Augen, und strecke dich aus.

Die nächsten fünf Übungen sollen dir helfen, Leben in anderen Dimensionen zu erfahren. Die ersten beiden stimulieren allgemein das Erinnerungsvermögen. Sie sind besonders geeignet für den Anfang, und die Bilder, mit denen sie arbeiten, sind so beschaffen, daß du die Übungen ohne Mithilfe einer Begleiterin (der Person, die dir hilft, in der Trance in die Tiefe zu gehen) ausführen kannst. Bei der dritten Übung müssen spezifischere Fragen gestellt werden; deshalb sollte sie möglichst mit Hilfe einer Begleiterin ausgeführt werden. Sie kann auch in einer Gruppe ausgeführt werden, in der den Teilnehmerinnen bestimmte Fragen gestellt werden und ihnen gesagt wird, daß sie sich an die Antworten erinnern werden. Die Übung eignet sich aber auch für eine Einzelsitzung. In diesem Fall kann die Person, die begleitet wird, ihr Leben wesentlich detaillierter erforschen, da sie dann die Möglichkeit hat, verbal zu formulieren, was sie erlebt. Dies gibt der Begleiterin die Möglichkeit, Fragen zu stellen, die speziell auf ihre Antworten abgestimmt sind.

Bei der Wahl einer Begleiterin solltest du dir eine Person aussuchen, der du vertraust. Diese Person sollte Erfahrung mit Trance-Zuständen haben. Sie sollte wissen, wie man Menschen hilft, sich zu entspannen, zu vertiefen und zu schützen. Außerdem sollte sie Möglichkeiten kennen, die Tiefe einer Trance zu verringern, und sie sollte auch in der Lage sein, jemanden rasch aus einer schwierigen Erfahrung herauszugeleiten. Sie sollte so sensibel und einfühlsam sein, daß sie Fragen zu stellen vermag, die zu einem besseren Verständnis der eigenen Person führen. Wenn du allein arbeitest, kannst du karmische Verbindungen zu einer bestimmten Person erforschen (zu einem Familienmitglied, einer Freundin oder einer bzw. einem Geliebten). Außerdem kannst du die Ursachen für irrationale Ängste aufdecken und diese auflösen, deine verborgenen Talente entdecken und zu einem tieferen Verständnis deiner Persönlichkeit, deiner Lebensziele und deiner Überzeugungen gelangen.

Die vierte Übung erforscht, wie in der linearen Zeit eine zukünftige Welt beschaffen sein würde, und die fünfte Übung enthüllt drei mögliche Manifestationen des Selbst. Da alle Leben simultan auf unterschiedlichen Schwingungsebenen stattfinden, ist es möglich, mehrere Leben in der gleichen Zeitspanne zu durchleben. Mit anderen Worten: Es könnten in diesem Augenblick drei Menschen leben, die alle Teile deiner Ursprungsenergie sind. Die fünfte Übung, *Hinter den Spiegeln* erforscht diese möglichen Manifestationen des Selbst. Diese letzte Visualisation ermöglicht es uns, die vielfältigen Facetten unserer Persönlichkeit zu entdecken oder die vielen Dimensionen unseres Seins (andere lebende Personen, die ein Teil der Gesamtheit unserer Energie sind).

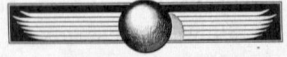

Ein anderes Leben

Entspanne, vertiefe und schütze dich. Ich möchte, daß du weißt, daß es dir möglich ist, in eine andere Dimension überzuwechseln, in ein anderes Leben. In wenigen Augenblicken wirst du genau das tun. Du wirst in einen anderen Lebensraum überwechseln und einen Teil jenes Lebens erfahren, etwas, das du sehr gerne erleben möchtest, etwas, das jetzt zu erfahren wichtig für dich ist.

Und nun atme tief ein und aus, atme sehr tief ein und aus, und während du dich mit Luft füllst, wirst du leichter, so leicht, daß du dich von der Materie, die sich unter dir befindet, erhebst. Während du einatmest, wirst du leichter, und du schwebst in der Luft, schwebst höher und zur Decke hinauf, und wenn du die Decke erreicht hast, atmest du aus und schwebst wieder abwärts.

Und nun atmest du noch einmal tief ein und aus, du atmest sehr tief ein und füllst deine Lunge mit Luft. Du wirst leichter, immer leichter und leichter, so leicht, daß du dich erneut von der Materie unter dir erhebst und zur Decke aufsteigst. Und wenn du diesmal die Decke erreichst, wirst du ausatmen und dich abwärts und zurück in einen anderen Lebensraum bewegen. Du hast jetzt die Decke erreicht, und während du ausatmest, schwebst du zurück und abwärts in einen anderen Lebensraum. Du wirst dich nun in diesen Lebensraum begeben und ihn erleben, bis du meine Stimme wieder hörst. *Pause von ungefähr fünf Minuten.*

Und jetzt höre meine Stimme, die dich zurückruft, zurück in dieses gegenwärtige Leben, zurück in diesen Raum. Und du wirst jene Erinnerungen aus jenem anderen Lebensraum mit dir zurückbringen. Du wirst jetzt zurückkehren, mühelos zurückkehren, hellwach und voller Energie.

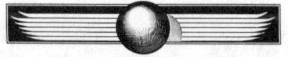

Andere Leben

Entspanne, vertiefe und schütze dich. Du befindest dich nun in der Dimension, in der du deinen Körper auf jede dir genehme Weise erleben kannst. Und wieder erlebst du, daß dein Körper sich verändert: Er verwandelt sich in den einer Katze. Und in jenem agilen Körper einer Katze kletterst du auf einen Baum. Klettere höher und höher, erforsche die äußersten Äste jenes Baumes. Und nun springst du von jenem Baum und stellst zu deiner Verwunderung fest, daß du nicht fällst, sondern höher und höher fliegst, weit in den Raum hinaus.

Du befindest dich weit, weit draußen im Raum, jenseits aller Zeitgrenzen, so daß die Vergangenheit zur Gegenwart und die Gegenwart zur Zukunft und die Zukunft zur Vergangenheit wird, die gleichzeitig Gegenwart ist. Und nun treibst du nach unten, du schwebst abwärts, du schwebst über und hinein in einen anderen Lebensraum. Begebe dich in einen anderen Lebensraum, und erlebe dies nun. *Pause von ungefähr zwei Minuten.*

Nun bewege dich aufwärts und aus jenem Lebensraum heraus. Du treibst wieder in den Raum hinaus, du entfernst dich von jenem Leben. Du läßt dich in den Raum hinaustreiben. Nun fange erneut an, dich in einen anderen Lebensraum hinüberzubewegen. Begebe dich in einen anderen Lebensraum, und erlebe ihn. Erlebe ihn jetzt. *Pause von etwa zwei Minuten.*

Und nun bewege dich aufwärts und aus jenem Lebensraum hinaus. Treibe wieder in den Raum hinaus. Du entfernst dich von diesem Leben und läßt dich in den Raum hinaustreiben. Und nun schwebst du abwärts, du schwebst hinunter, und du begibst dich in einen anderen Lebensraum hinein. Geh in jenes Leben hinein, und erlebe es. Erlebe es jetzt. *Pause von ungefähr zwei Minuten.*

Nun bewege dich aufwärts und verlasse jenen Lebensraum; schwebe wieder zurück in den Raum, weg von jenem Leben. Lasse dich einfach in den Raum hinaustreiben. Und nun fange wieder an, in einen anderen Lebensraum hinüberzugleiten. Begebe dich in jenes Leben, und erlebe es. Erlebe es jetzt. *Pause von ungefähr zwei Minuten.*

Und nun bewege dich aufwärts, und verlasse jenen Lebensraum. Treibe wieder in den Raum hinaus, bewege dich frei umher, bis du darüber entschieden hast, welches jener Leben du gründlicher erfahren möchtest. Wenn du dich entschieden hast, begebe dich in jenen Raum. Wähle jetzt dieses Leben, trete in dieses Leben ein, und erfahre es diesmal intensiver als zuvor. *Pause von etwa fünf Minuten.*

Und nun höre meine Stimme, die dich zurückruft in deine gegenwärtige Wirklichkeit, zurück in diesen Raum. Nimm dir soviel Zeit, um zurückzukehren, wie du brauchst. Und kehre hellwach zurück, voller Energie. Öffne die Augen, und strecke dich aus.

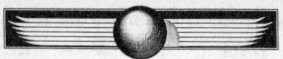

Rückkehr in ein früheres Leben

Entspanne, vertiefe und schütze dich. Und nun strecke dich aus, dehne dich durch die Sohlen deiner Füße aus. Dehne dich ungefähr einen Meter weit über deine Füße aus, und dann kehre zu deiner normalen Größe zurück, und entspanne dich. Und jetzt dehne dich durch deine Schädeldecke aus, dehne dich ungefähr einen Meter weit, und kehre anschließend zu deiner normalen Größe zurück, und entspanne dich. Und nun dehne dich nach rechts aus. Dehne dich ungefähr einen Meter weit aus, und kehre dann zu deiner normalen Größe zurück, und entspanne dich. Und jetzt dehne dich nach links aus. Dehne dich ungefähr einen Meter weit aus, und kehre dann zu deiner normalen Größe zurück, und entspanne dich. Und jetzt dehne dich nach allen Seiten aus, über deine Füße, über deine Schädeldecke und über deine Seiten hinaus. Strecke und dehne dich, so daß du den ganzen Raum ausfüllst. Du bist sehr leicht und sehr frei. Genieße diesen Zustand eine Weile, und kehre dann zu deiner normalen Größe zurück.

Und jetzt möchte ich, daß du dir klarmachst, daß wir alle bestimmte Einstellungen, Überzeugungen und Gefühle aus anderen Leben mit uns herumtragen. Und manchmal können diese zu einem Hindernis für unsere Weiterentwicklung in unserem gegenwärtigen Leben werden. Indem wir uns an sie erinnern, können wir daran arbeiten, sie loszulassen, und tatsächlich ist das Erkennen derselben manchmal gleichbedeutend mit Loslassen. Und ich möchte, daß du außerdem weißt, daß wir alle verborgene Talente und unverwirklichte Potentiale in uns tragen, die aus anderen Leben stammen. Das Gute geht nie verloren. Und indem wir uns an das Gute erinnern, werden wir erfüllter, innerlich reicher und bewußter.

In wenigen Augenblicken werde ich dich bitten, dich in ein anderes Leben zu begeben, doch jetzt möchte ich, daß du dich auf die Spitze dieses Gebäudes begibst. Begebe dich auf das Dach dieses Gebäudes, und schaue auf die Straße, die unter liegt. Achte auf alles, was du siehst, und merke es dir. Und jetzt bewege dich höher hinauf. Du schwebst oder fliegst hoch über der Erde, du fliegst höher und höher und genießt das Gefühl der Freiheit und Leichtigkeit. *Pause von etwa einer Minute.*

Und nun werde ich dich bitten, dich wieder hinunter und zurück zur Erde zu bewegen. Schwebe hinunter und zurück und in ein anderes Leben. Kehre zur Erde zurück, zurück in einen anderen Lebensraum. Ich werde nun von zehn bis eins zählen, und wenn ich die Zahl Eins erreiche, wirst du die Erde wieder berühren und dich in einem anderen Leben befinden. *Zählen.* Du stehst nun wieder auf der Erde. Schaue auf deine Füße herab, und stelle fest, was du an deinen Füßen trägst – falls du etwas daran trägst. Und nun betrachte deine Beine, deinen Körper. Was trägst du an deinem Körper? Wie bist du gekleidet? Bist du eine Frau oder ein Mann? Stelle dies fest, und sehe alles so klar wie möglich. Schaue nun um dich, und werde dir des Raumes bewußt, in dem du dich befindest. Bist du in einem geschlossenen Raum oder im Freien? Bist du allein oder mit anderen zusammen? Werde dir völlig dessen bewußt, wer du bist und wo du bist. Erkenne, was du dort tust. *Pause von etwa drei Minuten.*

Und nun, immer noch in jenem Körper und in jenem Leben, werde ich dich bitten, dich in die Zeit zu begeben, als du fünf Jahre alt warst. Begib dich in diese Zeit, und erlebe sie oder sieh sie klar vor dir. Gehe in den Raum, in dem du lebst. Sieh ihn so klar vor dir, daß du ihn detailliert beschreiben kannst. *Pause von etwa zwei Minuten.* Und sieh nun die Menschen, mit denen du zusammenlebst. Sieh sie klar und lebhaft vor dir. Du erinnerst dich auch an deine Gefühle und Gedanken über sie. *Pause von etwa zwei Minuten.* Und nun sieh deine Eltern, sieh sie in aller Lebendigkeit vor dir, und spüre ihre Schwingungen. Spüre sie ganz intensiv, und finde heraus, ob du sie in deinem jetzigen Leben kennst. *Pause von einer Minute.*

Und nun begib dich in eine wichtige Erfahrung, die du in jenem Leben gemacht hast. Versetze dich in sie hinein, und erinnere dich an sie. *Pause von etwa zwei Minuten.*

Und jetzt versetze dich in eine andere wichtige Erfahrung. *Pause von etwa zwei Minuten.*

Und nun sei dir bewußt, daß du vollkommen geschützt bist, sehr gut geschützt, und begib dich zu deinem Todestag. Sieh ihn klar vor dir. *Pause von etwa einer Minute.*

Und nun verlasse deinen Körper. Du hast deinen Körper verlassen. Du begibst dich in dein höheres Bewußtsein, du bist in deinem höheren Bewußtsein und schaust auf jenes Leben, das du soeben erfahren hast. Schau es an und erkenne, welche Lektion du in jenem Leben gelernt hast. *Pause von einer Minute.* Du schaust immer noch auf jenes Leben und erkennst, was du aus jenem Leben in dein gegenwärtiges Leben mitgenommen hast. *Pause von etwa einer Minute.*

Und nun lasse jenes Leben los, lasse jene Erfahrungen los, aber behalte sie trotzdem in Erinnerung, auf eine dir angenehme Weise. Lasse jenes Leben zurück, und reise zurück in deine gegenwärtige Realität. Dein eigenes Gewahrsein und deine Identität werden vollständig wiederhergestellt. Und du kehrst entspannt, erfrischt und voller Energie zurück. Nimm dir Zeit, öffne deine Augen, und strecke dich aus.

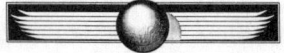

Die zukünftige Welt

Entspanne, vertiefe und schütze dich. Fühle nun, wie du in den Raum hinaustreibst. Du treibst in die entferntesten Bereiche des Raumes. Und du spürst, wie dein Körper wächst, wie er eine Größe annimmt, die so ungeheuerlich ist, daß du dir vorstellen könntest, du wärest eine riesige Konstellation von unzähligen Sternen.

Du treibst hinaus in den Raum, und dein Körper nimmt die Form einer gewaltigen Konstellation an. Du bist die Göttin Diana, die Jägerin. Und als Diana hebst du deinen Arm und schießt einen Pfeil ab. Der Pfeil fliegt in die Luft und jagt durch die Nacht dahin. Und bald stellst du fest, daß auch du ein Pfeil bist, ein Komet, der durch Zeit und Raum reist. Eine winzig kleine Zelle. Ein Mikrokosmos dort, wo einmal der Makrokosmos war. Eine winzige Zelle, und du bist dir trotzdem deines ganzen Körpers und all der harmonischen Wechselbeziehungen in dir bewußt. Weise und wissend, innerlich alles wissend, zentriert in dieser winzigen Zelle.

Und nun schießt diese winzige Zelle, dieser Pfeil in den Raum hinaus; er jagt in jenen Raum, den wir Zukunft nennen. Fühle, wie dein Bewußtsein sich jetzt erweitert, wie es sich ausdehnt, während es in jenen Raum der Zukunft hinabsteigt, eine andere Wirklichkeit, eine, die du noch nie kennengelernt hast, und doch auch eine, die du seit jeher kennst. Dies ist die Welt der Zukunft, die du und alle starken Frauen erschaffen. Und sie ist hier und jetzt, und du bist hier. *Pause von etwa fünf Minuten*.

Und nun höre meine Stimme, die dich zurückruft, zurück in diesen Raum, zurück in dein gegenwärtiges Leben. Zurück, komme jetzt zurück. Komme zurück, hellwach und voller Energie. Öffne deine Augen, und strecke dich aus.

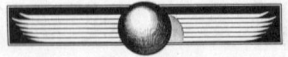

Hinter den Spiegeln

Entspanne, vertiefe und schütze dich. Wende dich ab von der äußeren Welt, von ihrem Lärm, von ihren Spannungen, von ihren Ablenkungen. Wende dich ab von der äußeren Welt und ihren Angelegenheiten. Diese Dinge betreffen dich nun nicht mehr, während du fortfährst, dich immer tiefer und tiefer zu entspannen.

Hier, in diesem ruhigen und heiteren Raum wirst du in der Lage sein, die vielfältigen Dimensionen deiner Persönlichkeit zu erfahren. Hier in diesem Raum wirst du mögliche Manifestationen deines Selbst kennenlernen. Hier in diesem Raum verfügst du über ein Gewahrsein, das deine gewöhnliche dreidimensionale Realität transzendiert.

In diesem Raum siehst du dich selbst, wie du in einen Spiegel schaust, in einen dreifach gerahmten Spiegel. Und während du in den ersten Rahmen des Spiegels schaust, bewegt sich dein Blick durch das Spiegelglas hindurch und darüber hinaus, und du siehst, daß ein anderes Selbst auf dich zukommt, ein mögliches Selbst. Tritt nun in dieses Spiegelglas hinein, und werde zu jenem Selbst, erfahre jenes Selbst. *Pause von etwa fünf Minuten.*

Und nun bewege dich sanft zurück, und entferne dich von jenem möglichen Selbst. Du befindest dich nun wieder in deinem eigenen Körper und stehst dem Spiegel gegenüber, dem zweiten Rahmen des Spiegels. Und du schaust durch das Spiegelglas und dahinter und siehst, wie ein anderes mögliches Selbst auf dich zukommt. Trete durch das Spiegelglas, und werde zu jenem Selbst, erfahre jenes Selbst. *Pause von fünf Minuten.* Und nun bewege dich vorsichtig zurück, und entferne dich von jenem möglichen Selbst. Du befindest dich wieder in deinem eigenen Körper und stehst dem Spiegel gegenüber, dem dritten Rahmen des Spiegels. Und du schaust durch das Spiegelglas und dahinter und siehst ein weiteres mögliches Selbst auf dich zukommen. Trete durch das Spiegelglas, und werde zu jenem Selbst, erfahre jenes Selbst. *Pause von fünf Minuten.*

Und nun trete vorsichtig zurück, und entferne dich von jenem möglichen Selbst. Du befindest dich wieder in deinem eigenen Körper und stehst dem dreifach gerahmten Spiegel gegenüber. Du stehst vor dem Spiegel und siehst gleichzeitig alle jene drei möglichen Formen des Selbst. Und nun schau dir an, wie jene Bilder verblassen. Lasse jene Bilder dahinschwinden, aber behalte alles, was du erlebt hast, sehr deutlich in Erinnerung.

Und treibe nun wieder aufwärts und zurück in deine Realität des gewöhnlichen Wachbewußtseins. Laß dich in deiner eigenen Geschwindigkeit zurücktreiben, und kehre hellwach und voller Energie zurück.

Ich wollte dieses Kapitel mit einigen speziellen Informationen darüber abschließen, was geschieht, wenn der physische Körper verlassen wird und der Astralkörper sich auf die Astralebene begibt. Mit anderen Worten: Was geschieht, wenn wir sterben? Ich bat meine Freundin Cathy, mir zu helfen, mich in eine tiefe Trance zu versetzen, so daß ich mich in mein höheres Bewußtsein begeben könnte. Cathy tat dies und fragte mich dann, was genau im Augenblick des Todes geschieht. Ich erlebte ein so friedvolles Gefühl, daß ich eigentlich gar nicht sprechen wollte, obwohl es mir leichter fiel als beim ersten Mal. Während des gesamten Dialogs war ich mir einer Gruppe von Lichtwesen bewußt, die mich umgab. Ich hatte das Gefühl, daß mir, oft in Form von Symbolen, gezeigt wurde, was nach dem Tode geschieht. Beispiele wurden angeführt, meist in Form von Bildern, von Dingen, die ich von der Erde her kannte und die dem, was auf der Astralebene vor sich geht, ähneln. Ich hatte die ganze Zeit über das Gefühl, daß noch viel, viel mehr auf der Astralebene geschieht, daß mir jedoch nur ein erster Einblick in jenes Geschehen ermöglicht wurde. Die Worte, die ich formulierte, schienen meiner Erfahrung nie völlig gerecht zu werden. Obgleich ich andere Leben in linearer Form beschrieb, war mir klar, daß ich diese Form der Darstellung nur wählte, um das Erlebte beschreibbar zu machen, also nicht, weil es tatsächlich so geschehen war. Ich hatte das Gefühl, daß es jetzt im Augenblick geschah und daß mir, um es zu verdeutlichen, nur ein kleinerer Teil des gesamten Geschehens gezeigt wurde. Es gibt noch viele andere Schwingungsebenen, Ebenen des Lebens, die zu sehen ich noch nicht bereit bin. Doch ich spüre, daß da noch wesentlich mehr war, und einmal sah ich ein noch höheres Wesen, das so blendend hell war, daß ich meinen Blick nicht ganz darauf richten konnte.

Die Fragen und Antworten in der vorliegenden überarbeiteten Ausgabe dieses Buches entsprechen denen in der Originalausgabe, obgleich ich mir sicher bin, wenn ich mich *jetzt* in einen meditativen Zustand versetzen würde und mir die gleichen Fragen gestellt würden wie damals, würden die Antworten etwas anders ausfallen. Die Wahrheit ist nicht statisch. Die Energie, zu der ich damals im Jahre 1977 in Kontakt trat, und die Art, wie ich jene Energie interpretierte, standen in direkter Beziehung zu meiner damaligen spirituellen und psychischen Entwicklung. Wir sollten diese Information als lediglich eine von vielen möglichen Geschichten über den Prozeß des Sterbens begreifen. Wir erhalten in unserem Sterbeprozeß Hilfe, und wir lernen und wachsen danach in anderen Bereichen weiter. Wie dies geschieht, läßt sich nicht exakt beschreiben.

F. Was geschieht, wenn wir sterben?

A. Wenn der Körper stirbt, setzen seine Funktionen allmählich aus. Das Herz steht still, die Atmung setzt aus, das Gehirn versagt, und die inneren Organe hören auf, ihre Arbeit zu verrichten. Alles versiegt allmählich. Der Astralkörper verläßt unseren physischen Körper an einem Punkt, der etwas unterhalb des Nabels liegt. Er bildet eine Wolke. Du erinnerst dich sicher an die Bilder von Aladdin und der Wunderlampe. Wenn er die Zauberlampe rieb, entstand zuerst eine Art Nebel, und wenn dieser Nebel sich dann zu einer Wolke verdichtete, bildete sich aus dieser allmählich die Gestalt eines Dschinns. Genauso verläßt der Astralkörper unseren physischen Körper: Eine kleine Wolke wird dichter, dichter und dichter, nimmt schließlich Form an und verschwindet, während die Silberschnur einfach vertrocknet, genauso wie beim Neugeborenen die Nabelschnur. Und dann schweben wir davon.

Unmittelbar nachdem wir den physischen Körper verlassen haben, geschieht genau das, wovon wir glauben, daß es geschehen wird. Wenn du das Gewahrsein hast, daß der Tod lediglich eine Transformation ist, eine Wiedergeburt – was tatsächlich der Fall ist –, dann stirbst du in der physischen Welt und wirst in der Astralwelt wiedergeboren, um dort wieder mit deinen Freunden und Lehrern zusammenzukommen. Ich sehe ein Bild von einer Person, die gerade über eine Schwelle tritt. Nur ein kleiner Schritt, dann warten Gestalten dort, die dich an die Hand nehmen und dir helfen hinüberzutreten.

Wenn du hingegen denkst, nichts würde mit dir geschehen, wenn du stirbst, dann bleibst du für einige Zeit in jenem Nichts. Es ist dort irgendwie kalt, schwarz und dunstig, und du bleibst in dieser Atmosphäre, bis dir klar wird, daß du immer noch lebst, daß du dich umherbewegen kannst, daß du immer noch denkst. Du fängst an, dich umherzubewegen, und in dem Augenblick, in dem du dieser Bewegung gewahr wirst, scheint sich die Wolke zu lichten. Die übrigen Wesenheiten befinden sich am Rande deiner Wahrnehmung; sie warten darauf, dir zu sagen, wo du dich befindest, sobald du bereit bist, es zu erfahren.

Niemand versucht, dich zu zwingen. Niemand tritt aus der Wolke hervor, schüttelt dich und sagt: «Wach auf!» Sie warten, bis du zu ihnen kommst.

Wenn du dich auf der Astralebene befindest, manifestieren sich deine Gedanken augenblicklich. Es gibt keinen zeitlichen Abstand zwischen dem Gedanken und seiner Manifestation; die Begrenzung, wie sie auf der irdischen Ebene besteht, wo es viel Disziplin und Konzentration erfordert, etwas zu verwirklichen, gibt es hier nicht. Wovon auch immer du denkst, daß es dich umgibt, umgibt dich tatsächlich. Du kannst in jenem Raum bleiben und so lange Gedankenformen produzieren, wie du willst, bis es dir schließlich langweilig wird. Doch was auch immer du mit deinen Gedankenformen geschaffen hast, vergeht, sobald du deine Energie davon abziehst. Dann, wenn du bereit bist, warten Wesenheiten auf dich, um dir zu erklären, was es mit alldem auf sich hat.

Es ist sehr friedvoll. Man könnte fast von einem goldenen Licht sprechen. Eine Atmosphäre totalen Akzeptierens herrscht. Niemand ist da, der über dich lacht. Jeder Mensch wird als Individuum verstanden, das erschaffen wird, wie es erforderlich ist. Es sind Wesen da, deren Aufgabe es ist, Geleit und Hilfe zu geben. Manche Wesenheiten kümmern sich speziell um Menschen, die soeben angekommen sind.

Dann folgt eine Zeit des Schlafs, die unterschiedlich lang und tief sein kann, je nachdem, was du brauchst. Wenn du vor deinem Tode an einer langwierigen Krankheit gelitten hast, kann es sein, daß du einige Zeit brauchst, um dich davon zu erholen.

Sobald dir klar wird, wo du bist, und du akzeptierst, daß du in Wirklichkeit gar nicht tot bist, sondern nur geschlafen und dich erholt hast, begibst du dich in deine Halle der Erinnerungen. (Es scheint, daß mir dies als ein symbolisches Bild gezeigt wurde.) Ich sehe ein Bild von einem riesigen Raum. Ich kann es mit jenem Kino in *Disney World* in Verbindung bringen, wo die Filmleinwand rund um den ganzen Zuschauerraum geht und die Zuschauer in der Mitte stehen. Hier erinnerst du dich an alles, was mit dir geschehen ist. Du siehst nicht nur dein letztes Leben, sondern alle deine Leben. Du wirst dir dessen bewußt, was die Ziele deiner Seele sind. Es scheint, daß dieser Raum die erste von vielen Schulen ist, die du auf der Astralebene besuchen wirst. Du besuchst sie und frischst deine Erinnerung wieder auf. Dir wird klar, warum du dich dafür entschieden hast, dich zu jener speziellen

Zeit zu reinkarnieren, welche Ziele du dabei vor Augen hattest, was du dadurch erreicht hast, wie du daran gewachsen bist und dich erweitert hast und wie du dich selbst begrenzt hast. Du beurteilst dich selbst, du gibst dir eine «Zensur». Du bist dir deiner selbst und deiner Fähigkeiten vollständig gewahr.

Der nächste Schritt besteht darin zu entscheiden, wie du dich am besten weiterentwickeln kannst. Wirst du dich dazu wieder auf die irdische Ebene begeben? (Ich sehe viele Lichtwesen.) Es gibt sehr viele Ebenen. Du mußt dich in deinem eigenen Tempo entwickeln. Es gibt Ebenen, die selbst von jener Astralebene aus unfaßbar sind. Wenn du den Übergang vollziehst, erinnerst du dich an alles über dich. Du weißt viel, wesentlich mehr, als du auf der irdischen Ebene gewußt hast, aber du weißt nicht alles.

Diese Information über unsere Wahlmöglichkeiten, was unsere Geburt anbetrifft, sollte als der Anfang einer Untersuchung angesehen werden. Bitte lies sie in einem Geist der Offenheit und des Mitgefühls. Der Tod bringt nicht die Erleuchtung. Unser Verständnis nach dem Tode mag umfassender sein als vor dem Tode, aber es ist nicht die ganze Wahrheit. Wir fahren fort zu wachsen und zu lernen. Während wir uns spirituell entwickeln, haben wir eine gewisse Entscheidungsmöglichkeit bezüglich der Umstände unserer nächsten Geburt. Wie weit diese Wahlmöglichkeit geht oder wie diese Dynamik beschaffen ist, weiß ich nicht.

Heute sind sich viele Menschen nicht darüber im klaren, was diese Wahl beinhaltet, und sie glauben irrtümlicherweise, daß alle Lebensumstände vor der Geburt gewählt werden. Doch das ist nicht der Fall. Wir befinden uns zur Zeit in einer Periode großer Dunkelheit, in der viel Mißbrauch stattgefunden hat. Kinder, die mißbraucht oder mißhandelt worden sind, haben nicht vor ihrer Geburt beschlossen, sich in einer Familie zu reinkarnieren, in der sie Mißbrauch oder Mißhandlung erfahren würden, um dadurch zu lernen.

Wir müssen eine gewisse Entwicklungsstufe erreicht haben, um die Umstände unserer Geburt auf eine genauere, bewußtere Weise wählen zu können. (Ich sehe Wesen, die im Hintergrund stehen.) Du kannst alle Hilfe bekommen, die du möchtest. Es gibt Wesen, die zu diesem Zeitpunkt mehr erfahren haben als du und die dir deshalb helfen können, die Umstände deiner Geburt zu wählen. Wirst du die Lektion, die du lernen mußt, am besten lernen, wenn du eine Frau bist oder wenn du ein Mann bist? Welche Rasse, welcher sozioökonomische Hintergrund wird deine Entwicklung am besten unterstützen? Welche Art von Familienstruktur? Welche Zeitspanne ist die beste? Wirst du in einer Kleinfamilie leben? Wird deine Mutter eine Frau sein, die nicht mit einem Mann zusammenlebt? Wirst du zur Adoption freigegeben werden? Wirst du eine Familie wählen, in der alle Mitglieder eine enge Verbindung zueinander haben und in der alle sehr gut miteinander harmonieren? Oder wirst du dir eine Familie mit ebenso starken Bindungen suchen, in der es jedoch oft zu Konflikten kommt? Wirst du eine Familie wählen, in der eine gute Ausbildung als erstrebenswert angesehen wird, oder eine, in der es nur ums Überleben geht? Eine Familie, die spirituell ist, oder eine, die in materieller Hinsicht weiter entwickelt ist? Wirst du eine Familie wählen, die in einer bestimmten Hinsicht, die dir selbst wichtig ist, ziemlich entwickelt ist, oder eine, deren Interessen deinen eigenen genau entgegengesetzt zu sein scheinen? Oder wird es eine Gruppierung sein, die angenehm ist, aber in der nur lockere Verbindungen zwischen den einzelnen Mitgliedern bestehen, wodurch dir die Freiheit bleibt, einen anderen primären Fokus zu entwickeln?

Du kannst auch die Länge deines Lebenszyklus beeinflussen. Wird es ein sehr kurzer Aufenthalt oder ein längerer werden? Wirst du in der Lage sein, einige deiner Aufgaben zum Abschluß zu bringen, oder werden deine Aktivitäten abrupt durch den Tod beendet werden? Ist es deine Aufgabe, die Arbeit eines anderen Menschen, der dir vorangegangen ist, zum Abschluß zu bringen, oder geht es eher darum, daß andere die Arbeit vollenden sollen, mit der du begonnen hast? Hast du das Gefühl, daß du eine Lektion lernen mußt, indem dein Potential schon früh abgeschnitten wird, vielleicht, weil du in bestimmten Situationen die Entwicklung anderer Menschen behindert hast? Wird dein Leben früh beendet werden, um das Gleichgewicht wiederherzustellen? Manche Menschen bleiben beharrlich bei einer bestimmten Aufgabe, zu der sie immer wieder unter den verschiedensten Umständen zurückkehren. Oft sind solche Menschen das, was wir Genies oder Wunderkinder nennen. Andere entwickeln sich in mehrere Richtungen zugleich. Manche Menschen wählen sehr dramatische oder schwierige Umstände, um ihre Entwicklung zu intensivieren.

F. In welcher Beziehung steht dies zur Überseele?

A. Die Wesenheit auf der physischen Ebene ist nur ein Aspekt der gesamten Energie der Überseele. Wir können uns, während wir uns auf der irdischen Ebene befinden, unserer Aufgaben bewußter werden. Wir können uns ihrer bewußter werden, indem wir die Existenz unserer Überseele erkennen. Wir können zu unserer Überseele in Träumen, Meditationen und geleiteten Phantasien Kontakt aufnehmen. Wenn du betest, sendest du deine Bitte zu deiner Überseele aus. Wenn du kreative Visualisation praktizierst, sendest du auch jene Energie zu deiner Überseele. Je stärker du dich auf deine Energie fokussieren kannst, um so klarer wirst du. In einem gewissen Sinne wird es dann leichter, deine Ziele zu erreichen. Du kannst eine ausgewogenere Einstellung entwickeln, wenn du eine gewisse Vorstellung von dem umfassenderen Bild hast. Du verfängst dich dann nicht mehr so häufig in deinen persönlichen Ansichten, und du wirst nicht mehr von diesen geblendet. Wenn du mit deiner Überseele kommunizierst, ist das so, als würdest du es dir gestatten, Abstand zu nehmen und die ganze Situation ins Auge zu fassen. Dir wird dann klar, daß es unsichtbare Ziele und unsichtbare Kräfte gibt.

F. Welche Verbindung besteht zwischen den einzelnen Überseelen auf der Astralebene?

A. Ich sehe riesige Lichtwesen mit ausgestreckten Händen, und von ihren Händen gehen Lichtstrahlen aus, durch welche sie mit all den anderen kleineren Wesen verbunden sind. Dann werden alle kleineren Wesen in den Überseelen zusammengefaßt, und alle Überseelen werden zusammengefügt wie zu einer Blume, so daß ein einziges großes Wesen entsteht, wie eine gigantische Konstellation. Alle Überseelen zusammen bilden die Gesamtheit der Schöpfung, jene totale Energie. Die Überseele ist der höchste Körper. Am Anfang, als alle Wesenheiten gleichzeitig erschaffen wurden, war jede Wesenheit eine Überseele, die, befreit durch die Schöpfung, weitere Formen schuf, welche individuelle Untersuchungen durchführen sollten. Jede kleinere Wesenheit ist ein Teil der Schöpfung der Überseele, und jede Überseele ist ein Teil der Untersuchung und Schöpfung der Göttin.

Ich sehe ein Bild aller Dimensionen vor mir. Es gleicht einer riesigen

Hand, die viele Netzgitter hält. Und diese Netzgitter können ausfächern – sie können zu verschiedenen Dimensionen werden – oder sie können sich zusammenfalten, sich zu einer einzigen vereinen. Jedes Netzgitter ist eine Arena, eine Bühne oder ein Lebensraum, und jeder hat ein etwas anderes Tempo, einen anderen Puls oder eine andere Schwingung. Das ist der Punkt, an dem die Zeitvorstellung entsteht. Es scheint, als ob ein Netzgitter oder eine Zeit 42–2000 v. Chr. wäre, eine andere 1500 n. Chr. oder 2000 n. Chr., weil alles auf einer anderen Schwingungsfrequenz ausgelebt wird. So wie im Tierreich, wo eine bestimmte Fliege 24 Stunden lebt, ein anderes Wesen drei Tage, wieder ein anderes eine Woche, drei Monate, sieben Jahre usw. Und doch durchläuft jedes Tier dabei seine volle Lebensspanne, wie groß oder klein diese ihm zugemessene Lebensdauer auch sein mag. Wesen mit einer kürzeren Lebenszeit leben auf einer schnelleren Schwingungsfrequenz.

F. Welche zeitliche Beziehung besteht zwischen der Astralebene und der irdischen Ebene?

A. Es ist eine andere Schwingungsebene. Ich vermute, daß das der Grund ist, weshalb das Konzept von Himmel und Hölle entstanden ist: weil es verschiedene Schwingungsebenen gibt. So etwas wie den Himmel und die Hölle des Christentums gibt es nicht, sondern nur verschiedene Ebenen des Wachstums. Genauso wie es verschiedene musikalische Noten gibt. Ich sehe eine große Sinfonie – ich höre die Sinfonie. Es können Disharmonien entstehen. Alles ist Bewegung. Das ist es, was das Leben ausmacht: Bewegung. Ein Vor- und Zurückfließen, Ebbe und Flut, Zunehmen und Abnehmen. Dadurch entsteht Bewegung. Wie beim Atmen muß es sowohl das Einatmen als auch das Ausatmen geben. Batterien müssen einen positiven und einen negativen Pol haben – so wie ein Magnet einen Nord- und einen Südpol hat. Die Erde ist ein riesiges Magnetfeld. Es gibt eine Möglichkeit, sich aus diesem Feld herauszubegeben: Wenn wir uns auf der Astralebene befinden, befinden wir uns außerhalb des Magnetfeldes der Erde.

F. Gibt es auch auf der Astralebene einen positiven und einen negativen Pol?

A. Nicht auf den höheren Ebenen. Ich weiß nicht, wie dort Bewegung ohne die polare Spannung möglich ist, aber es fühlt sich anders an. Vielleicht ist das der Grund, weshalb die Atmosphäre dort so friedvoll ist. Die Spannung, so wie wir sie kennen, gibt es dort nicht, aber Bewegung gibt es trotzdem. Dort sind andere Gesetze gültig. Das Gesetz der Schwerkraft hat keine Gültigkeit.

8

Träume

Träume sind Botschaften der Seele *über* die Seele. Wenn wir uns an unsere Träume erinnern, sie aufschreiben und darüber reflektieren, können wir zu einem tieferen Verständnis unserer selbst gelangen. Träume versuchen, uns über verborgene Talente und bislang ungenutzte kreative Energien zu informieren. Außerdem verschaffen sie uns Kenntnisse über die negativen, vernachlässigten oder unterdrückten Teile unserer Persönlichkeit.

Die Realität der Träume unterscheidet sich von der physischen Realität, die jedoch nicht weniger gültig ist als jene. Manchmal scheinen sie ein Gewebe zu bilden, das nur schwer zu erkennen ist. In anderen Fällen stellen Träume Ereignisse so lebhaft dar, daß wir schockartig etwas erkennen, das unserem Bewußtsein bislang verborgen war. Träume bauschen Gefühle auf und intensivieren sie, um unsere Aufmerksamkeit darauf zu lenken.

Träume können unser Leben bereichern, indem sie uns viele neue Möglichkeiten eröffnen. Sie sind Ventile unseres persönlichen Unbewußten (da sie uns über vergessene Erinnerungen, brachliegende Talente, unterdrückte Wünsche, primäre Instinkte und kreative Energien informieren) und Ventile unseres kollektiven Unbewußten, das die ererbte Weisheit der Menschheit enthält, jene Dimension, in der wir alle mit dem universellen Geist verbunden sind. Indem wir lernen, unsere Träume zu verstehen, können wir unsere Gefühle wieder mit unseren Gedanken verbinden und unsere Körper-Geist-Einheit mit den universellen spirituellen Kräften.

In unseren Träumen lösen wir Probleme, befreien wir uns von Feindseligkeiten und Ängsten und finden wir Lösungen und Gefühle, derer wir uns im Wachzustand nicht bewußt waren. Dies ist möglich, weil unser Geist, wenn er träumt, frei ist von jenen sozialen, kulturellen und politischen Vorurteilen, die er im Wachzustand hegt, und weil er deshalb in der Lage ist, Gefühle und Schwingungen aufzugreifen, die wir übersehen haben. Unsere Träume stammen aus dem Reich der Zeitlosigkeit, wo Vergangenheit, Gegenwart und Zukunft eins sind. Befreit von der Illusion der linearen Zeit, bringen Träume uns Botschaften aus der Vergangenheit (sowohl in Form von Erinnerungen an frühere Erlebnisse aus unserem derzeitigen Leben als auch in Form von Erinnerungen an frühere Inkarnationen), sie zeigen uns, was in der Gegenwart vor sich geht, und sie ermöglichen es uns, zukünftige Ereignisse und Möglichkeiten zu sehen.

Ein Traum bringt uns Botschaften aus vielen Dimensionen. In unseren Träumen können wir zu unserer Überseele Kontakt aufnehmen, wir können Einblick in eine andere Inkarnation gewinnen, und wir können Informationen über Menschen, Orte und Ereignisse erhalten. All dies muß zusätzlich im Lichte der aktuellen Situation interpretiert werden. Solche Dinge werden uns nur offenbart, weil sie in einer unmittelbaren Beziehung zu unserer derzeitigen Situation stehen.

Träume sprechen in Bildern zu uns; sie benutzen Symbole, die gleichzeitig universell und spezifisch für uns sind. Wir können das Symbol nicht vom Traum trennen oder den Traum von der Träumenden. Um unsere Träume zu verstehen, müssen wir ihnen mit der Aufmerksamkeit und dem Respekt begegnen, die sie verdienen. Wir müssen sie wertschätzen, sie in unserem Herzen immer wieder abwägen und in einen Dialog mit ihnen treten, bis uns ihre Botschaft klar wird. Bei unserem Versuch, die Sprache der Träume zu verstehen, können wir einen Blick auf den universellen Symbolismus von Mythen und Märchen werfen, oder wir können die Erkenntnisse anderer Menschen einbeziehen. Doch nur die Träumerin selbst kann sagen: «*Das* ist die Bedeutung, die sich für mich wahr anhört.»

Das Erinnern von Träumen. Wenn du dich an deine Träume erinnern willst, dann gib dir selbst die Suggestion: «Ich will mich an meine Träume erinnern», und wiederhole sie mehrmals vor dem Einschlafen. Du wirst diese Suggestion leichter aufnehmen, wenn du dich zuvor entspannst und vertiefst. Lege einen Stift und Papier neben dein Bett, damit du deine Träume gleich nach dem Aufwachen aufschreiben kannst. Das ist gleichzeitig für dein Traum-Selbst ein Signal, daß du dich wirklich an deine Träume erinnern möchtest.

Wiedereintreten in den Traum. Entspanne, vertiefe und schütze dich. Stelle dir vor, daß du eine lange Wendeltreppe hinabsteigst und daß du, wenn du am unteren Ende dieser Treppe angekommen bist, in deinen Traum eintreten wirst. Setze den Traum fort, bis er zum Abschluß gekommen ist, und kehre dann in deine gewöhnliche Realität zurück.

Meditieren über ein Traumsymbol. Wähle ein Symbol aus einem deiner Träume, dessen Sinn dir nicht klar ist. Und nun entspanne, vertiefe und schütze dich. Reise in deinen geistigen Raum, sieh das Symbol, werde ruhig, und lasse die Bilder und Erkenntnisse aufsteigen. Wenn du willst, kannst du dir die Suggestion geben, daß beim Beobachten des Symbols weitere Bilder auftauchen werden, die dein Verständnis wachsen lassen und die Bedeutung des Symbols klarer machen werden. Bevor du zu deinem gewöhnlichen Gewahrsein zurückkehrst, suggeriere, daß weitere Einsichten dir im Verlauf des vor dir liegenden Tages kommen werden.

Dialog mit einer Traumgestalt. Wähle eine Gestalt aus einem deiner Träume, über die du gerne mehr erfahren möchtest. Entspanne, vertiefe und schütze dich. Reise in deinen geistigen Raum, und versichere dir, daß deine Traumgestalt erscheinen wird, wenn du dort ankommst. Sieh die Gestalt lebhaft vor dir. Führe nun ein Gespräch mit ihr, und frage sie, warum sie in deinen Träumen erschienen ist und was sie dich lehren kann. Wenn das Gespräch beendet ist, kehre zu deiner gewöhnlichen Realität zurück.

Bitten um Träume über spezielle Probleme. Da du dich nun an Träume erinnern kannst und über sie reflektierst, wirst du dir vielleicht bestimmte Träume herbeiwünschen. Du kannst an Problemen wie Ängsten oder jeder anderen Art von Schwierigkeiten arbeiten, indem du zu diesem Zweck um spezielle Träume bittest. Wenn es dir beispielsweise schwerfällt, unabhängig zu sein, dann bitte um Träume, in denen du Unabhängigkeit im Verhalten zeigst. Wiederhole diese Bitte mehrere

Male, bevor du dich schlafen legst. Oder, wenn du Schwierigkeiten damit hast, Wut auszudrücken, dann bitte um Träume, in denen du deinen Zorn ausdrückst, ohne dich selbst oder andere zu verletzen. Es kann notwendig sein, diese Suggestionen in mehreren aufeinanderfolgenden Nächten zu wiederholen.

Lösungen zu Problemen finden. Suggeriere dir, daß du einen Traum haben wirst, in dem die Lösung zu einem bestimmten Problem auftauchen wird. Artikuliere die Suggestion sehr klar und einfach, und wiederhole sie mehrere Male, bevor du dich schlafen legst. Möglicherweise mußt du dies mehrere Abende wiederholen, bevor sich der Traum mit der Lösung einstellt.

Deine innersten Gedanken und Gefühle entdecken. Wenn du dir unklar darüber bist, wie du dich wirklich in bezug auf etwas fühlst, dann gib dir die Suggestion, daß du einen Traum haben wirst, in dem sich deine wahren Gefühle offenbaren werden. Wiederhole diese Suggestion mehrmals vor dem Einschlafen. Es kann sein, daß du dies mehrere Abende lang wiederholen mußt.

Die nachfolgenden Übungen sind Phantasiereisen, die dazu dienen, dich in das Reich der Träume zu bringen. *Frauenvision* ist eine Phantasie, mit deren Hilfe Frauen ihren inneren Raum, ihren Körper, ihre Bilder und ihre Träume erforschen können. Der *Traum des Wissens* ermöglicht es dir, dich gefahrlos in einen Traumbereich zu begeben, in dem du dich selbst und dein Leben sehen kannst, so wie du es (und damit dich) geschaffen hast. Indem du dies tust, wirst du ein neues Gewahrsein von dir selbst entwickeln und zurück in deine Alltagsrealität bringen. In der Übung mit dem Titel *Tempelschlaf* wird ein altes Heilungsritual nachempfunden, das darin besteht, daß du dich für eine Nacht in einen Tempel oder an einen heiligen Ort begibst. Während du dich in jenem Raum befindest, wirst du in einen tiefen, traumähnlichen Schlaf versinken, und während dieses Schlafs werden dich Göttinnen und andere Wesenheiten besuchen, und sie werden tun, was immer notwendig ist, um eine Heilung zu bewirken. *Innere Reise* ist eine Aufforderung zu reisen. Du kannst tief in dein Traumreich reisen, oder du kannst deinen physischen Körper verlassen und in deinem Astralkörper an jeden Ort reisen, den du besuchen möchtest.

Das *Marschlandritual* basiert auf einem Traum meiner Freundin Kata, in welchem sie ein Marschland betritt, in dem gerade ein Ritual ausgeführt werden soll. Ihr wird die Ehre zuteil, dieses Ritual beobachten zu dürfen, auf daß sie Wissen erlangen möge. Zur Zeit jenes Traums zelebrierte Kata mit mir und mehreren anderen Frauen zusammen Vollmondrituale. Nach ihrem Traum schrieb Kata eine Phantasiereise und sprach sie auf Band, so daß wir alle uns in eine Trance versetzen und das Ritual erleben konnten.

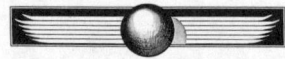

Frauenvision

Entspanne, vertiefe und schütze dich. Du bist sehr ruhig und entspannt und hörst deinem eigenen Körper-Geist zu. Lasse deine Energie fließen, während du in sehr nahen Kontakt mit deinem Körper-Geist kommst. Werde dir aller Empfindungen in deinem Körper bewußt, während du dich weiter entspannst und deine Energie fließen läßt.

Fühle, wie du sehr tief in dein Frausein hineinsinkst. Fühle dich völlig zentriert in deinem weiblichen Raum, und sei dir deines weiblichen Körpers völlig gewahr. Fühle ihn sehr tief, und werde dir deiner Muskeln und Sehnen bewußt und des Marks deiner Knochen.

Werde dir deiner Füße und Beine bewußt. Und fühle die Kraft deiner Beine und Füße. Sei dir deines weiblichen Körpers bewußt, deines Beckenbereichs, deines Bauchbereichs, jeder Zelle und jedes Gewebes, aller Gewebe und Organe. Sei dir deiner Stärken bewußt, deiner leeren Räume, deiner Fülle. Sei dir der Zellen und der Gewebe in deinem Körper vollkommen bewußt. Sei dir deines Brustkorbs und deiner Brüste gewahr, deiner Kraft und deiner Weichheit. Habe ein totales Gewahrsein von deinem weiblichen Körper. Sei dir deines Rückens bewußt, der einzelnen Wirbel deiner Wirbelsäule, der Muskeln und Sehnen in deinem Rücken. Sei dir deiner Stärken und deiner Begrenzungen bewußt, deiner Schultern und deines Halses, der Muskeln, der Sehnen und der Knochen. Sei dir deines weiblichen Körpers bewußt, sei dir deiner Arme und Hände bewußt, deiner Energien, deiner Kräfte, deiner Kreativität. Sei dir deines weiblichen Körpers bewußt, deines Kopfes, sei dir deines Geistes vollkommen bewußt, deiner Kraft, deiner Weisheit, deiner Augen, deiner Nase, deines Mundes, deiner Lippen, deiner Wangen, deiner Ohren, deines Schädels. Sei dir deines weiblichen Körpers und deiner weiblichen Kraft vollkommen bewußt.

Und nun lasse dieses Gewahrsein deines Körpers verblassen. Laß es allmählich und leicht dahinschwinden, während du dich tiefer und tiefer in deinen weiblichen Raum begibst. Du sinkst sehr tief in deine Frauenseele. Sei dir jetzt nur deines Bewußtseins gewahr, und fühle dich dabei sehr leicht und sehr frei. Dein Körper ist sehr leicht, und das Gewahrsein von ihm schwindet immer mehr dahin. Dein Gewahrsein ist totales Frauenbewußtsein. Fühle, daß du völlig in deinem weiblichen Raum zentriert bist. Und nun fange an zu träumen. Tatsächlich hast du nie aufgehört zu träumen. Und du träumst den Traum weiter, du träumst, und du setzt jenen Frauentraum fort. Und deine Sicht verschwimmt, und dein Fokus wird weiter, während du dich dem Meer deines umfassenderen Bewußtseins hingibst und in jenem Meer gemeinsamer Bilder schwimmst, die du träumst. Träumen, Schwimmen, Treiben, Träumen. Frauenraum, Frauenseele, Frauentraum. *Pause von fünf bis zehn Minuten.*

Nun schwimmst du hinauf und bringst den Traum mit zurück; du bringst den Frauentraum mit nach oben. Schwimme hinauf und zurück zu deiner gewöhnlichen Realität im Wachzustand. Und kehre entspannt, erfrischt und voller Energie zurück. Öffne die Augen, und strecke dich aus. ⬤

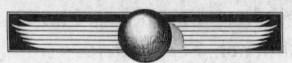

Traum des Wissens

Entspanne, vertiefe und schütze dich. Und nun bist du völlig entspannt und in einer sehr tiefen Trance. Du befindest dich in einer Wüste. Ein wunderschönes Pferd kommt auf dich zu. Du steigst auf dieses Pferd und galoppierst mit ihm durch den Wüstensand. Die Bewegungen des Pferdes sind so anmutig und schnell, daß es so scheint, als wären die Beine des Pferdes deine Beine und als wärest du mit dem Pferd eins. Und du galoppierst immer weiter, du fliegst fast über den Wüstensand dahin.

Nun hältst du in einer kleinen, kühlen und grünen Oase an. Hier, inmitten der Oase, steht ein wunderschönes Zelt, ein seidenes Zelt mit goldenen Glöckchen, die am Eingang hängen und klingeln. Du steigst vom Pferd und gehst zum Eingang des Zeltes, aber es gelingt dir nicht hineinzukommen, weil das Zelt mit Menschen, Dingen und Gefühlen vollgestopft ist. Das Zelt ist so vollgestopft, daß du unmöglich eintreten kannst. Und während du so da stehst, erstaunt über das Durcheinander, bläst ein starker Windstoß durch das Zelt und nimmt alles mit sich fort, was sich in dem Zelt befindet. Der Wind ist durch das Zelt gefahren, und nun ist es leer bis auf einen einzigen reich verzierten Teppich in seiner Mitte. Die eingearbeiteten Symbole sind so kompliziert, daß der Eindruck entsteht, sie seien magisch. Und tatsächlich sind sie magisch, denn während du auf diesem Teppich liegst, spürst du ein Gefühl der Beruhigung und des Schutzes, das von jenen Symbolen ausgeht. Geschützt von diesen Symbolen gleitest du ungefährdet in einen wohligen Traumzustand. Und sobald du dich in diesen Traum begibst, sobald du diesen Traum träumst, geschützt in diesem Traum schwimmst, kannst du dein Leben sehen. Du siehst dein Leben klar und lebendig vor dir, während du es formst. Und als du durch den Traum hindurchschaust, kannst du jene Teile deines Lebens sehen, die du zu sehen wünschst, in dem Wissen, daß du sowohl die schmerzlichen Teile als auch die erfreulichen akzeptieren kannst, denn sie alle sind Teile von dir. Während du so auf dein Leben schaust, ge-

schützt von den magischen Symbolen, die in jenen Teppich ein-
gewoben sind, wirst du zu einem neuen und klareren Verständnis dessen gelangen, wer du bist, wo du gewesen bist und wohin
du gehen wirst. Du wirst dies mit einem Gewahrsein sehen, das
dir in deinem gewöhnlichen Wachzustand nicht zur Verfügung
steht. Doch wenn du diesen Traum hast, wirst du klar werden,
und du wirst diese Klarheit mit in deine gewöhnliche Realität
zurückbringen. *Pause von fünf oder zehn Minuten.*

Und nun erwachst du aus jenem Traum und nimmst jenen
Traum mit dir hinauf und zurück in deine gewöhnliche Wirklichkeit im Wachzustand. Träume den Traum weiter, und kehre
entspannt, erfrischt und voller Energie zurück. Öffne die Augen,
und strecke dich aus.

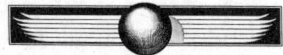

Tempelschlaf

Entspanne, vertiefe und schütze dich. Dein Atem wird langsamer
und langsamer, er bewegt sich tiefer und tiefer. Und nun werde dir
des Windes gewahr, höre das Sausen und Rauschen des Windes.
Fühle, wie die Brise über deinen Körper streicht. Lasse den Wind
durch deinen Geist streichen und alle Gedanken fortblasen, alle
Ängste, allen Schmerz, alle Wut und alle Zweifel wegtragen.
Lasse den starken, reinen Wind über dich streichen und dich tief in
die Winkel deiner Seele tragen. Lasse den Wind all deine Last, all
deine Spannung und all deine Verwirrung forttragen.

Nun bist du gereinigt und klar. Du fühlst dich sehr leicht, während du tiefer und tiefer treibst, wie immer geschützt durch einen
Kreis aus Licht, der dich umgibt und alle schädigenden Einflüsse
von dir fernhält.

Und nun tauchst du in einen sehr tiefen, traumartigen Schlaf
ein, in dem du wie die Frauen des Altertums ein Ritual der Heilung, ein Ritual der Regeneration, ein Ritual der Wiedergeburt
erleben wirst.

Nun erinnere dich daran, wie unsere Urmütter sich von den übrigen Dorfbewohnern zu trennen pflegten und in den Tempel der Göttin gingen. Und während der Nacht kamen Göttinnen und andere Wesenheiten zu ihnen, um alles zu tun, dessen die Frauen zu ihrer Heilung und Wiedergeburt bedurften. Die Göttinnen erschienen ihnen in einem Traum, in einer strahlenden Vision, und sie dienten als Katalysatoren, um Energien zu wekken, die noch lange, nachdem die Frauen schon wieder erwacht waren, weiterflossen.

Und wie diese Frauen der alten Zeit wirst du nun tiefer und tiefer gehen, bis du dich in einem wundervollen Tempel befindest, einem Tempel jenseits der Zeit, einem Tempel, der sich in einem heiligen Raum befindet. Hier, in diesem heiligen Raum, wirst du von Gestalten in Kapuzenmänteln begrüßt, Gestalten, deren Gesichter im Schatten verschwinden.

Folge nun diesen Gestalten, während du durch lange Korridore wanderst, die sich in einer Spirale nach unten winden, durch das Labyrinth der Zeit. Sie schrauben sich tiefer und tiefer, bis sie den zentralen Raum erreichen, einen kreisförmigen Raum, der nur eine einzige Steinplatte enthält. Und hier, auf diesem Stein, wirst du liegen wie die Frauen der alten Zeit und einen Traum haben – einen Traum der Heilung, einen Traum der Erneuerung, einen Traum der Wiedergeburt. *Pause von etwa zehn Minuten.*

Und nun erwachst du aus dem Traum und erhebst dich von dem Stein und gehst durch die langen gewundenen Korridore zurück. Und während du langsam deinen Weg gehst, bewegst du dich aufwärts und zurück in die Realität deines gewöhnlichen Wachbewußtseins. Nimm dir Zeit, und behalte alles, was du erlebt hast, in deiner Erinnerung. Und wenn du zurückkehrst, wirst du die Augen öffnen und dich ausstrecken.

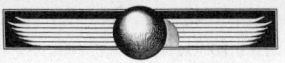

Innere Reise

Entspanne, vertiefe und schütze dich. Du entspannst dich jetzt, atmest tief und wirst immer entspannter. Jeder Atemzug trägt dich tiefer und tiefer und tiefer. Diese Reise dient einem ganz bestimmten Zweck: Sie soll dich zu einem tieferen Gewahrsein und Verständnis deiner selbst hinführen, damit du jenes Selbst kennst und liebst und damit dir klar wird – falls dir das noch nicht klargeworden ist –, daß du mehr wahrnehmen kannst, als deine gewöhnlichen Sinne wahrzunehmen vermögen, daß du mehr weißt, als dein logisches Denken dir eingibt. Du bist mehr als dein physischer Körper, mehr als dein logischer Geist, mehr als deine Erfahrungen.

Und du kannst all dies verstehen, es völlig verstehen, während du lernst, in viele Dimensionen zu reisen. Reise in Räume, in denen du frei von deinem physischen Körper bist, frei von deinen Gedanken, frei von deinen Ängsten, frei von deinem Schmerz, frei von deiner Wut, frei von deinen Sorgen. Du kannst sie alle zurücklassen, so wie du sie jetzt zurückläßt und meiner Stimme folgst. Nun siehst du neben dir einen alten schwarzen Schrankkoffer mit Ledergriffen und großen Messingbeschlägen. Hebe den schweren Deckel von dem Koffer, und lege alle deine Sorgen, Ängste, Schmerzen, deine ganze Wut und deinen Neid hinein. Lasse alle deine Kümmernisse und Ängste hinter dir zurück. Lege sie einfach alle in den Koffer, und schließe dann den schweren Deckel. *Pause von ungefähr einer Minute.*

Und nun höre, wie meine Stimme dich ruft, damit du diese materielle Welt verläßt. Und wisse, daß du zwar deinen physischen Körper zurückläßt, daß er aber ungefährdet in diesem Raum zurückbleibt und du zu ihm zurückkehren kannst, wann immer du dies wünschst. Doch jetzt wirst du ihn erst einmal zurücklassen und deine Reise antreten.

Du trittst eine Reise an, eine sanfte Reise, eine Reise der Selbstliebe und des Selbst-Gewahrseins, eine Reise, auf der du anfangen wirst, jenes Selbst zu erforschen, das bereits existierte, bevor das Selbst, das du jetzt mit deinem Namen bezeichnest, anfing zu existieren. Eine Reise, in deren Verlauf du dich kennenlernen wirst und lernen wirst, dir zu vertrauen, und in der du die vielen Dimensionen deiner selbst kennenlernen wirst. Beginne nun mit deiner Reise, bewege dich leicht und sanft aus deinem physischen Körper heraus und fort von ihm. Du kannst reisen, wohin du möchtest. Ich werde dich dann nach einer Weile zurückrufen, zurück in diesen Raum, zurück in deinen physischen Körper, aber jetzt wirst du frei, leicht und sicher reisen, auf dieser Reise der Selbst-Liebe. Reise und erinnere dich, erinnere dich an alles, was du erlebst. *Pause von etwa sieben Minuten.*

Und jetzt werde dir meiner Stimme bewußt, die dich zurückruft, zurück in diesen Raum und zurück in deinen physischen Körper. Du kehrst leicht und sanft zurück und bist entspannt, erfrischt und voller Energie.

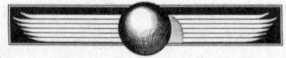

Marschland-Ritual

Entspanne, vertiefe und schütze dich. Du reist zu einem Wald und wanderst auf einem gewundenen Pfad durch diesen Wald. Er führt tiefer und tiefer, immer tiefer und tiefer. Und während du dem Pfad durch den Wald folgst, bemerkst du, daß die Erde unter deinen Füßen weicher wird. Die Luft ist kühl und feucht geworden, und die Erde ist weich und schwammig. Bald gelangst du an einen Sumpf, und dieser Sumpf weckt in dir Erinnerungen an eine ferne Vergangenheit. Du erinnerst dich jetzt – und die Erinnerung ist lebendig –, daß dies ein Ort ist, an dem deine Schwestern sich jeden Monat versammelten, wenn «die Mondwölbung sich bis zum Rande füllt».[1]

Sie sind auch heute nacht wieder hier, und du schließt dich ihnen bereitwillig an, du trittst rasch in ihren Kreis. Du betrittst

1 Sue Silvermarie: «Meeting», in *Letters of a Midwife*.

ihren Kreis und weißt, daß du mit ihnen an einem Ritual teilnehmen wirst, das dazu dient, Wissen zu erlangen. Gemeinsam, euch an den Händen haltend, geht ihr im Kreis herum, ganz langsam, ihr geht immerzu im Kreis herum. Ihr wiegt euch und kreist im Mondlicht und summt einen ruhigen Gesang. Rund und rund bewegt sich der Kreis und wird schneller und schneller. Dein ganzer Körper ist nun in Bewegung, in einer sanften, starken Bewegung.

Eure Stimmen klingen voll und kräftig. Das Singen und Tanzen wird stärker, lauter und schneller. Das Ritual des Wissens hat begonnen. Wissen, intuitives Wissen wird euch auf außergewöhnliche Weise zufließen.

Und während du dich weiter im Mondlicht drehst, fängt dein Körper an, sich zu verändern. Die Körper aller anwesenden Frauen verändern sich, sie werden zu den Körpern von Gänsen. Und plötzlich fliegt eine Gänseschar in die Nacht hinaus, um Wissen zu erlangen. Wenn du zum Marschland zurückkehren wirst, wirst du wieder deine eigene Form, deinen eigenen Körper annehmen, doch jetzt werdet ihr im Körper von Gänsen Wissen sammeln. *Pause von etwa zehn Minuten.*

Und nun höre meine Stimme, die dich zurückruft, zurück zu dem Marschland, zurück in deinen eigenen Körper. Deine gewohnte Identität wird vollständig wiederhergestellt. Und nun kehre zurück in diesen Raum, kehre zurück, hellwach und voller Energie, und bringe jenes Wissen mit, das dein eigen ist. ◐

9

Die Entwicklung intuitiver Fähigkeiten bei Kindern

Kinder darin zu unterstützen, ein Gewahrsein der feinstofflichen Energien zu entwickeln, kann sehr viel Befriedigung schenken und großen Spaß machen. Kinder streben von Natur aus nach Wachstum und Leben. Sie sind extrem neugierig; mit ihrer lebhaften Phantasie fällt es ihnen leicht, sich in imaginäre Welten zu begeben. Kinder sind begierig darauf, ihre Träume zu erzählen, und wenn wir für diese Erzählungen Interesse bekunden, so regt dies ihre Traumerinnerung noch zusätzlich an. Da ihr Gewahrsein noch nicht durch das rationale, logische Denken begrenzt ist, akzeptieren sie ihre Träume als wahr und wichtig. Leider wird diese Spontaneität oft zerstört, und die Kinder werden ermahnt, keine Märchen zu erzählen und nicht in den Tag hineinzuträumen. Wenn wir ihnen beibringen, ihre intuitiven Fähigkeiten und ein Gewahrsein feinstofflicher Energien zu entwickeln, lernen sie dadurch, sich zu entspannen und in ihrem eigenen Körper zentriert zu bleiben, aufmerksam zuzuhören und zu schauen, ihre Träume wertzuschätzen und sie zu beherzigen. Es lehrt sie, ihre Phantasie und ihre Tagträume so zu benutzen, daß sie Situationen nach ihren Wünschen gestalten. Es eröffnet ihnen positive Möglichkeiten, Gefühle auszudrücken, und sie lernen, es als wichtig anzusehen, daß sie mit ihren Gefühlen und intuitiven Einsichten in Kontakt sind. Sie lernen, unabhängiger zu werden und sich auf sich selbst zu verlassen, statt Erwachsene durch manipulatives Verhalten dazu zu bringen, ihnen ihre Wünsche zu erfüllen.

Zu meinem Haushalt gehören zwei Erwachsene und drei Kinder, Mike, Marc und Jake. Ich begann, mit den Kindern zu arbeiten, als diese fünf, sechs und acht Jahre alt waren. Wir fingen mit Entspannungs- und Atemübungen an, die jeden Abend vor dem Zubettgehen ausgeführt wurden. Statt sich die übliche Gutenachtgeschichte anzuhören, legten sich die Kinder mit geschlossenen Augen hin, und ich geleitete sie in eine Trance und nahm sie mit auf eine Phantasiereise, die mit dem Satz endete: «Und ihr werdet euch an das, was ihr getan habt, erinnern und es mir morgen früh erzählen.»

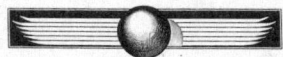

Tiefe Entspannung

Wir wollen einmal sehen, ob ihr euren Körper so entspannen könnt, als würdet ihr schlafen, aber ihr werdet wach bleiben und hören, was ich sage. Legt euch hin, und macht es euch bequem. Schließt jetzt die Augen, und fangt an, euren Körper zu entspannen, während ich rede. Wackelt mit den Zehen und Füßen, und entspannt sie dann. Laßt sie locker und schlaff werden. Und jetzt entspannt euren Bauch. Laßt ihn sehr locker werden, als ob euer Körper mit Watte angefüllt wäre. Nun ballt eure Hände zur Faust, und laßt sie sich anschließend wieder entspannen. Euer ganzer Körper ist jetzt sehr entspannt. Ihr seid jetzt so schlaff wie eine Lumpenpuppe, ganz schlaff und locker. Euer Körper ist wie mit Watte gefüllt.

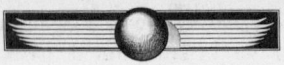

Tiefes Atmen

Holt einmal tief Luft, und laßt die Luft dann wieder heraus, stoßt sie so kräftig aus, wie ihr nur könnt. Stellt euch vor, ihr würdet euren Atem über die ganze Welt hinausblasen. Und nun holt wieder tief Luft, saugt all die Luft ganz tief ein. Jetzt laßt diese Luft sehr langsam wieder ausströmen, und blast sie über die ganze Welt. Atmet nun sehr langsam weiter. Saugt nun die Luft wieder ein, und stoßt sie anschließend so kräftig wieder aus, als wolltet ihr sie über die ganze Welt blasen. Legt eure Hände auf den Bauch, und spürt die Bewegung der Luft in die Lunge und wieder aus ihr heraus, während ihr atmet. Stellt euch vor, ihr würdet einen riesigen Luftballon aufblasen, und laßt dann alle Luft wieder aus dem Ballon ausströmen. *Pause von etwa einer Minute.* Dieser Atem kommt von tief innen, aus dem Zentrum eures Körpers. Eine riesige Energiemenge strömt in euch hinein und wieder heraus, während ihr ein- und ausatmet. Das ist eure Lebensenergie. Sie hält euch lebendig, stark und gesund. Öffnet jetzt eure Augen.

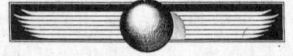

Aufmerksames Zuhören

(Die Kinder können bei dieser Übung liegen oder sitzen.)

Wir wollen einmal sehen, ob ihr lernen könnt, mit eurem inneren Ohr zuzuhören. Schließt eure Augen, und macht es euch sehr bequem. Entspannt euren Körper, so wie wir es bei der vorigen Übung gemacht haben. Alle Teile eures Körpers sollen sehr entspannt sein, als ob der Körper mit Watte gefüllt wäre. (Gegebenenfalls hier eine Entspannungsanleitung einfügen.)

Jetzt atmet tief ein, zieht viel Luft in die Lunge, und dann laßt die Luft langsam wieder ausströmen, als ob ihr sie über die ganze Welt hinausblasen wolltet. Atmet immer wieder tief ein, stoßt die Luft langsam aus, und blast sie bis zum Ende der Welt.

Hört jetzt auf die Geräusche, die euer Körper macht, während er ein- und ausatmet. Vielleicht knurrt euer Magen ein wenig. Vielleicht könnt ihr euren Herzschlag hören oder spüren. Vielleicht hört oder fühlt ihr eine Schwingung, ein Zittern in eurem Körper. Hört sehr genau auf die Geräusche, die euer Körper macht. Hört nur auf die Geräusche eures eigenen Körpers. *Pause von etwa einer Minute.*

Und jetzt hört sehr, sehr genau auf die Geräusche in eurer Umgebung, auf die Geräusche außerhalb eures Körpers. Hört auf alle Geräusche außerhalb eures Körpers, und erinnert euch an sie. Hört auf all die leisen Geräusche, die kleinsten Geräusche außerhalb eures Körpers. (Hier Geräusche der Umgebung nennen.)

Und jetzt haltet die Augen geschlossen, und fangt an, nicht mehr auf die Geräusche um euch herum zu hören. Laßt alle Geräusche verschwinden. Hört jetzt wieder nur die Geräusche in eurem Körper. Hört auf eure Atmung. Hört auf euren Herzschlag. Hört auf das Knurren eures Magens. Hört auf das Blubbern in eurem Bauch.

Und jetzt öffnet die Augen. Habt ihr anders gehört, als ihr es sonst tut? Konntet ihr die Geräusche von außerhalb verschwinden lassen und nur die Geräusche in eurem Körper hören? Welche Geräusche habt ihr zuerst gehört, als ihr anfingt, die Geräusche von außen zu euch hereinzulassen? Habt ihr leise Geräusche gehört, die ihr nicht immer hört, wenn ihr spielt? Ist es euch gelungen, danach wieder nur eure eigenen Geräusche zu hören?

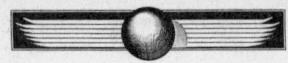

Aufmerksames Sehen

Setzt euch so hin, wie es bequem für euch ist. Schließt jetzt eure Augen, und laßt euren Körper sich entspannen. (Wenn nötig, hier eine Entspannungsanleitung einfügen.)

Atmet jetzt dreimal tief ein. Atmet ein, haltet den Atem an, und atmet jetzt die Luft durch den Mund aus, als würdet ihr eine Kerze ausblasen. Und nun wiederholt dies noch einmal: Atmet ein, haltet den Atem an, und laßt die Luft durch den Mund ausströmen, als würdet ihr eine Kerze ausblasen. Gut. Jetzt atmet noch einmal genauso.

Nun öffnet die Augen, und schaut euch dieses Bild hier an (oder ein Objekt, das zuvor ausgewählt wurde). Schaut es euch sehr genau an. Und jetzt schließt die Augen wieder und versucht, mir dieses Bild zu beschreiben. Erzählt mir alles, woran ihr euch erinnern könnt. Und dann öffnet eure Augen wieder, und schaut euch das Bild noch einmal an. Habt ihr euch an alles erinnern können? Guckt jetzt um euch herum, und geht langsam im Zimmer umher. Schaut euch sehr sorgfältig um. Eure Augen sind wie Kameras, die Bilder von diesem Zimmer aufnehmen. Und jetzt kommt zurück und setzt euch wieder hin. Schließt die Augen und stellt euch den Raum innerlich vor. Sagt mir alles, was ihr sehen und woran ihr euch erinnern könnt. Haltet die Augen geschlossen, und sagt mir alles, woran ihr euch erinnert. Und jetzt öffnet die Augen, und schaut euch wieder um. Konntet ihr euch an die meisten Dinge in diesem Zimmer erinnern?

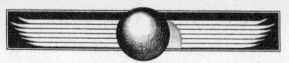

Mit dem inneren Auge sehen

(Diese Übung sollte erst ausgeführt werden, wenn die Kinder die vorige Übung des aufmerksamen Sehens gut kennen. Die Kinder können bei dieser Übung sitzen oder liegen.)

Wir wollen nun sehen, ob ihr lernen könnt, mit eurem inneren Auge zu sehen. Ihr könnt mit geschlossenen Augen eure eigenen Bilder oder Filme machen. Schließt die Augen, und entspannt euren Körper, so wie wir es jetzt schon so oft getan haben. (An diesem Punkt gegebenenfalls eine Entspannungsanleitung einfügen.)

Und jetzt atmet sehr langsam, und stoßt die Luft aus, als wolltet ihr sie über die ganze Welt hinausblasen. *Pause von etwa einer Minute.*

Ihr könnt jetzt mit eurem inneren Auge sehen. Ihr könnt, während ich euch eine Geschichte erzähle, mit eurem inneren Auge Bilder machen. Aber vorher möchte ich, daß ihr einen magischen Kreis um euch herum aufbaut. Zieht jedesmal den magischen Kreis um euch, bevor ihr mit dem inneren Auge schaut.

Und jetzt stellt euch vor, ihr wäret in eurem Schlafzimmer, und ihr würdet zu eurer Schranktür gehen. In eurem Schrank befindet sich eine magische Tür. Diese geheime, magische Tür öffnet sich, und ihr steht am oberen Ende einer riesigen Rutschbahn. Sie ist größer als jede Rutschbahn, die ihr jemals gesehen habt; sie schlängelt sich in vielen Drehungen und Kurven nach unten. Weil ihr euch mit einem magischen Kreis umgeben habt, könnt ihr gefahrlos diese Rutschbahn hinunterrutschen. Ihr rutscht jetzt hinunter, hinunter und im Kreis herum rast ihr über diese Rutsche. Unten angekommen, seht ihr einen See vor euch. Geht zum Ufer des Sees. Ihr steht nun am Wasser und werft Steine über den See. Beobachtet die Kreise, die die Steine erzeugen, wenn sie über die Wasseroberfläche springen.

Nun seht ihr ein Boot auf euch zukommen. Es legt am Ufer des

Sees an, und ihr klettert in das Boot und fahrt davon. Ihr habt viel Spaß auf diesem Boot.

Jetzt kommt das Boot auf der anderen Seite des Sees an. Ihr klettert aus dem Boot und geht über die Wiese. Dies ist eine ganz besondere Wiese, die ihr mit eurem inneren Auge gemacht habt. Ihr könnt zu dieser Wiese kommen, wann immer ihr wollt, indem ihr einfach die Augen zumacht, einen magischen Kreis um euch herum zieht und die riesige Rutschbahn hinunterrutscht. Ihr seid jetzt auf dieser Wiese und spielt dort eine Weile. Ihr könnt alleine dort spielen oder Freunde zum Spielen mitbringen. Erinnert euch an alles, was ihr tut, und erzählt es mir morgen früh. (Es kann auch eine Pause von fünf Minuten folgen, und dann kannst du das Feld verschwinden und die Kinder die Augen öffnen lassen.)

Als mein Sohn Jake zum erstenmal zu dieser Wiese reiste, fuhr er auf einem riesigen Segelboot über den See, in dem es eine Küche und ein Schlafzimmer gab. Das Boot hatte sowohl einen Motor als auch Segel. Dieses wunderschöne Boot brachte ihn zu dem Feld, wo er Tennis spielte. Er besiegte Jimmy Connors und segelte dann nach England davon, wo er in Wimbledon gegen Arthur Ashe spielte. Das Publikum spendete ihm rauschenden Beifall, als er auch dieses Spiel gewann. Danach setzte Jake wieder die Segel und kehrte zu seinem Feld zurück, wo er ein Mitglied des Baseball-Teams der Celtics war. Natürlich siegte er auch mit diesem Team, und anschließend reiste er nach Fenway Park, wo er ein Hitter in der Welt-Serie war. Er war nicht aufzuhalten, und so nahm er schließlich auch noch an den Olympischen Spielen teil, wo er die Goldmedaille im Zehnkampf gewann. Die Phantasiereise endete erst, als er es auch als Rock-Star zu Ruhm und Ansehen gebracht hatte. Er trat sowohl als Solist wie auch in einer Gruppe auf. Jake reiste in einem Luxusauto mit Chauffeur umher, um sich vor seinen begeisterten Fans zu schützen. Der Chauffeur setzte ihn am See ab, wo er an Bord des Bootes kletterte und dann in seinen Schlafzimmerschrank zurückkehrte.

Kinder akzeptieren die Existenz ihres inneren Auges bereitwillig, weil sie noch eine so enge Verbindung zur Welt ihrer Phantasien haben.

Diese Reisen machen ihnen Spaß, sie wirken entspannend auf sie, und außerdem regen sie sie zu kreativem Ausdruck an. Dies ist eine Möglichkeit, wie man Kindern helfen kann zu lernen, daß sie sein können, was sie sein wollen. Es gibt ihnen Gelegenheit, neue Arten des Handelns, Denkens und Fühlens zu erproben. Kinder tun dies auch spontan, aber wenn wir sie dazu anleiten, verleihen wir dieser Art von Aktivität eine größere Bedeutung. Mit dem inneren Auge zu sehen hilft, die für spätere Übungen – wie beispielsweise für den Energie-Schutz – notwendige Konzentration zu entwickeln. Die innere Sehfähigkeit regt dazu an, sich auf den eigenen Körper zu verlassen, statt sich ständig auf eine äußere Quelle zu beziehen.

Mit Hilfe des Feldes können die Kinder auf ungefährliche Weise ihre Gefühle der Angst, der Wut und der Verletztheit erforschen. Mit einem Bruder oder einer Schwester auf diese Wiese zu gehen und dort mit diesen zusammen zu spielen, kann hilfreich beim Umgang mit Gefühlen des Schmerzes und der Eifersucht sein. Hier kann ein Kind einen Traum zum Abschluß bringen oder einem angsteinjagenden Monster begegnen und sich mit diesem anfreunden. Es ist ein Ort, an dem es die inneren Freunde treffen kann, eine kindliche Vorstellung von der Überseele. Auf der Wiese kann das Kind viele Teile seiner oder ihrer Persönlichkeit zum Ausdruck bringen. Es kann Künstler, Clown oder Bergsteiger sein.

Träume

Kinder träumen; sie träumen besonders intensiv in ihrem Bemühen, erwachsen und unabhängig zu werden. Ihre Ängste werden durch Träume aufgelöst. Sie probieren neue und kreative Arten des Selbstausdrucks aus und finden auf diese Weise neue Dimensionen und Potentiale.

Kinder erinnern sich gewöhnlich an ihre Träume, und sie brauchen meist nicht lange gebeten zu werden, sie mitzuteilen. Versuche, am Morgen, vielleicht beim Frühstück, das Erzählen von Träumen zu einer festen Gewohnheit zu machen. Es kann auch jedes Familienmitglied sich ein anderes Familienmitglied aussuchen und diesem seine Träume mitteilen. Dabei sollte jedes Familienmitglied einen Traum erzählen und sich einen Traum anhören. Kinder können auch Traumbücher führen. Ich habe die Träume, die meine Kinder mir erzählt haben, auf der Schreibmaschine abgetippt, und jedes Kind hat nun einen Ordner mit seinen eigenen Träumen.

Träume durch Phantasiereisen erforschen

1. Die Konfrontation mit einer beängstigenden Traumgestalt hilft, den Traum in etwas Positives umzuwandeln. Sprich zuerst mit dem Kind über den Traum, schlage ihm anschließend vor, es solle versuchen, mit der Traumgestalt zu sprechen und sie zu fragen, was sie wolle. Das wird deshalb nicht beängstigend wirken, weil das Kind wach ist und du es begleitest. Erinnere es daran, daß sein inneres Auge eine Kamera ist und daß es damit Bilder aufnehmen kann. Es kann die Bilder jederzeit und wann immer es dies wünscht aus- oder einschalten.

Leite das Kind an, sich zu entspannen, indem es sich vorstellt, es sei eine alte Stoffpuppe. Laß es tief einatmen und die Luft über die ganze Welt hinausblasen, sich mit einem magischen Kreis umgeben und dann die riesige Rutschbahn hinunterrutschen. Nun ist es auf dem Feld angekommen und kann die Traumgestalt treffen. Fordere das Kind auf, dir während dieser geleiteten Phantasie zu erzählen, was es erlebt. Geleite es anschießend zurück, und laß es sanft die Augen öffnen.

2. Kinder haben manchmal beängstigende Träume, in denen sie verfolgt werden. Sie wachen auf, bevor sie gefangen werden. Sie können lernen, den Traum zu beenden und dem Wesen zu entkommen, das sie verfolgt, indem sie sich zu ihm umwenden und es fragen, was es will. Sage etwas wie: «Wir wollen schauen, ob wir diesen Traum zu einem guten Abschluß bringen können. Du kannst den Traum wieder mit deinem inneren Auge sehen, und wenn dieses Ding anfängt, dich zu verfolgen, dann dreh dich um und frage es, was es will. Denke daran, daß du selbst diese Bilder machst und daß sie dir nichts anhaben können.» Dann geleite das Kind so wie weiter oben beschrieben zurück.

3. Angenehme Träume zu einem Abschluß zu bringen erzeugt ein Gefühl der Befriedigung und Ganzheit. Einige Beispiele für Möglichkeiten, einen Traum zu beenden, sind: Einen zerbrochenen Gegenstand

reparieren, ein Spiel gewinnen, herausfinden, was sich hinter der nächsten Ecke befindet oder wohin der Zug fährt.

Schlage dem Kind vor, seinen Traum abzuschließen, indem du etwas sagst wie: «Gestern nacht hast du einen Traum gehabt, den du zu Ende bringen wolltest, aber du mußtest aufstehen und zur Schule gehen. Wir wollen sehen, ob du diesen Traum jetzt zu Ende bringen kannst.» Dann geleite das Kind beim Wiedereintritt in den Traum, so wie weiter oben beschrieben. Die Begleitung kann auch, wenn du dies wünschst, spezifischer sein. Beispielsweise könntest du sagen: «Jetzt befindest du dich außerhalb des Hauses. Wie sieht das Haus aus? Gehe jetzt in das Haus, und schaue, was sich drinnen befindet. Wer lebt in dem Haus?»

Einführung der Überseele

Kinder sind eher als Erwachsene bereit, das Konzept der spirituellen Führerinnen und Führer oder der Überseele zu akzeptieren. Es ist tröstlich zu wissen, daß es ein Wesen gibt, das jederzeit für einen da ist. Kinder mögen es, sich erwachsen und wichtig zu fühlen, und eine Freundin oder einen Freund im eigenen Inneren zu finden fördert dieses Gefühl. Du kannst etwas sagen wie: «Oft, wenn du verwirrt bist, weißt du in Wirklichkeit, was zu tun ist, aber du vergißt es. Wir alle haben eine Freundin in uns, die uns hilft, uns an unser Wissen zu erinnern. Wir können sie besuchen, wann immer wir wollen. Wir können diese Freundin mit unserem inneren Auge sehen.»

Mache dir keine Sorgen darüber, daß du deinem Kind beibringst, in eine Phantasiewelt zu «entfliehen» und sich nicht mit der «realen Welt» auseinanderzusetzen. Es ist wichtig, daß wir lernen, uns auf verschiedenen Ebenen mit dem Leben auseinanderzusetzen. Solange dein Kind Freunde und Freundinnen aus Fleisch und Blut hat, relativ glücklich wirkt, genug ißt und schläft und leidlich gut in der Schule abschneidet, brauchst du dir keine Sorgen zu machen. Das Entscheidende ist, ein Gleichgewicht zwischen inneren (Sein) und äußeren (Tun) Aktivitäten herzustellen.

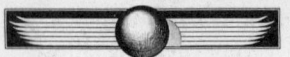

Deine innere Freundin

Tiefes Entspannen, tiefes Atmen, magischer Kreis. Und jetzt siehst du dein Boot wieder vor dir, und du weißt, daß es ein ganz besonderes Boot ist, das zu einem ganz besonderen Ort fahren wird. Dieser Ort ist eine geheime Insel. Es gibt keine Karte, die den Weg zu dieser Insel zeigt, aber du kennst den Weg dorthin auswendig. Auf dieser Insel lebt eine ganz besondere Person, deine besondere Freundin. Deine geheime Freundin lebt in dir, und du kannst deine Freundin treffen, indem du zu dieser Insel reist. Diese besondere Freundin ist nur für dich allein da, und sie kennt dich sehr, sehr gut. Deine Freundin ist immer da, um dir zu helfen und mit dir zu spielen.

Dein Boot segelt jetzt zu dieser Insel, und du hast die Insel schon fast erreicht. Das Boot legt am Ufer an, und du steigst aus und bist auf der Insel. Gehe zum Haus deiner Freundin, und bleibe bei ihr, bis du meine Stimme hörst, die dich zurückruft. *Pause von etwa fünf Minuten.*

Ich rufe dich jetzt, ich rufe dich zurück. Verabschiede dich von deiner Freundin, fliege zurück in dieses Zimmer, und öffne die Augen.

Zauberteppich, *Geheime Insel* und *Zauberschuhe* sind drei weitere Phantasie-Abenteuer für Kinder.

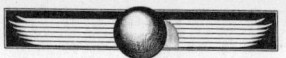

Zauberteppich

Tiefes Entspannen, tiefes Atmen, magischer Kreis. Du bist jetzt
auf der Wiese, du läufst über die Wiese. Du läufst über die Wiese
und kommst zu einer alten ungepflasterten Straße. Folge jetzt
dieser Straße. Vor dir siehst du ein uraltes Schloß, und als du
näher kommst, siehst du, daß die Tür halb offen steht. Und du
gehst in das Schloß, gehst zur Treppe und steigst die Stufen hinauf, bis zur höchsten Spitze des Schloßturms. Du gehst bis ganz
oben hinauf, und es sind genau 237 Schritte bis oben. *Pause von
einer Minute.*

Und schließlich bist du ganz oben, und da sitzt eine kleine alte
Frau in einem winzigen Turmzimmer. Sie lächelt dir zu und sagt:
«Ich freue mich so, daß du gekommen bist, um mich zu besuchen.» Und sie schenkt dir einen verstaubten alten Teppich. Du
bist sehr höflich zu ihr; deshalb nimmst du das Geschenk an und
bedankst dich dafür. Dann rollst du den Teppich aus, und was
für eine Überraschung! Er ist ganz mit Bildern in schönen leuch-
tenden Farben durchwoben. Du setzt dich auf den Teppich, und
die alte Frau erzählt dir, daß dies ein Zauberteppich ist, und
wenn du den Zauberspruch «Teppich, Teppich, sei mein Beglei-
ter, trage mich nun weit und weiter» sagst, wird der Teppich mit
dir davonfliegen und dich an jeden Ort tragen, an den du willst.
Sprich jetzt die magischen Worte, und fliege auf dem Teppich
davon. Viel Spaß dabei! *Pause von ungefähr fünf Minuten.*

Und jetzt fliege zurück in das Zimmer, in dem du am Anfang
dieser Geschichte warst. Öffne die Augen, und strecke dich aus.

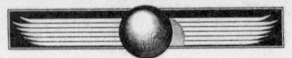

Die geheime Insel

(Die Übung ist inspiriert von *Gullivers Reisen*)

Tiefes Entspannen, tiefes Atmen, magischer Kreis. Und jetzt steige wieder in dein Boot, dein Zauberboot. Du segelst weit über das Meer, weit fort zu den geheimen Inseln. Genieße die Reise auf dem Boot. *Pause von etwa einer Minute.*

Jetzt landet dein Boot auf der ersten Insel. Du steigst an Land und erforschst die Insel. Und du siehst all die Pflanzen, Bäume und Tiere auf der Insel. Schließlich kommst du zu einem Dorf. Aber halt, wie sieht denn dieses Dorf nur aus? Alle Gebäude sind so winzig, daß du in diesem Dorf wie ein Riese wirkst. Die kleinen Dorfbewohner laufen nun herbei. Sie alle kommen, um dich anzuschauen, den großen Riesen, der auf ihrer Insel gelandet ist. *Pause von etwa drei Minuten.*

Und jetzt verabschiede dich von den Dorfbewohnern und gehe zurück zu deinem Boot. Du steigst wieder in dein Boot und segelst davon. Du reist nun zu einer anderen Insel. Und dein Boot erreicht diese andere Insel. Diesmal bist du schnell an Land, und du rennst durch den Wald. Und dann siehst du lauter Riesen, nichts als Riesen. Aber sie sind freundlich zu dir. Sie freuen sich, heißen dich willkommen. Sie freuen sich, einen kleinen Zwerg auf ihrer Insel begrüßen zu können. Einer der Riesen nimmt dich in seine Hand. Du wirst von ihm in das Dorf getragen. Viel Spaß mit dem Besuch bei den Riesen. *Pause von etwa drei Minuten.*

Und jetzt verabschiede dich von deinen Riesenfreunden und steige wieder in dein Boot. Reise zurück in das Zimmer, in dem du am Anfang dieser Geschichte warst. Und dann öffne deine Augen und strecke dich aus.

Die Zauberschuhe

Tiefes Entspannen, tiefes Atmen, magischer Kreis. Jetzt springe dreimal auf und ab, und dann landest du in der Nähe einer alten staubigen Landstraße. Du bummelst daher, du gehst diese Straße entlang, ohne nach etwas Bestimmtem Ausschau zu halten. Plötzlich stolperst du über eine riesige Schachtel, die halb im hohen Gras am Rand verborgen ist. Du öffnest die Schachtel, und in ihr befindet sich eine weitere Schachtel. Du öffnest auch diese zweite Schachtel, und auch darin befindet sich wieder eine Schachtel. Auch nachdem du diese dritte Schachtel geöffnet hast, findest du wieder eine Schachtel. Als du schließlich die letzte Schachtel öffnest, findest du ein neues Paar Turnschuhe darin. Sie scheinen dir fast in die Hände zu springen. Du ziehst rasch deine alten Schuhe aus und ziehst die neuen an. Sie passen dir wie angegossen. Du läufst ein wenig darin herum, um sie auszuprobieren, und dann springst du. Diese Schuhe sind wirklich gut. Plötzlich kommt hinter einer Wegbiegung eine Gruppe größerer Jungen auf dich zu. Einer der Großen kommt zu dir und sagt: «Heh, wo hast du die Schuhe her?» Du machst ein paar Schritte rückwärts, um von ihm fortzukommen, aber er kommt hinter dir her. Dann fängst du an zu laufen, doch die größeren Jungen folgen dir auf dem Fuße, und das nächste, woran du dich noch erinnern kannst, ist, daß du plötzlich in der Luft bist und fliegst. Du bist so hoch gesprungen, daß dort, wo du landest, weit und breit nichts von den anderen Jungen zu sehen ist. Und sogleich machst du dich auf zu einem weiteren Abenteuer mit deinen magischen Schuhen. Viel Spaß dabei. *Pause von etwa fünf Minuten.*

Und jetzt fliegst du wieder in das Zimmer zurück, in dem du zu Anfang der Geschichte warst. Öffne deine Augen, und strecke und recke dich.

Heilen

Ich fing an, mit meinen Kindern über das Heilen zu sprechen, indem ich ihnen erzählte, daß ihr Körper sehr stark sei. Ich sagte etwas wie: «Euer Körper weiß, wie er für sich selbst sorgen kann. Wenn ihr euch in eine Hand schneidet, weiß euer Blut, wie es sich verklumpen kann, damit das Bluten aufhört. Danach bildet euer Körper eine Kruste auf der Wunde, um die Wunde zu schützen und damit neue Haut nachwachsen kann. Euer Körper besteht aus Energie, winzig kleinen Energiepünktchen, die sich ständig umherbewegen. Ein Teil dieser Energie wird zu Blut, zu Knochen, zu Muskeln, zu Haut und zu allem anderen, was es in eurem Körper gibt. Ein Teil der Energie bleibt einfach Energie, jene winzig kleinen Pünktchen, die sich umherbewegen. Wenn ihr glücklich seid und genug eßt und schlaft, bewegen sich die kleinen Energiepünktchen in eurem Körper herum. Aber wenn ihr unglücklich oder müde seid oder wenn ihr Sachen eßt, die nicht gut für euch sind, kommt die Energie ins Stocken. Ihr könnt selbst mithelfen, daß ihr gesund bleibt, indem ihr euer inneres Auge benutzt. Mit eurem inneren Auge könnt ihr euch vorstellen, wie sich die Energie durch euren Körper bewegt. Ihr könnt euch vorstellen, daß ihr stark und gesund seid und daß ihr immer stark und gesund bleibt.» Eine der ersten Heilungsmeditationen, die ich bei den Kindern benutzt habe, war der Sternenregen. Dazu fragte ich sie nach ihrer Lieblingsfarbe, und diese wurde dann zur Farbe der Sterne.

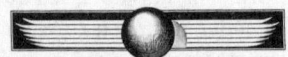

Heilende Sterne

Legt euch hin, und schließt die Augen. Laßt euren Körper ganz locker werden. Ihr seid ganz entspannt. So entspannt, daß ihr euch nicht einmal mehr bewegt. Und ihr atmet sehr tief. Atmet die Luft ein, als ob ihr einen Luftballon aufblasen würdet, und atmet dann die Luft wieder aus, so daß der Ballon völlig zusammenschrumpft.

Euer Körper ist stark. Euer Körper ist so stark, daß er für sich selbst sorgen kann. Euer Geist ist stark. Euer Geist ist so stark, daß er euren Körper gesund hält. Ihr seid vollständig in gute Energie eingehüllt. Jedesmal, wenn ihr atmet, atmet ihr die gute Energie ein, und diese fließt durch euren Körper und hält euren Körper gesund.

Und nun stellt euch einen großen blauen Stern über eurem Kopf vor. Ein großer blauer Stern befindet sich über eurem Kopf. Plötzlich zerplatzt er in Tausende von winzigen blauen Sternen. Ein Sternenregen ergießt sich über euch. Es regnet funkelnde kleine blaue Sterne. Diese winzigen Sterne sind heilende Energie. Wenn ihr tief einatmet, strömen diese Sternchen in euren Körper. Wenn ihr ausatmet, bewegen sich all die kleinen Sterne durch euren Körper. All die winzigen blauen Sterne bewegen sich durch euren Körper. Euer Körper fühlt sich überall ganz warm und prickelnd an, während die Sternchen sich durch euren Körper bewegen. Die blauen Sternchen bewegen sich durch euren Körper, so wie das Blut. Sie bewegen sich zu euren Zehen und Füßen. Sie bewegen sich aufwärts durch eure Beine und Hüften. Die blauen Sternchen füllen euren Magen und eure Brust. Ihr spürt, daß euer Körper überall ganz warm ist und prickelt, während sich die winzigen blauen Lichter an eurem Rücken entlang, durch den ganzen Rücken, durch eure Schultern und euren Hals bewegen. Und nun bewegen sich die winzigen blauen Lichter in euren Kopf. Die winzigen blauen Lichter werden sich die ganze Nacht über durch euren ganzen Körper bewegen, und wenn ihr aufwacht, werdet ihr euch stark und gesund fühlen.

In der Zeit, als ich anfing, mit den Kindern über das Heilen zu sprechen und als wir mit den Heilungsübungen begannen, hielten wir auch wöchentliche Familientreffen ab. Der Zweck dieser Treffen war, einen sicheren Raum zu schaffen, in dem wir über Gefühle sprechen konnten. Manchmal nahmen wir uns ein bestimmtes Gefühl vor, zum Beispiel Eifersucht. Oft waren diese Treffen sehr erschöpfend. Es flossen Tränen, und es kam zu lauten Streitereien, aber im Laufe der Zeit wurde es leichter, mit Gefühlen offener umzugehen und die guten und schlechten

Seiten an den anderen, an uns selbst, an unseren Freunden und an der Schule zu erkennen. Die Kinder merkten, daß es nicht immer leicht war, über Gefühle zu sprechen, daß es sich jedoch lohnte, dies zu versuchen. Bei diesen Treffen sprachen wir auch darüber, warum Menschen krank werden: Wie Worte im Hals steckenbleiben können, wenn jemand Angst hat, seine Meinung zu sagen, und wie das dazu führen kann, daß man eine Halsentzündung bekommt. Ihnen wurde auch klar, daß Magenschmerzen ihnen manchmal die Möglichkeit gaben, zu Hause zu bleiben, wenn sie nicht zur Schule gehen wollten. Wir kamen gemeinsam zu dem Schluß, daß Kinder ein Recht darauf haben, hin und wieder nicht zur Schule zu gehen, ohne deshalb krank sein zu müssen. Wir führten ein Bonus-Tag-Programm ein: Sie durften hin und wieder einen Tag zu Hause bleiben, um sich zu entspannen und zu spielen. Dieses System haben wir erfolgreich mehrere Jahre lang praktiziert.

Bei den seltenen Gelegenheiten, wenn sich eines der Kinder krank fühlte, bildeten wir einen Energiekreis und praktizierten Handauflegen. Die Kinder akzeptierten bereitwillig sowohl das Geben wie auch das Empfangen von Energie, und sie hatten keinerlei Schwierigkeiten damit, dabei innere Bilder zu produzieren. Marc stellte sich winzige Männchen vor, die durch seinen Körper rannten und Luken öffneten, durch welche Luft entwich, wodurch er wieder gesund wurde. Als Mike einmal vom Fahrrad fiel und sich verletzte, stellte sich Marc jene gleichen kleinen Männchen vor, wie sie mit Kleber zu der Wunde rannten und die Haut wieder zusammenklebten. Als Jake einmal Halsschmerzen hatte, stellte sich Mike kleine Pfeile vor, die durch seinen Arm in seine Hand liefen und von dort in Jakes Hals. Und als Marc einmal Fieber hatte, stellte sich Mike Eiszapfen vor, die ihn kühlten, so daß seine Körpertemperatur wieder sank. Wenn die Kinder das Gefühl hatten, daß sich eine Halsentzündung oder eine Erkältung bei ihnen entwickelte, stellten sie sich vor dem Einschlafen die blauen Sterne vor und sagten: «Wenn ich aufwache, fühle ich mich ganz gesund.» Wenn sie eingeschlafen waren, ging ich dann noch einmal zu ihnen und flüsterte ihnen das gleiche ins Ohr.

Ein anderes Hilfsmittel, das wir benutzten, als sie noch kleiner waren, war der Schmerzstein, ein kleiner schwarzer Stein, den ich gefunden hatte. Wenn eines der Kinder Schmerzen hatte, legte es den Schmerzstein auf die schmerzende Stelle und stellte sich vor, daß der Schmerz auf den Stein übergehen würde. Wenn sie damit fertig waren, wurde der Stein gewaschen, abgetrocknet und bis zum nächsten Mal an seinem Platz aufbewahrt. Manchmal ist es leichter zu visualisieren, wenn ein konkretes Objekt vorhanden ist. Versuche es einmal selbst mit dem Stein. Es funktioniert!

Energieprojektion

Magie bedeutet für Jake, Marc und Mike zu lernen, wie sie ihren Geist benutzen können, um Dinge so geschehen zu lassen, wie sie es wollen. Sie verstehen darunter nicht, daß jemand ein Kaninchen aus einem Zylinder zaubert. Das ist ein Trick, und sie kennen den Unterschied zwischen Zaubertricks und echter Magie.

Ich erläuterte meinen Kindern die Technik der Energieprojektion, indem ich ihnen erklärte, daß es möglich sei, den eigenen Geist stärker zu machen. Laufen, Spielen und das Essen guter Nahrung mache ihren Körper stärker; zu lernen, wie man sich konzentriert, mache ihren Geist stärker. Sich zu konzentrieren bedeute, nur an die eine Sache zu denken, die sie gerade täten, und an sonst nichts.

Wenn wir zum Bowling gingen, konzentrierten wir uns darauf, jedesmal eine gute Punktzahl zu erreichen. Natürlich gelang uns das nicht immer gleich gut, aber wir verbesserten dadurch unsere Fähigkeit, uns zu konzentrieren. Wir alle konzentrierten uns auch, um die Ergebnisse der anderen zu verbessern, und auf diese Weise gelang es uns, die Wirkung einiger negativer Aspekte von Konkurrenz zu verringern. Wir konzentrierten uns nur darauf, unsere eigene Punktzahl zu verbessern, nicht darauf, daß die anderen Kinder verlieren würden.

Konzentration spart auch Zeit ein. Wenn wir nur an unsere Hausaufgaben denken, während wir die Hausaufgaben *machen*, sind wir viel schneller damit fertig, als wenn wir dasitzen und uns wünschen, wir wären irgendwo anders.

Zu ihrem Geist zu sprechen wurde für die Kinder zu einer Methode, positive Energie zu fokussieren. Wenn Marc Schwierigkeiten mit Mathematik hatte, atmete er dreimal tief durch und sagte dann: «Mathematik ist leicht für mich. Ich kann diese Mathematikaufgabe verstehen.» Dann hörte er sich die Erklärung an und löste die Aufgabe. Vergiß nicht, deinem Kind Zeit zu geben, sich darüber zu beschweren, wieviel Arbeit es hat und wie schwierig diese Arbeit ist. Wenn es dann mit dem Klagen fertig ist (versuche nicht, es zu unterbinden; es ist ein gutes Ventil), kann es mit seinem Geist sprechen. Wenn du deinem Geist sagst, daß du weißt, wie etwas gemacht wird, hört dein Geist, was du sagst, und arbeitet intensiver daran mit, dir zu helfen, es zu tun.

Affirmationen werden gewöhnlich vor dem Einschlafen gesprochen. Wenn Jake für eine Prüfung gelernt hat und sich Sorgen darüber macht, daß ihm während der Prüfung nichts mehr einfallen könnte, bestärkt er durch Affirmation vor dem Einschlafen: «Ich weiß alle Antworten, die in der Prüfung wichtig sind.» Wenn er dann eingeschlafen ist, gehe ich zu ihm und flüstere ihm den gleichen Satz noch einmal ins Ohr. Als die Kinder zu ihrer jetzigen Schule überwechselten, waren sie wegen dieser Veränderung verunsichert. Ich sprach mit ihnen darüber, und nachdem sie eingeschlafen waren, flüsterte ich ihnen ins Ohr: «Die Schule ist leicht für mich. Ich mag die Schule. Ich habe viele neue Freunde.» Die Kinder wußten immer vorher, was ich ihnen zuflüsterte, und oft baten sie mich, ihnen im Schlaf bestimmte Dinge zuzuflüstern. Unsere geflüsterten Affirmationen waren immer sehr wirkungsvoll. Als Mike sechs Jahre alt war, näßte er immer noch das Bett. Er sagte jeden Abend vor dem Einschlafen: «Ich will heute nacht trocken bleiben.» Wenn er eingeschlafen war, flüsterte ich ihm das gleiche noch einmal zu. Nachdem wir dies zwei Wochen lang fortgesetzt hatten, hörte das Bettnässen auf.

Rituale

Wir hatten mit den Kindern auch Energiekreise aufgebaut, und sie hatten eine gewisse Vorstellung davon, was während unserer Rituale geschah. Aber wir hatten noch nie gemeinsam mit ihnen ein Ritual durchgeführt. Dann fiel eines Nachts im Winter während eines heftigen Schneesturms das Licht aus. Die Kinder waren sehr aufgeregt. Dies war das erste Mal in ihrem Leben, daß sie ohne Elektrizität auskommen mußten. Wir zündeten Kerzen an, und dann sagte Marc: «Laßt uns ein Ritual machen, damit das Licht wieder angeht.» Alle stimmten zu, und Jake und Marc planten das Ritual. Marc brachte seine Muschelhalskette und Jake seinen Enten-Kerzenständer. Eine Statue der Göttin, etwas Weihrauch und eine Schale Salzwasser kamen noch hinzu. Sie wollten gemeinsam etwas essen und holten deshalb etwas Orangensaft, Wein, Brot und Reisplätzchen. Das Brot und die Reisplätzchen wurden in kleine Stücke zerbrochen und in besondere Becher gelegt. Jake brachte ein paar Muscheln und legte damit auf dem Boden ein Pentagramm aus. In dieses Muschel-Pentagramm stellten wir zwei Kerzen, die Muschelhalskette, die Statue, die auf einem Seestern stand, das Salzwasser und den Weihrauch. Marc bat uns alle, eine Muschel in unseren Händen zu halten.

Die Kerzen und der Weihrauch wurden angezündet, und wir nahmen unsere Muschel in die Hand und faßten uns an den Händen, so daß wir jetzt in jeder Hand eine Muschel hatten. Wir fingen an zu summen, zuerst leise und dann lauter und immer lauter. Dann sprachen wir über die Dinge auf dem Altar. Die Ente, ein Sumpftier, war lange ein Symbol der Göttin gewesen. Und die Muscheln, die ebenfalls Symbole der Göttin waren, sind von vielen Menschen der alten Zeiten als Schutz getragen worden.

Ich schlug vor, daß wir die Namen aller Anwesenden singen sollten, während wir im Kreis herumgingen. Zuerst empfanden wir es als ein wenig merkwürdig, zu hören, wie unsere eigenen Namen immer und immer wieder gesungen wurden. Danach aßen wir gemeinsam das Essen, reichten die Becher im Kreis herum und fingen bald an, einander zu füttern. Die Kinder lachten bei dem Gedanken, daß sie und ihre Eltern in diesem Kreis alle Brüder und Schwestern waren, aber die Vorstellung, etwas Neues zu schaffen, das doch gleichzeitig so alt war, gefiel ihnen offensichtlich sehr. Zu diesem Zeitpunkt fühlten wir uns nicht mehr fröstelig, obwohl sich seit dem Verlöschen des Lichts auch die Wärme verflüchtigte. Wir reichten uns die Hände, um uns darauf zu konzentrieren, das Licht zurückzuholen. Aber das war eigentlich nicht mehr wichtig. Das Ritual war zu einem Selbstzweck geworden. Noch einmal summten wir gemeinsam, um unsere Energien miteinander zu verbinden. Dann öffneten wir den Kreis und gingen nach draußen, um zusammen im Schnee zu spielen.

Als Marc neun Jahre alt war, nahm er zum erstenmal an einem Bootsrennen teil. Er hatte ein wenig Angst davor, was er allerdings nicht sagte. Wir beschlossen, vier Abende lang vor dem Wettkampf einen Energiekreis aufzubauen und uns auf Marcs Sieg zu konzentrieren.

Wir legten einen einfachen Kreis aus Muscheln auf den Boden und stellten zwei grüne Altarkerzen in die Mitte, außerdem eine orange Kerze für Marc, eine kleine Statue der Göttin, Salzwasser, Weihrauch und einen kleinen roten Stein, den Marc als Glücksbringer mitnehmen würde.

Die Kerzen und der Weihrauch wurden angezündet. Dann machte ich ein Pentagrammzeichen über den Köpfen aller Anwesenden und erklärte, daß dies eine Person in einem Schutzkreis symbolisiere. Ich deutete in die vier Himmelsrichtungen und auf die ihnen entsprechenden Elemente auf dem Altar (Luft, Wasser, Feuer und Erde) und fügte hinzu, daß der Altar den tiefsten Teil des Geistes repräsentiere.

Dann faßten wir uns alle an den Händen und visualisierten Marc am Tage des Wettkampfs. Ich leitete die Visualisation, indem ich suggerierte, daß wir den See und das Wasser sähen, das nur leicht bewegt war. Dann sahen wir Marc bei der Vorbereitung, und schließlich die Situation unmittelbar vor dem Wettkampf. Der Schuß ertönte, und Marc war in der ersten Runde vorne. In der zweiten war er immer noch vorne, und nach der dritten hatte er gewonnen. Wie glücklich er aussah! Was für einen stürmischen Beifall er bekam!

Am zweiten Abend bauten wir wieder einen Kreis auf und verfuhren genauso wie am ersten Abend. Dann sprach ich darüber, daß Angst es manchmal schwierig machen kann, sich zu konzentrieren. Ich schlug vor, daß alle aufschreiben sollten, wovor sie Angst hätten, und daß wir dies dann laut vorlesen würden. Danach wollten wir das Papier verbrennen und sagen: «So wie dieses Papier zerstört wird, so wird es auch meiner Angst ergehen.» Dann sollten alle hinzufügen: «So sei es.»

Ich machte den Anfang: «Ich habe Angst, daß Marc nervös und ängstlich sein und überhaupt keinen Spaß haben könnte.» Marc sagte sofort: «Das stimmt. Ich bin ganz bestimmt nervös. Das könnte wirklich passieren.» Dann las Mike vor: «Ich habe Angst, daß das Boot mit einem anderen zusammenstoßen könnte.» Marc hörte aufmerksam zu und fügte jedesmal, wenn einer der anderen etwas vorgelesen hatte, seinen Kommentar hinzu. Anne las: «Ich habe Angst, daß Marc verletzt werden könnte.» Schließlich sagte Marc, der darum gebeten hatte, als Letzter vorlesen zu dürfen: «Ich habe Angst, daß ich einen Zusammenstoß mit einem anderen Boot haben könnte und daß mein Boot kentert.»

Dann faßten wir uns an den Händen und visualisierten erneut den Wettkampf. An den folgenden beiden Abenden bauten wir ebenfalls wieder den Kreis auf und verbrannten die Zettel mit unseren Befürchtungen. Uns wurde klar, daß es uns weniger darum ging, daß Marc gewinnen würde, sondern vielmehr darum, daß er seine Freude an dem Rennen haben würde und daß er ebenso wie wir anderen seine diesbezüglichen Ängste zugeben könnte.

10

Hexenkunst

Feministinnen, die darauf hinarbeiten, wieder zu einem positiven Bild des weiblichen Bewußtseins zu finden, versuchen, unsere Wurzeln zurückzuverfolgen. Dies hat uns zurück in die Zeit des Matriarchats geführt, eine Zeit, in der unsere Ahnenmütter eine sehr starke und wichtige Wirkung aufeinander, auf sich selbst und auf die damalige Gesellschaft ausübten. Es war eine Zeit, in der die Frauen im Einklang mit ihrer inneren zyklischen Natur lebten, eine Zeit, in der Frauen ihren Eingebungen und Träumen großen Wert beimaßen.

Eine der ältesten Religionen der Menschheit ist Wicca, die Kunst der weisen Frauen. Weise Frauen – oder Hexen, wie sie häufiger genannt werden – verehren die weibliche Schöpfungskraft in Form der Großen Mutter. Die Große Mutter, die verehrungswürdige Schöpferin des Lebens, war über Tausende von Jahren die beherrschende Gottesgestalt. Sie wurde auf der gesamten Welt unter vielfältigen Namen verehrt: Nuth, Isis, Ishtar, Inanna, Diana, Hekate, Artemis, Selene, Demeter, Astarte, Hathor, Aphrodite, Kali, Bellona, Harmonia, Shin Moo, Rhea, Luna, Cybele, Trivia, Cerridwen.

Die männliche Kraft stand an zweiter Stelle; sie trat erst wesentlich später als Sohn / Geliebter in Erscheinung. Der Mann war der Gefährte; sie war die unsterbliche Mutter eines sterblichen Sohnes. Der gehörnte Gott trat später als Personifizierung der Natur in Erscheinung, doch das weibliche Prinzip, die Mondgöttin, war die Königin des Himmels. In allen alten babylonischen und sumerischen Schöpfungsmythen wurden Frauen und Männer von der Göttin zusammen als Paare geschaffen. Weibliche und männliche Werte wurden zu jener Zeit noch nicht polarisiert. Das Männliche war ein Bestandteil des Weiblichen, und Frau und Mann verdoppelten ihre Macht, indem sie Seite an Seite auftraten.

Das Gotteskonzept der Hexen ist die Lebenskraft des Universums. Feministische Hexen verehren diese Lebenskraft als eine dreieinige Göttin – Artemis, Selene und Hekate –, die Jungfrau, die Mutter und die Alte. Die dreigestaltige Göttin ist auch mit den drei Phasen des Mondes verglichen worden: Artemis mit dem zunehmenden Mond, Selene mit dem Vollmond und Hekate mit dem abnehmenden Mond. Jede dieser Phasen repräsentiert eine andere Manifestation der Lebensenergie, so daß der schöpferische, der organisierende sowie auch der zerstörende Aspekt berücksichtigt sind.

Das weibliche Prinzip ist ein Mittel der Transformation: Sie ist sowohl Schöpferin als auch Zerstörerin. Haß dem weiblichen Prinzip gegenüber entspringt der Angst vor dem Tode. Wenn uns klar wird, daß der Tod lediglich eine Transformation ist, also nicht das Ende bedeutet, wirkt er nicht mehr beängstigend auf uns. Hexen sehen den Tod nicht als das Ende an, und sie akzeptieren auch nicht die Vorstellung eines Himmels und einer Hölle im christlichen Sinne. Wie viele alte Religionen glauben sie an einen Reinkarnationsprozeß.

Hexen glauben an Magie. Magie beinhaltet das Wissen, daß die Welt aus mehr als der physischen Realität besteht. Magie wirkt nicht der Natur entgegen, sondern sie beinhaltet ein tiefes Verständnis für die höchsten Wirkungszusammenhänge der Natur und ein Mitfließen mit denselben. Ziel der Magie ist nicht, die Zukunft vorauszusagen, mit Geistern zu kommunizieren oder den eigenen Willen für die unterschiedlichsten Zielsetzungen nutzbar zu machen. Dies sind nur die Mittel. Eine Hexe entwickelt ihre magischen Kräfte, um sich selbst weiterzuentwickeln. Magie erfordert, daß wir die Welt verändern, indem wir bei uns selbst anfangen.

Hexen wissen, daß Menschen über mehr als ihre fünf physischen Sinne verfügen. Der sechste Sinn, der in uns allen latent vorhanden ist, ermöglicht es uns, mit der Welt jenseits des Stofflichen in Verbindung zu treten.

Um die Kunst der Weisen zu erlernen, müssen wir die tieferen Kräfte unseres Geistes entwickeln. Menschen, die diese Kräfte entwickelt haben, haben Zugang zu Information und Energie der spirituellen und feinstofflichen Ebenen. Doch allein durch Empfänglichkeit für diese Ebenen entwickeln sich die Kräfte des Geistes noch nicht. Selbstkontrolle und Charakterstärke müssen sich mit Sensibilität für den Bereich des Feinstofflichen verbinden.

Hexenkunst ist mehr als eine Religion und die Praxis der Magie. Vielmehr ist dies eine Philosophie, eine Lebensweise. Hexenkunst ermöglicht eine wundervolle Synthese der weiblichen und männlichen Energien. Sie integriert das Denken, die Gefühle und die Intuition und ermöglicht eine sinnvolle Verbindung zwischen der stofflichen und der nicht-stofflichen Welt.

Hexen feiern jeden Monat den Tag des Vollmonds, einen Zeitpunkt, zu dem die feinstoffliche Energie besonders stark ist. Diese Feste werden «Esbat» genannt. *Die Herrscherin der silbernen Magie* ist eine geleitete Phantasie, mit deren Hilfe du am Esbat ein Vollmondritual kreieren und erleben kannst. Das Ritual umfaßt mehrere Elemente:

1. Das Auslegen des Kreises. Rituale werden meist in einem Kreis ausgeführt, dem Symbol für den Uterus, die schöpferische Kraft. Viele Elemente der Natur haben eine Kreisform: der Kreislauf der Jahreszeiten, die Form der Erde, der Sonne und des Mondes und die Umlaufbahnen der Planeten. Der Kreis ist ein heiliger Ort, getrennt von der physischen Welt. Nach der alten Wicca-Tradition sollte ein solcher Kreis einen Durchmesser von ca. 3 Metern haben. Doch geht es mir persönlich, wenn ich derartige Kreise forme, in erster Linie darum, einen besonderen Raum zu schaffen, also weniger um die exakte Größe des Kreises. Der Kreis kann durch einen Kreidestrich oder durch Auslegen von Steinen oder anderen Objekten markiert werden, durch Versprengen von Wasser oder Streuen von Salz, durch Umschreiten des Kreises mit Weihrauch oder durch eine Kombination dieser Methoden.

2. Invokation der Richtungen des Universums. Jede der vier Himmelsrichtungen repräsentiert eine andere Manifestation der Energie oder Macht. Der Norden ist das magnetische Zentrum des Universums. Kreative Arbeiten solltest du stets nach Norden gewandt tun, im natürlichen Licht des Nordens. (Beispielsweise ist mein Schreibtisch nach Norden gerichtet.) Die östliche Richtung ist das Symbol allen Lebens, aller Anfänge. Der Süden repräsentiert Feuer und Leidenschaft, die lebensspendende Energie der Sonne. Die westliche Richtung symbolisiert

die Gewässer der Erneuerung. Die Sonne scheint im Westen unterzuge-
hen, und sie wird jeden Tag im Osten neu geboren.

3. Einladen der Göttin. Du öffnest dich der Göttin, der schöpferischen
Kraft des Universums.

4. Öffnen des Kreises. Wenn das Ritual abgeschlossen ist, danken wir
der Göttin und den Kräften der vier Himmelsrichtungen, und dann
öffnen wir den Kreis.

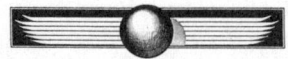

Herrscherin der silbernen Magie

Entspanne, vertiefe und schütze dich. Schwebe nun zu einer verlassenen Bucht hinab. Hier, in dieser stillen Bucht, die vom
Mond beleuchtet wird, sitzt du und beobachtest, wie die Mondstrahlen auf dem Wasser glitzern und schimmern. Die glitzernden Strahlen, die auf dem Wasser tanzen, tragen dich noch tiefer.
Und du fängst an, langsam und stetig zu gehen. Du setzt deinen
Weg über den Strand fort, und der Mond weist dir dabei den
Weg. Und wieder spürst du jenen unwiderstehlichen Zug, der
dich zu ihr hinzieht, der Herrscherin der silbernen Magie.

Und jene magische Kraft zeigt dir, daß du dich in ihrer Gegenwart befindest. Flüstere ihr zu, der lieblichen Frau der Silbermagie. Und indem du, ihre treue Tochter, dies tust, findest du
Freude, Glückseligkeit und Frieden in ihrer Gegenwart.

Während du jene Kraft in dir aufsteigen fühlst, beschleunigst
du deinen Gang, und du wirst weitergezogen, gezogen, so wie die
Wellen gezogen werden, zurück in die Zeit der großen Matriar-
chate, in eine Zeit, die zugleich vergangen, gegenwärtig und zu-
künftig ist.

Und vor dir liegt ein kleiner Hain von Bäumen. Während du
nun in jenen Hain eintrittst, erinnerst du dich an eine Zeit, in der
du eine der Weisen warst, und jene Zeit ist jetzt. Die Bäume

scheinen auseinanderzuweichen, und auf der nun vor dir liegenden Lichtung befindet sich der Ort, an dem sich deine Schwestern einmal im Monat versammeln, «wenn die Mondwölbung sich bis zum Rande füllt».

Gemeinsam sammelt ihr Steine und legt einen Kreis aus und errichtet ihr in der nördlichen Richtung einen kleinen Altar.

Und nachdem ihr den Kreis von Osten nach Norden ausgelegt habt, betretet ihr ihn nacheinander.

Das Feuer wird entzündet, und du sprichst, zum Altar gewandt: «Meine Herrscherin der Silbermagie, ich schaffe diesen Kreis, einen heiligen, abgeschiedenen Raum, zu deiner Ehre.»

Du nimmst eine Fackel in die Hand, leuchtest damit gen Osten und sagst: «Wundervolle Herrscherin der Winde, die Himmel sind dein. Möge ich so frei sein wie du.»

Dann nimmst du die Fackel, leuchtest gen Süden und sagst: «O Göttin der Wärme und des Feuers, die Jahreszeiten sind dein. Möge jeder Frühling den Reichtum der natürlichen Welt offenbaren.»

Dann nimm die Fackel, leuchte gen Westen, und sage: «O Liebliche, die funkelnden Gewässer sind dein. Mögen die Bäche und Flüsse weiterhin sauber und rein fließen.»

Schließlich nimmst du die Fackel, leuchtest gen Norden und sagst: «O du fruchtbare, üppige Göttin der Erde, du uralte Mutter, die nährt, die alle Lebenwesen gebiert, die Erde ist dein. Möge sie fruchtbar, reich und frei von Verderbnis bleiben.»

Wende dich nun wieder dem Altar zu und sprich: «Wunderschöne Frau, segne deine Töchter durch deine Gegenwart. Erfülle uns mit deinem Licht und deiner Liebe.» Nun meditieren alle Anwesenden gemeinsam über Ihre Anwesenheit. *Pause von etwa drei Minuten.*

Wende dich nun nach Norden, lösche langsam die Fackel, und danke der Göttin für Ihre Anwesenheit.

Wende dich nach Westen, lösche langsam die Fackel, und danke der Göttin für Ihre Anwesenheit.

Wende dich nach Süden, lösche langsam die Fackel, und danke der Göttin für Ihre Anwesenheit.

Wende dich nach Osten, lösche langsam die Fackel, und danke der Göttin für Ihre Anwesenheit.

Und dann wende dich ein letztes Mal dem Altar zu, danke der Göttin dafür, daß sie dich durch Ihre Anwesenheit gestärkt hat, und lösche dann langsam das Feuer.

Tausche Abschiedsworte mit deinen Schwestern aus, verlasse dann schweigend den Hain, und kehre zum Strand zurück. Dann gehe den Strand entlang und aufwärts und zurück in deine gewöhnliche Realität des Wachbewußtseins. Nimm dir Zeit, öffne dann deine Augen, und strecke dich aus.

Erde, Wasser, Feuer und Luft ist eine weitere geleitete Phantasie, in der du zu den Großen Ebenen reist und die Winde anrufst, die Nässe des Regens spürst, die Fülle der Erde unter deinen Füßen und die Wärme der Sonne. Bei einigen von uns hat langjähriges Leben in der Stadt die tiefen und unvergänglichen Verbindungen zur Natur abgeschwächt. Obgleich wir nicht immer in die offenen Weiten des Flachlandes gehen können, können wir jenes besondere Gefühl in uns hervorrufen und unsere Verbindungen zum Universum erneuern. Die alten Völker lebten in Harmonie mit der Erde, deren Zyklen und Jahreszeiten sie unmittelbar miterlebten. Sie hörten dem Wind zu, und dieser sprach zu ihnen; sie wurden vom Regen gereinigt und von der Energie der Sonne geheilt.

Die Indianer der Prärie bezeichneten die vier Himmelsrichtungen als die «Kräfte». Jede dieser Kräfte wird durch eine Farbe und ein Tier repräsentiert. Die Kraft des Nordens ist Weisheit, die durch die Farbe Weiß und den Büffel repräsentiert wird. Die des Südens ist die Unschuld und das Vertrauen, symbolisiert durch die Maus und die Farbe Grün. Dem Osten wird die Kraft des Lichts und der Erkenntnis zugeordnet, repräsentiert durch den Adler und die Farbe Gelb. Die Kraft des Westens ist die Introspektion, die durch die Farbe Schwarz und den Bären symbolisiert wird. Wir alle werden mit einer dieser Eigenschaften oder Kräfte geboren. Wir mögen in der Lage sein, Dinge nah zu sehen wie die Maus, oder wir haben eine in die Weite gerichtete Sicht wie der Adler. Wir können die Weisheit des Büffels haben, doch kann es uns dabei an Gefühl und Wärme mangeln. Solange wir fortfahren, Dinge nur von einem Standpunkt aus zu betrachten, sind wir nicht ganz. Wir müssen lernen, im Kreis – oder Medizinrad, wie die Indianer es nennen – zu reisen und die Welt von vielen verschiedenen Standpunkten aus zu verstehen. Es gibt insgesamt sieben Kräfte: Die fünfte Kraft ist die Erde, die sechste ist der Himmel und die siebte die universelle Harmonie. Natürlich sind alle Kräfte des Universums in Wahrheit nur eine einzige Kraft: der Frieden und die Harmonie, die entstehen, wenn wir uns selbst, unsere Beziehung zu anderen und zum Universum kennen.

Die Wicca-Tradition bringt jede Himmelsrichtung oder Kraft mit mehreren Göttinnen in Verbindung, von denen jede eine andere Eigenschaft verkörpert. In ihren Ritualen werden immer alle vier Elemente repräsentiert. Kerzen repräsentieren das Feuer, Weihrauch repräsentiert die Luft, Salz repräsentiert die Erde, und Wasser repräsentiert sich selbst. Es kann auch Salzwasser verwendet werden, was eine Verbindung der Elemente Wasser und Erde darstellt.

Obgleich die meisten religiösen Traditionen die schöpferische Kraft personifizieren, indem sie ihr eine weibliche oder männliche Form geben, ist es möglich, diese Kraft zu erfahren, ohne eine solche Zuordnung zu treffen. Diese Energie ist ein Teil von uns, nicht etwas, das getrennt und außerhalb von uns ist. Wir alle haben unsere eigene Art und Weise, diese Energie zu erfahren: Wichtig ist, daß wir die Lebenskraft als vorhanden anerkennen, nicht jedoch, daß wir sie personifizieren.

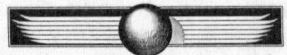

Erde, Wasser, Feuer und Luft

Entspanne, vertiefe und schütze dich. Und jetzt konzentriere dich auf meine Worte, und lasse dich von ihnen zurückführen, zurück in eine Zeit und in einen Raum, in denen du eins bist mit den Rhythmen und Zyklen der Natur. Du gehst zurück in jenen Raum des Verstehens und der intuitiven Weisheit. Die Frauenweisheit des Wachsens und der Veränderung, die Weisheit der Natur, die Naturgesetze, die Weisheit der Gezeiten, der Ebbe und Flut, die Spontaneität der Jahreszeiten, die Harmonie und die Richtung.

Du befindest dich jetzt auf den Großen Ebenen. Deine Füße graben sich in jene fruchtbare schwarze Erde, sie sinken tief in die Fülle der Erde, jener Erde, die die Mutter von uns allen ist. Lege dich hin, und umarme die Erde, die alte Mutter, die nährt und alle Lebewesen gebiert.

Und erhebe dich wieder, und halte an jenen Verbindungen fest. Wende dich dem Osten zu, und rufe die Winde des Ostens herbei, indem du sagst: «Heil euch, Mächte des Ostens. Richtung aller Anfänge. Ea, Astarte, Aurora.»[1] Und der Ostwind erhebt sich, um zu antworten. Und dann tritt wieder Stille ein.

Drehe dich nun erneut, und wende dich nach Süden, wo du die Winde anrufst mit den Worten: «Heil euch, Mächte des Südens. Richtung des großen Feuers und der Leidenschaft. Esmeralda, Heartha und Vesta.» Und der Südwind erhebt sich, um zu antworten. Und dann wird es wieder still.

Drehe dich erneut, und wende dich dem Westen zu, wo du die Winde anrufst mit den Worten: «Heil euch, ihr Mächte des Westens. Richtung der Gewässer. Aphrodite, Themis und Tiamat.» Und der Westwind erhebt sich, um zu antworten. Und dann tritt wieder Stille ein.

Drehe dich erneut, und wende dich dem Norden zu, wo du die Winde anrufst mit den Worten: «Heil euch, ihr Mächte des Nordens. Richtung aller Mächte. Demeter, Persephone und Ceres.» Und der Nordwind erhebt sich, um zu antworten. Und es wird wieder still.

Und nun siehst du, daß sich weit entfernt am Horizont dunkle Wolken bilden. Der Himmel wird dunkler. Die Wolken ziehen schnell dahin. Und plötzlich kommt der Regen, zuerst nur sanfte Tropfen, dann wird er stärker und stärker. Der Regen strömt auf dich nieder, und du rufst den Winden und dem Regen zu. Und plötzlich hört der Regen auf. Dein Körper ist gewaschen und gereinigt.

Der Himmel ist klar, und die Sonne scheint auf dich nieder.

[1] Die Anrufung der Himmelsrichtungen orientiert sich an Z. Budapest, *Feminist Book of Lights and Shadows*; Luna Publications, Oradell, New Jersey, 1976.

Lasse das heilende Licht der Sonne in dich hinein. Fühle, wie die Wärme ihrer Strahlen dich überströmt.

Nachdem du so mit der Natur kommuniziert hast, nachdem du die Wärme der Sonne gespürt hast, das Wasser des Regens, das dich gereinigt hat, den reinen Atem des Windes und die Kühle der Erde unter deinen Füßen, verweilst du in einer ruhigen, meditativen Haltung. Und du bist dankbar.

Du spürst und fühlst diese Verbindung immer wieder, und du versuchst, sie in deinen Ritualen wiedererstehen zu lassen. In deinen Ritualen sind die Elemente Luft, Wasser, Feuer und Erde gegenwärtig. Sie sind seit dem Anbeginn der Frau in Ritualen gegenwärtig gewesen.

Nun verläßt du die Großen Ebenen und reist hinauf und zurück in dein gewöhnliches Wachbewußtsein. Wenn du zurückgekehrt bist, öffne die Augen, und strecke dich aus.

Der Kalender der Hexen ist unterteilt in acht Sabbate oder rituelle Feiern. Es gibt vier Große Sabbate und vier Kleinere Sabbate. Diese Sabbate sind Zeiten des Feierns und der Freude; jedes Ritual ist der Verehrung einer bestimmten Göttin gewidmet.

Die vier Großen Sabbate sind: Lichtmeß oder das Fest der Flamme (2. Februar); dies ist das Fest des zunehmenden Lichts, das der Göttin Bridget geweiht ist, und es ist der Zeitpunkt, zu dem neue Hexen eingeweiht werden. Der zweite Große Sabbat ist der Abend vor dem ersten Mai, also der 30. April, an dem die jungfräuliche Göttin Flora volljährig wird. Der dritte Große Sabbat ist Lammas, der 1. August, an dem Habondia, die Göttin des Überflusses, sowie die indischen Kornmütter Kore und Ceres verehrt werden. Der vierte Große Sabbat schließlich ist Hallowmas, der 31. Oktober, an dem der Anfang des neuen Jahres gefeiert wird; dieser Tag ist Hekate, der Göttin in ihrem dritten Aspekt als Zerstörerin des Lebens, geweiht.

Die vier Kleineren Sabbate sind: Yule oder Wintersonnenwende (um den 21. Dezember), an welchem die Geburt der Sonnengöttin, Lucina, gefeiert wird; die Frühlings-Tagundnachtgleiche (um den 21. März), an dem Persephones Rückkehr und ihre Vereinigung mit ihrer Mutter Demeter gefeiert wird; die Mittsommernacht oder Sommersonnenwende (um den 21. Juni), an dem die Feuerkönigin der Liebe, Heartha, Vesta, Rhea und Artemis verehrt werden; und der letzte der Kleineren Sabbate schließlich ist die Herbst-Tagundnachgleiche (um den 21. September), das Erntedankfest der Hexen.

Die nächste Übung ist eine geleitete Phantasie mit Namen *Wintersonnenwende*. Dieser Sabbat ist auch unter dem Namen Yule bekannt, eine Abwandlung des altnordischen Worts *Iul*, was «Rad» bedeutet. Das Rad ist das Große Rad des Tierkreises, das sich im Einklang mit den Jahreszeiten dreht. Yule ist die längste Nacht des Jahres, und von dieser Nacht an werden die Nächte wieder kürzer, während sich das Rad der Jahreszeiten dem Frühling nähert. Wir entzünden unsere Kerzen, um die Energie zu symbolisieren, die notwendig ist, um das Rad zu drehen, so daß die Tage wieder länger werden. Die Wiedergeburt der Sonne, die Wärme und Licht spendet, ist immer ein Grund zum Feiern.

Ich habe diese Phantasiereise mit meinem Mondzirkel in der Nacht vor der Wintersonnenwende gemacht. Nachdem wir einen Kreis geformt und die vier Himmelsrichtungen invoziert hatten, legten wir uns alle so hin, daß wir ein Rad bildeten, wobei unsere Köpfe im Zentrum lagen. Dann versetzten wir uns in Trance, reisten tief nach innen und entdeckten ein Geschenk. Als wir wieder zu unserem gewöhnlichen Wachbewußtsein zurückgekehrt waren, teilten wir einander mit, was unser Geschenk beinhaltete, und fuhren dann mit unserer rituellen Feier fort.

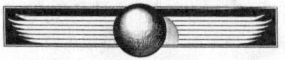

Wintersonnenwende

Entspanne, vertiefe und schütze dich. Heute ist die Nacht der Wintersonnenwende, die längste Nacht des Jahres. In dieser Nacht bist du allein und gehst durch den Wald. Hier ist die Luft kühl und frisch, es fällt ein wenig Schnee, der im Kreis wirbelt und zu Boden fällt. Du setzt deinen winterlichen Spaziergang fort. Dein Pfad wird vom Licht des Mondes erhellt, dessen Silberstrahlen fast taghell leuchten. Dennoch herrscht eine nächtliche Atmosphäre, und es liegt eine Stille, eine freudige Erwartung in der Luft.

Du folgst weiter deinem Pfad und kommst bald zu einer Lichtung. Hier, mitten auf der Lichtung, befindet sich eine kleine Hütte. Jemand bedeutet dir einzutreten, und doch ist niemand da, jedenfalls niemand, den oder die du sehen kannst. Doch du spürst die fremde Präsenz sehr stark. Du entzündest ein Feuer, um dich aufzuwärmen, und schon bald ist die kleine Hütte erfüllt vom Licht und von der Wärme des Feuers. Während du zuschaust, wie die Flammen tanzen und wie der dichte Rauch aufsteigt, wirst du schläfrig, ganz schläfrig, und kurz darauf fällst du in einen tiefen, tranceartigen Schlaf.

Du bist vollkommen von Schwärze umgeben; es ist so dunkel, so ungeheuer dunkel. Und es wird kalt und kälter. Doch die Kälte scheint dir nichts auszumachen. Dir ist klar, daß du in die Erde hinabsteigst, tief in das Zentrum der Erde. Hier, in dieser Nacht, dieser langen, dunklen Nacht, bewegst du dich durch einen Tunnel, einen langen, engen Tunnel. Es ist so schwarz, daß du keinerlei Formen erkennen kannst; du kannst nicht feststellen, wo du dich befindest. Du weißt lediglich, daß du in einen tiefen Abgrund sinkst, daß du kreisend immer weiter hinabsinkst.

Plötzlich dringt aus dem pechschwarzen Raum ein winziger Lichtstrahl zu dir, ein sehr dünner Strahl, der schwach flackert, fast, als würde er ersterben. Doch er erstirbt nicht ganz. Du schürst das Licht mit deinen Händen. Du atmest in das Licht, und angefacht durch deinen Atem fangen die Flammen an zu wachsen, heller zu leuchten, und bald ist der Raum um dich herum angefüllt mit Licht, einem funkelnden, glitzernden Licht. Und im Schein dieses Lichts siehst du ein Geschenk, ein wunderschönes Geschenk, ein Geschenk, das du selbst geschaffen hast. Du hast es ins Leben geatmet. *Pause von etwa zwei Minuten.*

Und nun steigst du mit deinem Geschenk wieder empor; du trägst es, oder du läßt es tragen. Du reist wieder durch den Tunnel zurück, zurück in die Hütte. Und du weißt, daß die längste Nacht nun vorüber ist. Du hast das Licht am Leben erhalten, so wie deine Mutter Lucina es vor langer Zeit getan hat. Und du kannst nun in diesen Raum zurückkehren, dein Geschenk mitbringen und uns davon erzählen. Du wirst leicht und sanft zurückkehren. Wenn du bereit bist, öffne deine Augen, und strecke dich aus.

Die folgenden drei Übungen arbeiten mit dem Mondsymbolismus. Die Urvölker haben die Natur der Frau immer mit der des Mondes in Verbindung gebracht. Der Monatszyklus der Frau entspricht ungefähr dem Mondzyklus. Das Wort für Menstruation und das Wort Mond sind in vielen Sprachen sehr ähnlich. (*Mens* bedeutet «Mond»; in Deutschland wird die Menstruationsperiode noch in einigen Gegenden «der Mond» genannt, und in Frankreich «*le moment de la lune*».) Der Mond, der auch «Herr der Frauen» genannt wird, gilt traditionell als Beschützer und Wächter aller Aktivitäten der Frauen. Die alten Völker waren der Ansicht, daß nur die Frauen, die unter dem Schutz des Mondes standen, Dinge zum Wachsen bringen konnten. Deshalb waren das Pflanzen, die Aufzucht und die Ernte Angelegenheiten der Frauen. «Die Verehrung des Mondes ist die Verehrung der schöpferischen und fruchtbaren Kräfte der Natur und die Verehrung der Weisheit, die im Instinkt und im Einssein mit den Naturgesetzen begründet liegt.»[2]

Die Mondgöttin trägt unzählige Namen, doch die Charakteristika und Eigenschaften all dieser Gestalten zeigen uns, daß es sich immer um die gleiche Göttin handelt. Alle Mondgöttinnen sind Mütter des Lebens. Sie sind Spenderinnen der Fruchtbarkeit und Zerstörerinnen des Lebens. Sie alle sind Jungfrauen, was bedeutet, daß sie in sich selbst eins sind. Es gibt keinen männlichen Gott, der als ihr Ehemann fungiert und ihr Verhalten bestimmt. Jede dieser Göttinnen gebiert einen Sohn aufgrund jenes Prozesses, der als unbefleckte Empfängnis bezeichnet wird. Wenn dieser Sohn erwachsen ist, werden beide zu Geliebten und Gefährten. Später stirbt der Sohn und wird wiedergeboren. Oft wird er als ihr Sohn wiedergeboren, und der Zyklus beginnt von neuem.

Die Macht der Mondgöttin ist relativ, nicht absolut. Unter gewissen Umständen wirken ihre Kräfte positiv, unter anderen negativ. Sie schickt den Regen, der Wachstum und Ernte ermöglicht, aber auch

2 Esther Harding: *Women's Mysteries*, Bantam Books, New York 1973, S. 35.

Überschwemmungen und Zerstörung bringen kann. So wie der Mond lebt sie ihr Leben in Phasen: Der helle Mond zeigt, daß sie wohltätig ist, und der dunkle Mond zeigt ihre destruktive Seite.

Die Mondgöttinnen wurden meist als Quelle höheren Wissens und der Weisheit angesehen. Diese Weisheit wurde *Divina Sophia* – «Göttliche Weisheit» genannt. Mondgedanken sind Phantasien, intuitive Eingebungen, keine wohlgeordneten rationalen Gedanken. Diese Art zu denken entstammt nicht unserem Kopf, sondern unseren tiefsten Tiefen. Sophia ist die höchste Inkarnation dieses weiblichen Prinzips, dieser Quelle göttlichen Wissens.

Die Mythologie berichtet uns, daß die Inspiration des Mondes vom dunklen Mond ausgeht und von jenem Soma-Getränk, das aus dem Mondbaum hergestellt wird. Das Ritual des Soma-Getränks bringt die Verehrenden in Kontakt mit der ewigen, unveränderlichen Wirklichkeit des Selbst. Soma zu trinken bringt ewiges Leben und Inspiration und ermöglicht es, mit jener Weisheit in Kontakt zu treten, die der Natur innewohnt. Die Weisheit der Natur ist die Weisheit, die weiß, ohne zu wissen wie. Sie ist nicht erlernt, sondern instinktiv.

Ashera, der heilige Mondbaum, taucht des öfteren in der alten religiösen Kunst auf. Er kann durch eine hölzerne Säule oder durch einen tatsächlichen Baum oder eine andere Pflanze repräsentiert werden, wobei manchmal in seinen Zweigen ein zunehmender Mond zu sehen ist. Den Baum zu fällen war ein Ritual, das den Tod eines Gottes symbolisierte. Der Mondbaum wird oft mit Früchten oder Lichtern geschmückt, genauso wie der Weihnachtsbaum. Die Assyrer dekorierten den Baum mit Bändern, so wie man in späteren Zeiten anfing, Maibäume zu schmücken. In einer alten Hymne des Eridu wird der heilige Baum als «Haus der mächtigen Mutter, die über den Himmel zieht» bezeichnet.

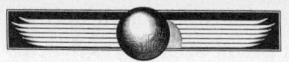

Mond, Mond

Entspanne, vertiefe und schütze dich. Bewege dich nun abwärts, gehe tiefer und tiefer, tief in den Kern deines Seins, in die Essenz deiner weiblichen Natur hinein. Du findest dich in einer verlassenen Bucht wieder, die im Licht des Mondes liegt. Du schaust, wie sich das Mondlicht im Wasser spiegelt, fühlst, wie die Mondstrahlen dich anziehen, dich zurück und immer weiter zurück in dein weibliches Erbe ziehen.

Schaue den Mond an, und fühle, wie seine Kraft und Macht eine Anziehung auf dein Wesen ausübt. Die Urvölker glaubten, daß der Mond die Spenderin der Fruchtbarkeit sei. Mutter allen Lebens, scheine nun auf uns herab. Spenderin allen Lebens, aller Bewegung, allen Wachstums. *Pause von etwa zwei Minuten.*

Wisse um die Macht des Mondes, die Quelle der göttlichen Weisheit, die Phantasien, Träume und Visionen schenkt. Du, die du uns Kreativität, Originalität und Göttlichkeit gibst, scheine auf uns herab. *Pause von etwa zwei Minuten.*

Wisse um die Macht des Mondes. Unsere Macht ist wie die der Mondgöttin hell und dunkel. Geist der Unterwelt, Hirtin der Sterne, Bringerin des Schlafs, der Dunkelheit und des Todes. *Pause von etwa zwei Minuten.*

Wisse um die Macht des Mondes. Spüre das Zu- und Abnehmen in dir. Mondgöttin. Sie, die für alle scheint, Ishtar, Mutter aller, Öffnerin des Schoßes, silbern Scheinende, Samen Erzeugende und Schwangere. Königin der Unterwelt, Hekate, deren Haar Schlangenschuppen zieren, Dunkelheit und Trauer.

Der Vollmond geht in dir auf, während du den Worten der Großen Mutter lauschst. Sie sagt: «Wann immer ihr etwas braucht, einmal im Monat, und besser noch, wenn der Mond voll ist, sollt ihr euch versammeln an einem geheimen Ort... und jene werde ich Dinge lehren, die noch unbekannt sind. Auf daß ihr frei sein werdet von jeglicher Sklaverei... Haltet euer höchstes Ideal rein, und strebet stets danach. Laßt nichts euch aufhalten noch davon abwenden... Mein ist der Becher, mit dem

Wein des Lebens gefüllt, und der Kessel von Cerridwen... Ich bin die Mutter von allem, was lebt, und meine Liebe ergießt sich über die Erde. Ich bin die Schönheit der grünen Erde und der weiße Mond unter den Sternen und das Geheimnis der Gewässer und das Verlangen im Herzen der Frauen. Laßt euer innerstes Selbst vor meinem Antlitz sich entfalten in den Verzückungen des Unendlichen. Wisset um das Geheimnis, daß ihr das, was ihr sucht, niemals finden werdet, wenn ihr es nicht in euch findet. Denn sehet, ich bin bei euch gewesen von Anbeginn, und ich erwarte euch jetzt.»[3]

Zunehmend und abnehmend, zunehmend und abnehmend, bewegst du dich sanft aufwärts zurück in deine Realität des Wachbewußtseins.

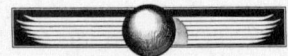

Mondgrotte

Entspanne, vertiefe und schütze dich. Gehe tief in dein Inneres, durchquere lange gewundene Gänge, Labyrinthe, die sich abwärts schrauben, bis du wieder zu dem dunklen, plätschernden Wasser kommst. Dort ist ein kleines Boot vertäut. Steige in dieses Boot, und laß dich davontreiben, durch Gänge und Höhlen. So treibst du tiefer und tiefer, dir nur der schaukelnden Bewegung des Bootes und des beruhigenden Geräuschs des plätschernden Wassers bewußt. So treibst du durch dunkle Höhlen, bis du in eine riesige Grotte gelangst. Dein Boot bleibt am Rand der kreisförmigen Lagune liegen.

Du schaust hoch und bemerkst, daß diese Halle vom Mond beschienen wird. Das Mondlicht fällt aus einem schmalen Spalt hoch über deinem Kopf in die Grotte. Und du weißt, daß dies ein heiliger Raum ist.

Hier, in diesem heiligen und magischen Raum wirst du Sophia

3 Alte Invokation der Wicca-Tradition.

begegnen, der Königin des Himmels, der Spenderin der Weisheit. Sie erscheint hier einmal im Monat, wenn der Mond voll ist, um ihr Wissen mit Frauen zu teilen, die den Weg zu diesem geheimen Raum finden. Sie erscheint hier und jetzt, und du wirst eine sehr wichtige Zeit mit ihr verbringen. *Pause von etwa fünf bis zehn Minuten.*

Nun verläßt du die Grotte, treibst wieder durch die langen, gewundenen Gänge, läßt dich aufwärts und zurück in deine alltägliche Wirklichkeit treiben. Behalte alles, was du erlebt hast, in Erinnerung, und nimm dieses Wissen mit dir. Du kehrst entspannt und erfrischt zurück.

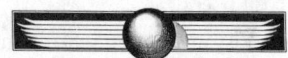

Ashera, der heilige Mondbaum

Entspanne, vertiefe und schütze dich. Gehe immer weiter in die Tiefe, bis du das dunkle, plätschernde Wasser erreichst, wo ein kleines sichelförmiges Boot vertäut ist. Nun, da du im dämmrigen Licht die Symbole siehst, die in jenes Boot geschnitzt sind, erkennst du, daß dies ein heiliges Boot ist, das keinem Boot, das du je gesehen hast, gleicht. Und du besteigst das sichelförmige Boot und fährst auf ihm über das Wasser davon, gut geschützt durch die magischen Symbole. Du segelst weiter und weiter durch die neblige Nacht und beobachtest die Mondstrahlen, die schwach auf das Wasser fallen. Bald werden die Strahlen heller, sie tanzen leuchtender und heller auf dem Wasser. Mondstrahlen schimmern und tanzen auf dem Wasser, und du weißt, daß diese Silberstrahlen dein Boot geleiten. *Pause von etwa zwei Minuten.*

Nun treibt dein Boot sanft an Land, du steigst aus und gehst über unbekanntes und doch schon immer bekanntes Gelände. Und du weißt, daß du auf etwas zugehst, das von großer Bedeutung ist. Die Reise ist lang und beschwerlich. Du wirst müde und durstig, aber du gehst weiter, sicher in dem Wissen, daß dich etwas Wundervolles erwartet. *Pause von etwa einer Minute.*

Nun erkennst du in der Ferne die Umrisse eines Baumes, eines seltsamen, magischen Baumes. Du kommst näher und siehst, daß die Äste und Zweige mit wundervollen Früchten beladen sind. Du kletterst schnell den Baum bis zu einer Astgabelung empor, auf der du dich ausruhst. Hungrig pflückst du eine jener seltsamen unbekannten Früchte. Dies ist die Frucht der Göttin. Der Saft dieser Frucht bringt Inspiration und Weisheit – jene Weisheit, die weiß, ohne zu wissen, wie sie weiß. Von dieser himmlischen Frucht zu trinken führt zur Unsterblichkeit. Und als der honigähnliche Saft der Frucht in deinen Mund läuft und du ihn hinunterschluckst, spürst du, wie eine Art Nebelschleier sich über dich senkt. Du versinkst in einen tiefen und traumähnlichen Schlaf. In diesem Schlaf wirst du eine Vision haben, in der sich dir die alten Geheimnisse des Lebens enthüllen werden. *Pause von fünf oder zehn Minuten.*

Nun behalte diese Vision im Gedächtnis, und nimm sie mit zurück, wenn meine Stimme dich auffordert zurückzukehren. Du wirst zurückkehren, erfüllt von Weisheit und Inspiration.

Viele feministische Hexen folgen der Diana-Tradition, in welcher Diana als die Schöpferin des Lebens verehrt wird. Diana bedeutet «Heilige Mutter» (*dia* = heilige, *ana* = Mutter). Der folgenden Übung liegt ein Text aus Charles Lelands Buch *Arcadia, Gospel of the Witches* zugrunde.

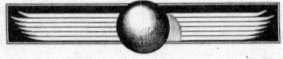

Diana

Seit Anbeginn der Zeit beteten alle Völker zur Schöpferin des Lebens, der Königin des Himmels. Und sie nannte sich Diana, Jägerin der Nacht. Diana war stark und vollkommen, in sich eins. Sie tanzte den Tanz des Lebens, und wenn sie tanzte, teilte sie sich in Dunkelheit und Licht. Und das Licht wurde zu Luzifer, ihrem Bruder. Und als sie sah, wie schön dieses Licht, Luzifer, war, wünschte sie sich, ihn wieder in ihre Dunkelheit aufzunehmen.

Luzifer floh vor ihr, wie die Maus vor der Katze flieht. Und Diana folgte ihm in die Nacht, sie folgte ihm hinab bis zur Erde. Und als sie ihn dort beobachtete und seine Gewohnheiten erforschte, bemerkte sie, daß jede Nacht, wenn er schlief, seine Lieblingskatze am Fußende des Bettes lag.

Und in jener Nacht gelang es Diana, mächtig wie sie war, ihren Körper mit dem der Katze zu tauschen. Als die Nacht dann ihre dunkelste Stunde erreichte, nahm sie wieder ihre eigene Form an und lag bei ihrem Bruder und wurde so zur Mutter von Aradia. Am anderen Morgen war Luzifer zornig, doch Diana verzauberte ihn mit einem Zauber, einem Lied, einem Summen, das dem des Lebensrades ähnelte. Und so kam es, daß alle Dinge durch das Rad der Diana gesponnen wurden.

Diana blieb auf der Erde, doch ihre Magie war so stark, daß es ihr gelang, sie von den Menschen fernzuhalten. Sie erklärte, daß sie die Himmel verdunkeln und die Sterne in Mäuse verwandeln könne. Da sagten die Menschen, wenn sie dies tun könne, würden sie sie zu ihrer Königin machen.

Also grub Diana im Erdreich und brachte Hände voller Erde und Mäuse zutage. Sie steckte all dies in die Blase eines Ochsen und blies diese auf, bis sie zerplatzte. Aus der Erde in jener Blase wurden die Himmel, und es regnete drei Tage lang. Die Mäuse waren zum Regen und zu den Sternen geworden. Und Diana wurde die Königin der Hexen, die Katze, die über die Sternenmäuse regiert.

Schöpfungsmythen

Wie hat die Welt ihren Anfang genommen? Alle religiösen Traditionen haben versucht, diese Frage durch Schöpfungsmythen zu beantworten. Die ersten Schöpfungsmythen bezeichnen nur das Weibliche als die schöpferische Kraft. Am Anfang war die Frau. Alles Leben entsprang ihrem Schoß. Helen Diner sagt: «Die Mythologie hat dies schon immer gewußt: Über dem Tor der ägyptischen Göttin Neith steht geschrieben: ‹Ich bin das, was ist, was sein wird und was war. Niemand brachte mich hervor. Die Frucht, die ich geboren habe, war die Sonne.›»[4]

In den babylonischen Schöpfungsmythen war Thalat das ursprüngliche Wesen, das ein göttliches Paar gebar, Thiamat und Apsu, und so eine zweite Generation erschuf. In den frühesten griechischen Mythen entsprang Gaea, die weibliche Erde, der uranfänglichen Vagina, dem «Abgrund, der alles spürt». Gaea, die jungfräuliche Göttin, schuf Uranos, den Himmel, und gemeinsam begründeten sie das Geschlecht der Titanen. Die vedische Naturgöttin Vac ist das kreative Wort, dem alle Dinge entspringen. «Vac bedeutet Sprache. Sie ist die mütterliche Mundhöhle, die die lebendige Welt formt und erweckt, ohne von einer Zunge (als väterlichem Phallus) berührt zu werden.»[5]

In einem Schöpfungsmythos der Irokesen sind Frauen die Hauptgestalten des Schöpfungsprozesses. Der Mythos beginnt damit, daß im Himmel eine Frau schwanger wird. Eine zweite Frau wird schwanger und fällt auf die Erde, wo sie im Wasser landet. Sie erhebt sich aus dem Wasser und gebiert ein Mädchen. Erst in der dritten Generation gebiert sie ein männliches Wesen, als sie Zwillinge bekommt. Auch hier taucht also der Mann wesentlich später auf, genauso wie im babylonischen Mythos Thalat in der zweiten Generation Thiamat, die Frau, und Apsu, den Mann, gebar, die getrennt wurden, auf daß sie Himmel und Erde erschüfen.

Es gibt zahllose Schöpfungsmythen, in denen eine schwangere Frau die ganze Welt in sich trägt. Wenn in einem Schöpfungsmythos keine menschliche Gestalt am Anfang steht, geht die Schöpfung häufig aus einer undifferenzierten Masse in Form eines Eis hervor, des weiblichen Symbols (Brahma, der Vater aller Welten, lag ein Jahr lang in einem Ei verborgen, und nachdem er aus diesem hervorgegangen war, teilte er es in den Himmel und die Erde), oder die Schöpfung entspringt den Tiefen des Abgrundes, was eindeutig ein Symbol der Vagina ist.

Die ursprünglichen großen Mütter waren Mondgöttinnen. Die Mondgöttin ist die Magna Mater, und von ihr kommt alle Fruchtbarkeit, aller Reichtum, Freude und alle Liebe. Die Hälfte der Götter

4 Helen Diner: *Mothers and Amazons*, Anchor Books, New York 1973, S. 2.
5 Ibid., S. 6.

Kleinasiens sind sterbliche Kinder unsterblicher Mütter. Das Weibliche ist das erste und wichtigste Prinzip der Natur. Das Männliche ist sekundär und sterblich.

Alle Muttergottheiten spinnen und weben, so wie Nemesis, die im Zentrum des Kosmos sitzt, während die Achse des Kosmos sich wie eine Spindel in ihrem Schoß dreht. Die Göttinnen weben den Teppich der Welt, und sie weben die Adern und Fasern zu menschlichen Körpern. «Harmonia webt den Sternenhimmel, und Arachne fängt alle romantischen Verstrickungen der Götter und Menschen in ihrem Netz ein.»[6]

Die Frauen der alten Zeiten konnten in diesen großen Göttinnen eine Spiegelung ihrer selbst sehen, da die Göttinnen alle wichtigen Attribute des Frauseins personifizieren. Die Göttin ist eine symbolische Verkörperung der psychischen Ganzheit der Frau. Sie ist ein Archetyp der Natur und des Lebens, und sie verkörpert die Unwägbarkeiten des Gefühls und des Instinkts. Sie ist Schöpferin, Nährerin, Heilerin, Beschützerin und Verteidigerin, und sie ist die Verbindung zur Quelle des Lebens und des Wissens.

Frauen sind immer Trägerinnen von Kultur gewesen. Sie haben das Erbe untergegangener Kulturen bewahrt und weitergegeben. Jede Gesellschaft gründet auf dem weiblichen Prinzip des Sich-verbunden-Fühlens. Die Frau schätzt die Bande des Blutes und der Verwandtschaft. Die Frau liebt ihre Kinder als Kinder ihres Körpers und Kinder von Mutter Erde. Alle sind gleich. Menschliches Leben ist heilig und verehrenswürdig. Die Frau hat große Achtung vor der inneren Welt der Gefühle und Instinkte. Dies sind die Prinzipien des Matriarchats.

Schöpfungsmythen werden oft als die tiefsten und wichtigsten aller Mythen bezeichnet, weil sie sich mit den grundlegendsten Problemen des menschlichen Lebens befassen und weil es in ihnen um den letztendlichen Sinn nicht nur der menschlichen Existenz, sondern auch der Existenz des gesamten Kosmos geht. Wenn eine Veränderung des bewußten Gewahrseins bevorsteht, taucht ein neuer Schöpfungsmythos aus dem Unbewußten auf. Natürlich stößt jedes im Bewußtsein neu auftauchende Element anfänglich auf Widerstand. Doch wenn wir offen genug sind, die neue Idee einzulassen, kommt es zu Veränderungen.

In Zeiten des Chaos, so wie der unseren, ist das Wiederaufleben von

6 Ibid., S. 16.

Schöpfungsmythen ein Zeichen dafür, daß die Welt erneut geboren wird. Um unsere Wiedergeburt anzuzeigen, müssen wir die ältesten aller Mythen, die Mythen von der Großen Mutter, wiederauferstehen lassen, und wir müssen außerdem unsere eigenen Schöpfungsmythen ins Leben rufen.

Ich möchte im Folgenden drei moderne Schöpfungsmythen und Gedichte wiedergeben: *Für D. M.*, ein Gedicht von Karen Lindsey, das aus unserer Zusammenarbeit entstanden ist; weiterhin eine Auswahl aus *Letters of a Midwife* von Sue Silvermarie, in der die Geburt des geistigen Kindes, des Selbst, beschrieben wird; und schließlich *Farben*, ein Schöpfungsmythos von Seija Ling. Diese wunderschönen Mythen und Gedichte im Zustand der Trance zu hören ist eine sehr bewegende Erfahrung.

Für D. M.[7]
von Karen Lindsey

Lebendig wie der Tod,
fragt sich die dunkle Nacht, wie ihr Name lautete,
als nur Nacht da war, und die Sonne ein silberner Traum,
ein Embryo von ungeschautem Licht
in der schwarzen Unendlichkeit.
Wann spuckt die reiche und manische Leere
das erste aufsässige Selbst aus,
das an der wundervollen Brust der Sonne saugt,
entwöhnt ist und saugt, entwöhnt ist und saugt,
benennt, bewahrt, wieder in die Freiheit explodiert,
sein Lachen zurück in die uralte Nacht schleudert?
Blitze durchdringen die Nacht. Verschwinden. Durchdringen.
Geburt erfindet den Tag, erfindet das Selbst.
Die Sonne schrumpft und stirbt,
ein Traum von Licht,
ein Embryo.

7 Copyright 1979 by Karen Lindsey.

Sue aus den Bergen für Martha aus den Wäldern[8]
von Sue Silvermarie

In einer Hütte an der Baumgrenze eines Berges
wurden zwei Frauen reif
in der gleichen sternenklaren Nacht
und beschlossen, einander als Hebammen zu helfen.
Als ihre Wehen abwechselnd heranrollten,
weiteten sich ihre Augen wissend, und sie lächelten.
Eine beruhigte mit alten Gedichten,
während die andere ihren Blick
auf die schaukelnde Laterne heftete.
Die Matte unter ihnen war bald salzig von der Anstrengung.
Sie riefen den Wind an, und für einen Augenblick
kühlte Sie ihre nasse Stirn.
Einmal wurden beide gleichzeitig vom Schmerz erfaßt,
und sie schwammen in den gleichen Tiefen,
ohne einander zu sehen.
Und beide waren froh, daß die andere sich nicht um sie
ängstigte.

Während einer kurzen Flaute,
vor der letzten Welle,
trafen ihre Augen einander
und erkannten alles.

Die beiden reifen Frauen gebaren,
sie kamen nieder.
Doch kein Kinderschrei erfüllte die Hütte.
Und zwei, die Hebamme, Mutter und Tochter zugleich waren,
erhoben sich, um ihre Schwestern an der Tür zu begrüßen.

8 Sue Silvermarie: *Letters of a Midwife*, Milwaukee, Wisconsin, 1975.

Farben[9]
von Seija Ling

Bevor das Meer blau war
    oder der Himmel,

Bevor es irgendwelche
    Farben gab,

gab es Schwestern.

Die Schwestern waren sich so nah,
    wie zwei nur sein können.

Sie konnten sogar in das Innere
    der anderen blicken.

Aber sie wußten, daß es Dinge gab,
    die sie finden mußten.

Deshalb suchten sie nach diesen Dingen,
    und sie trennten sich.

Sie schauten fast überall;
unter einem Baum   in einer Wolke,

Aber sie fanden nichts.
Schließlich wurden sie müde.
Deshalb kehrten sie zueinander zurück.

Sie wurden wiedervereinigt.
Die jüngere schaute
    die Ältere tief an
    und sah Wahrheit.

9 Veröffentlicht unter dem Titel «Hands» in *Womanspirit*, Spring Equinox
1976.

Und augenblicklich wurde das Haar ihrer Schwester
zum tiefen, reichen Schwarz
    der Wahrheit.

Dann schaute die Ältere
    tief
    und sah
        Imagination,

und daß das Haar ihrer Schwester
    die weichen und lebendigen
    Farben von Braun und Gelb angenommen hatte.

Sie berührten die Haut der anderen
        und sie wurde zum
        Blau der Zärtlichkeit.

Sie berührten einander
        am Mund,
    Und so wurde geschaffen
        das Rot der Liebe.

Nachdem die Schwestern die Farbe entdeckt hatten,
War immer noch kein Feuer da,
Und wir brauchten Wärme.
Die Göttin in ihrer Zärtlichkeit
rieb ihre Hand an ihren Genitalien.
                Ein Funke,
      und da war Feuer.

In der Vor-Zeit
organisierten wir uns in Stämmen,
die wir Ovulum nannten –
wir gruppierten uns nicht
aufgrund der Farbe unserer Haut
oder unserer Größe oder der Größe
unserer Brüste oder Schultern,
wir wählten unser Ovulum aufgrund der Art,

auf die wir am leichtesten kommunizieren konnten.
Ich wurde in Augen geboren –
einem wunderschönen Ort – aber wenn ich
zu sprechen versuchte – beobachtete ich meine
einsamen Hände – wie verletzte Vögel,
und ich wußte, daß ich gehen mußte,
um den Ort zu finden, an dem ich
    am klarsten sprechen konnte
    und wo ich am besten verstanden wurde.
Ich gab meinem Geburtsstamm
kostbares Augenwasser als Abschiedsgeschenk
und machte mich auf die Reise.
Ich erlebte viele Abenteuer
und Geschichten.
Ich traf auf
zwei Ovulums –
zuerst auf Mund und dann auf Körper.
Doch ich reiste bald weiter,
nachdem ich meinen Aufenthalt genossen hatte.
Schließlich gelangte ich zu Hände –
Daß ich hier hingehörte,
erkannte ich an einer Berührung
auf den Schultern, die fragte,
            wer ich sei,
und an einer Berührung meiner Hand,
    die mich willkommen hieß.

Es gefällt mir hier – das muß ich sagen.
Nachdem ich in meinem Geburts-Ovulum
als die Schweigende bekannt gewesen war
    oder als die mit den geschlossenen Augen,
bin ich jetzt bekannt als eine ziemlich lebhafte
    Rednerin.
Und ich bin sogar eine der
zwölf Tänzerinnen – eine Position, die gewöhnlich
    den Älteren vorbehalten ist.

Täuschung ist hier verboten –
Lügen mit Händen
ein strenges Tabu,
aber natürlich
gibt es trotzdem Kämpfe,
Worte des Zorns oder der Frustration,
Hände, die durch die Luft fahren,
manchmal lodernd,
aber Gesten
sind überaus rein und klar
und treiben die Verletztheit
schnell und gründlich aus –

Und wenn es vorüber ist,
gibt es stets
        die zwei Friedensrituale,
das Ergreifen der Hände
und das
        ehrliche Berühren

wodurch stets
        der Friede
wiedergeherstellt wird.

Rituale

Um ganz zu werden, müssen wir ein Zentrum finden, in dem wir uns sammeln und uns auf unsere innere Energie fokussieren können, so daß wir nicht ständig durch Kritik, Anforderungen und Streß-Situationen erschüttert werden. Die traditionellen religiösen Überzeugungen haben dies fälschlich als Vollkommenheit verstanden, obgleich das, was wir brauchen, tatsächlich Ganzheit ist. Meine persönliche Suche hat mich zum Feminismus geführt, zur Entwicklung meines Gewahrseins des Feinstofflichen, zur Meditation, Reinkarnation, zu Wicca-Ritualen, Yoga und zum Studium des matriarchalischen Bewußtseins. Im Laufe dieser Suche habe ich meine eigenen Rituale entwickelt, die mich stärken und zentrieren. Ich beziehe Anregungen aus vielen Traditionen, aber größtenteils entspringen diese Rituale einer inneren Quelle. Später stelle ich dann zu meiner Überraschung und Freude oft fest, wie ähnlich sie alten Traditionen sind.

Ein Ritual ist eine stilisierte Folge von Handlungen, physischen wie geistigen, die unsere Wahrnehmung der Realität verändern. Das Ritual ist ein symbolisches Ereignis, das dazu dient, ein inneres Ereignis zu konkretisieren. Es wird oft ausgeführt, bevor den Ausführenden klar ist, weshalb sie dies tun. In jedem Ritual geht es um eine Transformation der Persönlichkeit, und in jedem magischen Prozeß gibt es ein Ritual.

Die Kunst des Rituals besteht darin zu entdecken, wie sich Energieflüsse am besten nutzen lassen. Das Ritual besitzt Kraft. Es liegt Kraft darin, unsere Handlungen zu klären, zu präzisieren und dann durch Wiederholung von Klängen und Bewegungen Energie aufzubauen. Diese bringen wir mit der universellen Energie in Einklang und erleben auf diese Weise unsere Verbindungen mit der Ganzheit des Universums.

Ein Ritual kann einfach darin bestehen, daß man eine Kerze anzündet, es kann aber auch umfangreiche Vorbereitungen erfordern. Rituale können einige oder alle der folgenden Bestandteile enthalten: stilisierte Bewegungen, das Rezitieren von Worten, das Singen von Klängen oder Liedern, Objekte, spezielle Kleidung, Hilfsmittel, bestimmte Nahrungsmittel, Getränke oder Drogen. Über jede Handlung, ganz gleich, ob es sich um das Rezitieren von Worten handelt, um die Beschaffung bestimmter Objekte, um eine bestimmte Art sich zu kleiden oder um eine bestimmte Körperhaltung beim Tanz oder in einer ruhenden Position, über all dies wird meditiert, und alles wird sorgfältig und mit Bedacht ausgewählt und ausgeführt. Rituale können spontan ausgeführt werden, oder jedes Detail kann im voraus geplant werden. Die meisten Rituale enthalten Elemente von beidem.

Im Ritual erschaffst du im Mikrokosmos das, was du im Makrokosmos wünschst. Vor Beginn des Rituals mußt du dein Ziel und deine Motive klar vor Augen haben. Die folgenden Fragen können helfen, sich über die eigenen Absichten klar zu werden: Was will ich? Warum will ich es? Was wird geschehen, wenn ich mein Ziel erreicht habe? Was wird geschehen, wenn ich es nicht erreiche? Welchen Einfluß wird mein Erfolg oder Mißerfolg auf andere Menschen haben? Ist mir das Erreichen des Ziels so wichtig, daß ich dadurch ängstlich und angespannt werde und die Energie blockiere, die ich bräuchte, um es zu erreichen? Glaube ich wirklich, daß ich es erreichen kann? Glaube ich, daß ich es verdiene, es zu erreichen? Habe ich alles, was notwendig ist (Energie, Selbstvertrauen, Hilfsmittel, Zeit, materielle Voraussetzungen), um das Ziel zu erreichen?

Wenn du dir Klarheit über deine Ziele verschafft hast, kannst du mit der Planung des Rituals anfangen. Das Planen und Ausführen von Ritualen verläuft in mehreren Schritten, die alle eine bestimmte Bedeutung haben. Der erste und zweite Schritt sind die Planung des Rituals und die Vorbereitung der dazu benötigten Materialien. Der dritte und vierte Schritt sind die innere Vorbereitung (Meditation und/oder Fasten und Reinigung) und die Zeremonie selbst.

In unserem Leben gibt es verschiedene Situationen, denen wir möglicherweise mit einem Ritual einen Rahmen geben wollen: Feiertage und das Feiern bestimmter Gefühle, deren Positivität wir uns erhalten möchten. Wir könnten auch Rituale für Situationen entwerfen, von denen wir uns gerne befreien würden: Schmerz oder Angst, Kummer über den Tod einer Freundin oder eines Freundes, Verwirrung angesichts des Endes einer Beziehung. Rituale können auch benutzt werden, um eine negative Situation in eine positive umzuwandeln, beispielsweise bei der Selbstheilung oder um nach einer Zeit der Arbeitslosigkeit wieder eine Arbeit zu finden.

Ich habe im folgenden mehrere Rituale aus jeder Kategorie aufgeführt, die ich alle selbst erfolgreich praktiziert habe. Das erste ist ein Selbstsegnungsritual, ein Ritual der Affirmation, das du monatlich ausführen kannst oder wann immer du das Bedürfnis oder den Wunsch dazu verspürst.

Selbstsegnung. Besorge dir eine weiße Kerze, eine kleine Schale oder einen Becher mit Wasser und ein Räucherstäbchen. Wähle eine ruhige Zeit und einen Raum, in dem du ungestört bist. Zünde die Kerze und das Räucherstäbchen an, sitze ruhig da, lasse alle Spannung los, und leere deinen Körper/Geist von allen Sorgen.

Tauche deine Finger in das Wasser, berühre anschließend deine Augen, und sprich: «Gesegnet seien meine Augen, auf daß ich Klarheit des Sehens haben möge.»

Tauche deine Finger erneut in das Wasser, berühre deinen Mund, und sprich: «Gesegnet sei mein Mund, auf daß er die Wahrheit sprechen möge.»

Tauche deine Finger wieder ins Wasser, berühre deine Ohren, und sprich: «Gesegnet seien meine Ohren, auf daß ich alles hören möge, was zu mir gesagt wird.»

Tauche nun deine Finger ins Wasser, berühre dein Herz, und sprich: «Gesegnet sei mein Herz, auf daß es von Liebe erfüllt sein möge.»

Tauche nun deine Finger ins Wasser, berühre deinen Schoß und sprich: «Gesegnet sei mein Schoß, auf daß ich mit meinen schöpferischen Energien und mit der schöpferischen Energie des Universums in Kontakt sein möge.»

Tauche deine Finger noch einmal ins Wasser, berühre deine Füße und sprich: «Gesegnet seien meine Füße, auf daß ich meinen eigenen Pfad der Wahrheit finden und auf ihm gehen möge.»

Reflektiere nun still über die Worte, die du gesprochen hast, und fühle dich von einer friedvollen, liebevollen Energie erfüllt.

Wenn du das Gefühl hast, zum Abschluß gekommen zu sein, lösche die Kerze. Leere die Schale, und wasche sie sorgfältig aus.

Steinritual. Das Steinritual symbolisiert eine Befreiung von Schmerz und eine Erneuerung liebevoller Energie. Frauen sitzen in einem Kreis, und in der Mitte liegt ein Stein. Alle entspannen sich und fokussieren sich auf den Stein. Dann wird der Stein in einer ruhigen und meditativen Geisteshaltung von Frau zu Frau weitergereicht. Wenn eine Frau den Stein empfängt, stellt sich vor, daß sie ihren Schmerz in diesen Stein hineinfließen läßt. Wenn alle Frauen ihre Schmerzen in den Stein geleitet haben, wird der Stein in einer Schale mit Wasser gewaschen und mit einem Handtuch abgetrocknet. Anschließend wird der Stein erneut im Kreis herumgereicht. Wenn die Frauen den Stein diesmal empfangen, halten sie ihn und füllen ihn mit liebevoller Energie. Nachdem alle Frauen im Kreis dies getan haben, wird der Stein in die Mitte des Kreises gelegt. Alle meditieren über den Stein, werden wie der Stein, befreit von Schmerz und erfüllt von liebevoller Energie.

Wunschring-Ritual. Dieses Ritual wird am besten bei Vollmond ausgeführt, wenn die feinstofflichen Energien am stärksten sind. In der Wicca-Tradition heißt es, daß uns zu dieser Zeit «boons» (Geschenke) gegeben werden.

Alle Anwesenden sitzen im Kreis und reichen einander die Hände. Wenn alle sich in einem ruhigen, meditativen Zustand befinden, könnt ihr sanft die Hände von denen eurer Nachbarinnen lösen. Nehmt den Ring (der vorher ausgewählt worden ist), und reicht ihn im Gegenuhrzeigersinn im Kreis herum. Jede von euch hält den Ring und meditiert über ihn. Der Ring wird dreimal im Kreis herumgereicht. Beim vierten Kreisen des Rings geben diejenigen, die sich dazu bereit fühlen, allen übrigen ihren Wunsch bekannt. Der Wunsch wird dreimal ausgesprochen. Diejenigen, die sich danach fühlen, sagen: «So sei es.» Dann richtet ihr alle eure Energie auf diesen Wunsch und visualisiert, daß der Wunsch in Erfüllung geht. Anschließend wird der Ring in den Mittelpunkt des Kreises gelegt, und ihr reicht einander wieder die Hände. Spürt, wie die Energie den Kreis durchfließt. Wenn ihr bereit seid, laßt die Hände eurer Nachbarinnen wieder los.

Menstruationsritual. Besorgt euch Kerzen (eine rote und eine weiße für jede Frau und zwei rote für den Altar), Salzwasser, Weihrauch, ein Knäuel rotes Garn, eine kleine Schere und einen Becher oder Schwamm voll Menstruationsblut. Wenn gewünscht, kann ein Kreis gezogen werden, der mit Weihrauch und Salzwasser markiert wird. Entzündet die roten Kerzen auf dem Altar.

Ihr reicht euch die Hände und bildet so einen Energiekreis. Löst nach einigen Minuten die Hände wieder. Jede Frau zündet nacheinander ihre Kerzen an und sagt: «Diese rote Kerze symbolisiert meine Stärke; ich blute und bin doch nicht verletzt. Diese weiße Kerze symbolisiert meinen reinen Geist; ich bin eine Jungfrau, eins-in-mir-selbst.» Anschließend wird das Menstruationsblut herumgereicht, wobei ihr einen Finger in das Blut taucht und damit einen Punkt auf eurer Stirn machen könnt und die Worte sprecht: «Dies ist das Blut meines Körpers, das Blut der Erneuerung, das Blut des Lebens.» Dann wird das Garnknäuel im Kreis herumgereicht, wobei das Garn abgewickelt wird, und zwar so, daß ihr anschließend alle miteinander verbunden seid, als Symbol dafür, daß ihr alle eins seid. Dann könnt ihr singen oder summen, eure Gefühle über das Frausein austauschen oder tun, was immer euch richtig erscheint. Zum Abschluß des Rituals singen alle Frauen: «Frau bin ich, Geist bin ich. Ich bin das Unendliche in meiner Seele. Ich habe keinen Anfang, ich habe kein Ende. All dessen bin ich mir gewiß.»[10] Anschließend schneidet jede Frau ein Stück Garn ab und bindet es sich um das

10 Mündliche weibliche Überlieferung

Handgelenk, wodurch symbolisiert wird, daß unser Blut uns miteinander und mit der Erde verbindet. Dann wird der Kreis geöffnet.

Ritual, um sich von Ängsten und negativen Gefühlen frei zu machen. Für dieses Ritual werden Kerzen, Weihrauch, Stift und Papier, ein Behälter oder ein Kessel, um das Papier darin zu verbrennen, sowie Salzwasser benötigt. Du kannst das Ritual allein oder mit anderen zusammen ausführen. Falls gewünscht, kann ein Kreis gezogen werden.

Entzündet die Kerzen und den Weihrauch. Setzt euch ruhig hin, und entspannt euch vollkommen. Reflektiert nun über die Ängste oder Gewohnheiten, von denen ihr euch frei machen wollt. Schreibt jede Angst, jede Gewohnheit und jedes negative Gefühl oder jede negative Erfahrung auf ein separates Blatt Papier.

Nehmt die Blätter nacheinander, jeweils eins, und lest laut vor, was darauf steht. Verbrennt sie anschließend und sagt dabei: «So wie dieses Papier brennt, wird meine Angst zerstört.» Vielleicht wollt ihr, daß die negative Energie in positive transformiert wird. Während ihr die einzelnen Blätter verbrennt, könnt ihr etwas sagen wie: «Dieses Feuer verwandelt meine Sorgen in sorgfältige Aufmerksamkeit.» Wenn ihr alles Papier verbrannt habt, setzt ihr euch ruhig hin und reflektiert über alles, was ihr gesagt und getan habt. Fühlt, daß ihr von Ängsten und negativer Energie befreit und von Liebe und Freude erfüllt seid. Wenn ihr wollt, könnt ihr euch mit dem Salzwasser selbst segnen. Danach löscht ihr, sobald ihr euch bereit fühlt, die Kerzen und beseitigt sorgfältig die Asche.

Ritual zum Schutz des Hauses. (Dieses Ritual eignet sich für jede Art von Schutz.) Wir haben dieses Ritual für Freundinnen ausgeführt, in deren Haus mehrmals eingebrochen worden war. Seither hat sich dies nicht mehr wiederholt, und die Frauen vermuten, daß die Einbrecher aus der Gegend fortgezogen sind.

Die inneren Vorbereitungen für dieses Ritual bestanden darin, sich mit den psychischen Hintergründen der Einbrüche zu befassen. Oft ist ein Hauskauf sowohl eine Zeit der Krise als auch eine Zeit der Freude. Die damit verbundenen Verpflichtungen und die größere Verantwortung können Ängste hervorrufen. Alle betroffenen Frauen fragten sich, welche Ängste, Zweifel und unterdrückten Gefühle Gründe für die Einbrüche gewesen sein konnten. Welche Verantwortung trugen sie aufgrund karmischer Verbindungen? Es wurde ihnen Raum gegeben, ihre Frustrationen und ihre Wut auszudrücken, die «Rechnungen», die sie noch untereinander offenstehen hatten, zu begleichen.

Die benötigten Materialien waren: Kerzen; Weihrauch, Salzwasser, Stift und Papier, ein Kessel, um das Papier darin zu verbrennen.

Wir zogen einen Kreis und riefen die vier Himmelsrichtungen an. Die Energie wurde mit Hilfe eines Energiekreises intensiviert. Dann schrieben wir alle unsere Ängste und Wutgefühle bezüglich der Einbrüche auf. Alle Anwesenden lasen diese nacheinander laut vor und verbrannten anschließend die Zettel, wobei sie sagten: «So wie dieses Papier verbrennt, wird auch meine Wut und meine Angst zerstört.» Danach sprachen wir darüber, warum es notwendig ist, derartige Gefühle immer wieder loszulassen. Wir wollten unsere Wut einerseits zum Ausdruck bringen, es aber andererseits auch nicht zulassen, daß sie uns an die Diebe band. Als wir uns gereinigt fühlten, faßten wir uns an den Händen, segneten die Diebe und baten sie, sich in Frieden zu entfernen. Dann gingen wir mit brennenden Räucherstäbchen durch das Haus und umkreisten damit alle Fenster und Türen, begleitet von der Affirmation, daß das Haus vor jedem Schaden geschützt sei. Anschließend kehrten wir in den Kreis zurück, faßten uns an den Händen und füllten uns mit liebevoller Energie. Der Kreis wurde geöffnet, und das Ritual war abgeschlossen.

Ritual, um Schikanen zu beenden. Dieses Ritual wurde vor einigen Jahren von einer Gruppe von uns ausgeführt, die von ihren Ex-Ehemännern wegen Geld und Anspruch auf Kinderbesuch schikaniert wurde. (Keine von uns führte zu jenem Zeitpunkt einen Prozeß um das Sorgerecht, obwohl einige solche Prozesse in der Vergangenheit geführt und gewonnen hatten.) Das Ritual erfüllte seinen Zweck: Keine von uns Frauen hatte im Anschluß daran noch irgendwelche Schwierigkeiten mit ihren Ex-Ehemännern, und dies hielt mindestens zwei Jahre lang an. Das Ritual kann wiederholt werden, wann immer sich dies als notwendig erweist.

Die innere Vorbereitung für dieses Ritual bestand darin, daß wir uns mit unseren Ängsten, wir könnten unsere Kinder verlieren oder nicht genügend Geld zum Überleben haben, beschäftigten, uns unsere Wut und unseren Haß auf die beteiligten Männer eingestanden und die Notwendigkeit erkannten, uns von diesen Gefühlen zu lösen. Wir wollten ein Ritual durchführen, das uns schützen und uns in unserer Position stärken sollte, nicht aber die Männer verhexen oder verfluchen. Wir verwendeten rote und gelbe Kerzen, Weihrauch, Salz, Wasser und Öl.

Wir gaben uns alle die Hände und bildeten einen Energiekreis. Dann nahmen wir unsere Kerzen, rieben sie mit Öl ein und segneten sie, indem wir unsere Hände über sie hielten und sagten: «Im Namen der Isis der tausend Brüste möge unser Zauber gesegnet sein. Im Namen von Diana, der Jägerin der Nacht, möge unser Zauber stark sein. Im Namen von Hekate, der Königin des Himmels und Königin der Hölle, möge unser Ziel erreicht werden.»[11] Daraufhin zündeten wir die Kerzen und den Weihrauch auf dem Altar an. Anschließend nahmen wir alle die gelben Kerzen, die unsere Ängste symbolisieren sollten, und schrieben dreimal den Namen unseres Ex-Ehemannes darauf. Alle Frauen sprachen nacheinander über ihre Wut und ihre Angst und darüber, welche Veränderung der aktuellen Situation sie sich wünschten. Als wir damit fertig waren, nahmen wir unsere roten Kerzen, die Mut symbolisierten, und zündeten sie an, während alle Frauen nacheinander ihren Mut, ihre Stärke und ihre Fähigkeit, das zu erreichen, was sie sich wünschten, mit einer Affirmation bekräftigten. Wir beendeten das Ritual mit einem Energiekreis. Am Ende des Abends nahmen wir unsere Kerzen mit nach Hause und ließen sie brennen, bis sie völlig heruntergebrannt waren. Anschließend beseitigten wir sorgfältig die Überreste.

Kerzenrituale. Einfache Kerzenrituale können zu jeder Zeit und für die unterschiedlichsten Zwecke eingesetzt werden. Ich zünde häufig Kerzen für Freundinnen an, um ihnen Erfolg oder Gesundheit zu wünschen, um ihnen in einer Krise zu helfen und um an Geburtstagen oder bei besonderen Gelegenheiten an sie zu denken. Dabei wähle ich die Farben entsprechend dem jeweiligen Zweck: Manchmal orientiere ich mich an den Astralfarben der betreffenden Frau, in anderen Fällen repräsentiert die gewählte Farbe ihren Wunsch (beispielsweise Grün, wenn es um Heilung geht, oder Rot, wenn Mut und Stärke gefördert werden sollen). Ich lasse die Kerzen brennen, bis sie ganz abgebrannt sind. Jedesmal, wenn ich an der Kerze vorbeikomme, erinnert mich die Flamme daran, der betreffenden Frau Energie zu schicken.

11 Z. Budapest: *Feminist Book of Lights and Shadows*.

11

Spiritualität

Das Wort «spirituell» ruft häufig Verwirrung, Ärger oder Angst hervor, weil es in der patriarchalischen Kultur so sehr mißbraucht worden ist. Es beschwört entweder Gedanken an einen traumtänzerischen Eskapismus oder an die Verehrung eines traditionellen männlichen Gottes herauf. Die patriarchalischen religiösen Traditionen des Ostens wie des Westens haben den Frauen eine untergeordnete und unterlegene Position zugewiesen. Wenn eine Kultur einen Schöpfungsmythos perpetuiert, der die weibliche kreative Kraft ausschließt, so handelt es sich um eine Kultur, die Frauen kategorisch ablehnt. Die frauenfeindlichen Überzeugungen unserer Gesellschaft sind die Eckpfeiler von Philosophien und Institutionen gewesen, die sich von Angst und Schuld genährt haben und deren Lehren auf Leugnen, Unterdrückung und Bestrafung gründen.

Diese Art zu denken beraubt uns unserer Energie und benutzt sie als Mittel, uns zu unterdrücken und uns von unserem wahren Selbst zu entfremden. Männliche Überzeugungssysteme haben dazu gedient, Menschen voneinander getrennt zu halten und physische, ökonomische und kulturelle Unterdrückung zu leugnen. Männer haben Energien, die benötigt werden, um unterstützende, lebensbejahende Systeme zu schaffen, in Kräfte des Todes und der Zerstörung umgewandelt. Im Namen des Gehorsams, des Opfers und des Dienens wurden die kreativen Energien der Frauen so kanalisiert, daß sie andere nähren und daß die Frauen kaum oder gar keine Gelegenheit haben, an sich selbst zu denken.

Außerdem wird das Spirituelle seit langem als Gegensatz zum Materiellen, Praktischen und Politischen gesehen. Dies ist eine Folge der patriarchalischen dualistischen Denkweise, die alle Erfahrungen rigiden Entweder/Oder-Kategorien zu unterwerfen versucht. Richtig/falsch, schwarz/weiß, gut/böse, weiblich/männlich. Unsere Kultur, unsere Werte, die Arten, wie wir uns selbst definieren, sind durch diese rigiden männlichen Definitionen eingeschränkt worden. Wesenszüge, die machtvoll und schön sein könnten und sein sollten, sind entstellt, häßlich und repressiv geworden.

Die Fähigkeit, passiv zu sein, ist, wenn sie richtig eingesetzt wird, die Weisheit des Wartens; doch sie ist in ihrer extremsten Form zu Stagnation und Tod geworden. Sanftmut ist mißverstanden worden als Schwäche, statt als Sanftheit und Flexibilität verstanden zu werden – als jene Flexibilität, die Veränderungen erst möglich macht. Wir sind gezwungen worden, anderen Menschen gegenüber in einem Maße empfänglich zu sein, daß wir uns oft unserer tiefsten Bedürfnisse nicht mehr bewußt sind, geschweige denn, diese zu erfüllen vermögen. Wenn uns der Raum versagt wird, unsere Gefühle frei zu erfahren, werden wir hysterisch oder depressiv. Wahre Akte der Demut sind als Akte der Selbstherabsetzung verstanden worden, nicht als freie Entscheidungen, die in einem Selbstgefühl gründen, das so stark ist, daß wir über unsere eigene Sicht hinauszugehen vermögen. Ergebenheit, jene machtvolle Fähigkeit, loszulassen und sich dem Unbekannten zu öffnen, ist darauf reduziert worden, vor den männlichen Forderungen zu katzbuckeln und sich diesen zu beugen. Opfer ist fälschlich als Aufgabe *des* Selbst verstanden worden, statt als Hingabe *an* das Selbst und seine vielen Dimensionen.

Die traditionellen kulturellen Erwartungen haben uns meist den Ausdruck von Ganzheit versagt, jene ekstatischen Augenblicke, in denen wir über uns selbst hinausgehen und eine Verbindung mit dem Universellen spüren. Die mystische oder transzendente Erfahrung ist uns geraubt worden, und da wir keine Möglichkeit haben, sie zum Ausdruck zu bringen, sind wir von uns selbst abgeschnitten und werden oft schizophren.

Das Spirituelle ist eine andere Dimension des Selbst, eine Dimension, die nicht weniger real ist als die physische. Der Unterschied zwischen beiden besteht in der Art, wie jenes spirituelle Gewahrsein uns offenbart wird. Mit dem spirituellen Aspekt von uns kommen wir durch

Träume, Mythen, Visionen, Eingebungen, Ahnungen und Gefühle in enge Berührung. Es ist an der Zeit, daß wir uns diese Qualität wieder zu eigen machen und unsere tiefen und liebevollen Verbindungen zum Universum wiederaufnehmen.

Wir können nicht weiterhin innerhalb der Grenzen der Realität leben, so wie diese vom Patriarchat definiert worden sind. Uns allen wurde in frühem Alter beigebracht, was zu bemerken uns gestattet ist, welche unserer Erfahrungen wir als real und zutreffend anzusehen haben. Einem Kind, das «hübsche Lichter» um die Köpfe anderer Menschen sieht, wird gesagt, es habe eine «blühende Phantasie», und wenn es älter wird, lernt es, solche Dinge nicht mehr zu erwähnen. Real ist das Gespräch, das du mit deiner Tante am Telefon geführt hast, nicht das Gespräch mit der Person, die nachts in dein Zimmer fliegt. Deshalb werden «imaginäre Spielgefährten» bald verdrängt oder vergessen. In einer Gesellschaft, die das Rationale, Konkrete, Materielle in übermäßiger Weise entwickelt hat, haben wir keine Tradition für wahrhaft mystische und religiöse Erfahrungen. In einer Kultur, die fast nur außengesteuert und zielorientiert ist, sind wir lediglich zum *Tun*, nicht aber zum *Sein* angeleitet worden.

Spiritualität ist mit Leugnung und Unterdrückung verwechselt worden. Ich trete hier nicht für eine Zerstörung des Ich ein, so wie einige Traditionen es lehren. Vielmehr möchte ich alle Leserinnen ermutigen, ihr Ich flexibler werden zu lassen und dadurch ihr Gewahrsein so zu erweitern, daß es alle Ebenen der Existenz umfaßt. Ich möchte die Bedeutung der materiellen Ebene weder leugnen noch herabsetzen, sondern lediglich darauf hinweisen, daß sie *eine von vielen* Ebenen ist und daß wir von der irdischen Ebene auf andere Ebenen und wieder zur irdischen zurück reisen können. Spiritualität ist keine Flucht aus der Welt, sondern eine Erweiterung der Welt. Die spirituelle Dimension bereichert und nährt uns – sie begrenzt uns weder, noch leugnet sie uns. Spiritualität ist das Feiern von Liebe und Leben.

Der Begriff Spiritualität bezieht sich auf Möglichkeiten, das persönliche Ich zu transzendieren und sich mit dem Universellen zu verbinden. Die Fähigkeit zu transzendieren ist Bestandteil unserer menschlichen Natur. Unsere Evolution, unser Fortschritt hängt von unserer Fähigkeit zu träumen ab. Ohne unsere Träume wären wir nicht in der Lage, aus uns herauszutreten und unsere Begrenzungen zu überwinden. Imagination ist der Schlüssel zum Schöpferischen. Mit unseren Gedanken und Träumen können wir alles ins Leben rufen. Unsere Quelle der Originalität und Kreativität ist der göttliche Funke in uns. Es ist diese kreative Göttinnen-Essenz, mit der wir uns verbinden, wenn wir die spirituelle Dimension umarmen.

Unsere Gesellschaft ist so handlungs- und zielorientiert, daß wir unserer spirituellen Dimension beraubt sind. Doch wird die Art, wie wir spirituelles Gewahrsein suchen, immer noch von aggressiven Verhaltensweisen dominiert. Wir erwarten blitzartige Einsichten und Visionen; wir fordern augenblickliche Erleuchtung. Wir fühlen uns zu geheimen Zielen und Ritualen hingezogen, und wir vertiefen uns in komplexe, undurchsichtige Philosophien.

Erwachen ist ein allmählicher Prozeß. Wir müssen aufmerksam beobachten, wie wir die auf Macht oder Gewalt basierende Dynamik der Kultur verinnerlicht haben. Es ist von entscheidender Bedeutung, daß wir lernen, spirituelles Gewahrsein mit politischem Gewahrsein zu verbinden. Auf der spirituellen Ebene, auf der «alles eins ist», liegt die Betonung auf Übereinstimmungen, Verbindungen und dem Prozeß. Die materielle oder politische Ebene spricht von Zielen, Handlungen und Produkten: Sie betont die Unterschiede zwischen uns. Wenn wir fortfahren, den Prozeß vom Produkt zu trennen, verfallen wir erneut in die dualistische männliche Art zu denken und zu handeln.

Frauen, die die Fähigkeit besitzen, eine politische Analyse zu erstellen und auf die daraus resultierenden Ziele hinzuarbeiten, glauben oft, daß «der Zweck die Mittel heiligt». Spirituelles Gewahrsein setzt jedoch die Einsicht voraus, daß wir sowohl für die Mittel als auch für die Ziele und Zwecke verantwortlich sind. Wir können uns eine neue Art zu handeln zum Ziel setzen, doch wenn wir dieses Ziel durch die alte Art des Handelns erreichen, bewegen wir uns in einem Teufelskreis und perpetuieren die Art von Verhalten, für dessen Beseitigung wir kämpfen. Obwohl Konfrontation zu bestimmten Zeiten eine legitime Strategie ist, um eine Veränderung herbeizuführen, ist diese Methode nicht in jeder Situation geeignet. Ausschließlich auf die Wirkung von Konfrontationen zu bauen führt zu einem falschen Gefühl der Überlegenheit, zum Syndrom des «politisch korrekteren Verhaltens». Ein solches negatives Verhalten leitet sich vom männlichen Konkurrenzdenken her. Seine Grundlage ist nach wie vor die Macht über andere: Es ist ein gewalttätiges Verhalten, und Gewalt gebiert neue Gewalt.

Um die Dynamik der auf Macht basierenden Beziehungen zu verstehen, müssen wir uns einige der Überzeugungssysteme anschauen, die diese Dynamik perpetuieren. Das erste ist der Mythos der Knappheit. Menschen, die sich in ihrem Leben an diesem Mythos orientieren, befürchten, daß es nicht genügend Ressourcen für alle geben könnte, weshalb sie versuchen, möglichst viel zusammenzuraffen und zu horten. Das können sowohl Liebe und Aufmerksamkeit wie auch physische Ressourcen sein. Natürlich behindert das Horten den freien Fluß, und dadurch werden die Ressourcen zeitweilig verringert, so daß tatsächlich der Eindruck entsteht, der Mythos sei wahr. Knappheit wird durch unsere Psyche geschaffen, und sie manifestiert sich dann in unseren Machtstrukturen. Auf Macht beruhende Dynamiken zehren von diesem Mythos. Angst und Gier *erzeugen* Knappheit. Die Verbindung zum universellen Ganzen geht dadurch verloren, und die Ressourcen der Erde werden geplündert. Heutzutage müssen wir uns nicht nur mit der Angst vor Knappheit und Mangel beschäftigen, sondern außerdem mit dem, was durch diese Angst bewirkt worden ist – ungleiche Verteilung der materiellen Güter und Vergiftung von Land, Wasser und Luft.

Der zweite Mythos – einer der Grundsteine des Patriarchats – ist der Mythos der Unvollständigkeit des einzelnen. Menschen, die dieser Überzeugung anhängen, erleben sich als unvollständig, und sie nehmen fälschlich an, daß es einen anderen Menschen gibt, der oder die ihnen das Gefühl der Ganzheit verschaffen könnte. Dies ermutigt sie dazu, ihre ganze Energie darauf zu richten, nach dieser anderen Person zu suchen und, wenn sie sie gefunden zu haben glauben, eine Bindung zu ihr aufzubauen und aufrechtzuerhalten. Im Zuge dieses Bestrebens geben sie einen großen Teil ihrer eigenen Macht auf. Die «romantische» Beziehung zwischen Frauen und Männern ist typisch für diesen Mangel an Ganzheit.

Schließlich gibt es noch den Mythos der Linearität der Zeit. Wenn wir Zeit als etwas Absolutes ansehen (statt als eine ordnende Aktivität des Geistes), werden wir dem Glauben anhängen, daß unsere Vergangenheit uns formt und begrenzt. Doch tatsächlich werden Vergangenheit, Gegenwart und Zukunft ständig unseren jeweiligen Überzeugungen entsprechend umstrukturiert und neugeordnet.

Manche Feministinnen streben nach kultureller oder spiritueller Veränderung, und sie sind sehr interessiert am Prozeß des Wachstums und der Veränderung durch Selbst-Entdeckung. Diese Orientierung ist zwar hilfreich, jedoch nicht ganz frei von Risiken. Es kann leicht passieren, daß wir so sehr mit unserem individuellen Prozeß beschäftigt sind, daß wir darüber die harten Realitäten des Patriarchats übersehen oder leugnen. Dann werden wir zur feministischen Version der Hippies der sechziger Jahre – «do your own thing» oder «anything goes».

Wahre Spiritualität jedoch ignoriert die materielle Realität nicht, sondern bezieht sie mit ein. Sie ist ein Gewahrsein, das das Selbst und seine Beziehung zu anderen und zum Universum umfaßt. Dorothy Riddle schreibt: «Wir brauchen den Reichtum und die Kraft der Vielfalt sowie den Fokus und die Integrität, die durch Ideale und Normen entstehen. Wir brauchen sowohl die Freiheit im Prozeß als auch die Verantwortung für das Produkt.»[1]

Die Wahrheiten einer Kultur, die grundlegenden Arten, auf die Macht definiert und übertragen wird, sind in den religiösen Überzeugungen jener Kultur zu finden. Der jüdisch-christliche Mythos wurde so umgeschrieben, daß Lilith als die erste Frau daraus gestrichen wurde. Eva, die erst an zweiter Stelle als Adams Gefährtin geschaffen wurde, wurde an Liliths Stelle gesetzt. Dieser neue Mythos diente der Rechtfertigung der männlichen Dominanz und Überlegenheit.[2] Frühere Schöpfungsmythen erschauten die schöpferische Kraft als weiblich, die gleichzeitig Frauen und Männer gebar. In Zeiten, in denen die weibliche Gottheit die höchste Herrscherin war, unterschied sich die Rolle der Frau erheblich von derjenigen, die sie in unserer heutigen patriarchalischen Gesellschaft innehat.

Judentum und Christentum haben ebenso wie die meisten anderen Religionen die weibliche schöpferische Kraft unterdrückt und uns Modelle für starke, unabhängige und mutige Frauen vorenthalten. Wir verfügen nicht mehr über zweckdienliche Mythen und lebendige Visionen, die uns zeigen, wonach wir streben können.

Die weibliche Spiritualität ist sowohl magisch als auch mystisch. Sie wird immer dann magisch, wenn wir mit höheren Kräften Kontakt

1 Dorothy Riddle: «Spiritualität und Politik», in *Womanspirit*, Summer Solstice 1976.
2 Merlin Stone analysiert in *When God Was a Woman* (Harcourt Brace Jovanovich, New York 1976) diesen Mythos im Detail.

aufnehmen, sie auf die irdische Ebene herabholen und ihnen kreativen Ausdruck verleihen. Sie wird mystisch, wenn wir unsere physischen Energien mit den höheren Energien vereinen und unsere physischen Begrenzungen transzendieren.

Bücher zum Thema

LYNN ANDREWS: Die Medizinfrau, Reinbek 1986, Rowohlt Tb.

ZSUSANNA BUDAPEST: Die Göttin im Büro, München 1994, Goldmann Tb.

ZSUSANNA BUDAPEST: Mond-Magie, München 1993, Goldmann

SHAKTI GAWAIN: Stell dir vor! Kreativ visualisieren, Reinbek, Rowohlt Tb.

FELICITAS GOODMAN: Wo die Geister auf den Winden reiten, Freiburg 1989

ROBERT MASTERS & JEAN HOUSTON: Phantasie-Reisen, München 1989, Goldmann Tb.

STARHAWK: Mit Hexenmacht die Welt verändern, Freiburg 1992

EDWARD C. WHITMONT: Die Rückkehr der Göttin, Reinbek 1993, Rowohlt Tb.

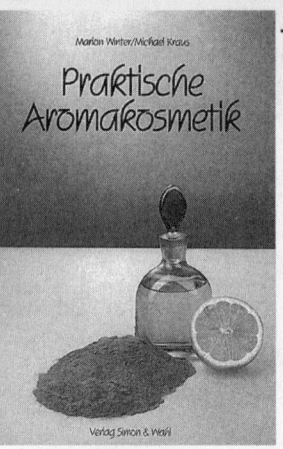